JIANKANG JIAOYU SHOUCE

健康教育手册

杨爱军　等/编著

吉林科学技术出版社

图书在版编目（CIP）数据

健康教育手册 / 杨爱军等编著. -- 长春 : 吉林科
学技术出版社，2018.4
  ISBN 978-7-5578-3881-2

  Ⅰ．①健… Ⅱ．①杨… Ⅲ．①护理学－手册 Ⅳ.
①R47-62

  中国版本图书馆CIP数据核字(2018)第075560号

健康教育手册

出 版 人　李　梁
责任编辑　孟　波　孙　默
装帧设计　孙　梅
开　　本　787mm×1092mm　1/16
字　　数　534千字
印　　张　22.25
印　　数　1-3000册
版　　次　2019年5月第1版
印　　次　2019年5月第1次印刷

出　　版　吉林出版集团
　　　　　吉林科学技术出版社
发　　行　吉林科学技术出版社
地　　址　长春市人民大街4646号
邮　　编　130021
发行部电话/传真　0431-85635177　85651759　85651628
　　　　　　　　　　　　　85677817　85600611　85670016
储运部电话　0431-84612872
编辑部电话　0431-85635186
网　　址　www.jlstp.net
印　　刷　三河市天润建兴印务有限公司

书　　号　ISBN 978-7-5578-3881-2
定　　价　148.00元

前　言

　　健康是人生的最大财富，随着社会的发展和物质生活水平的提高，人们的生活节奏不断加快，生存压力也随之加大，营运而来的是各种疾病迅速增加，人们对健康的需求日益增多。因此越来越多的人群迫切想了解一些疾病常识、预防及康复后的知识，所以向病人进行健康教育已将成为护理工作的重要内容之一。宣教内容应贯穿于护理的全过程，通过宣教，可以减轻病人的心理压力，有助于诊断和治疗疾病，而病人适当了解一些与疾病相关的健康知识，会更加主动配合治疗和护理，减少并发症，促进康复。为了适应大众的健康需求，同时也为了医护人员能够更全面的掌握疾病的健康教育内容，我们组织了一些业务精湛、经验丰富的的护理专家，在参阅大量相关文献资料的基础上，编写了这本《健康教育手册》。

　　为了达到普及疾病常识的目的，我们本着科学、实用、通俗的原则，力求深入浅出，通俗易懂，可操作性强，较系统的反映了各专科病人应该了解的健康知识。但是，由于人与人之间存在着个体差异，即使是同种疾病，其治疗和护理措施也不尽相同

　　因此，读者在应用本书所涉及的方式方法时，一定要获得您的治疗医师的指导。

　　本书在编写过程中，承蒙各级领导及有关专家悉心指导，在此表示深深的谢意。

　　由于我们水平有限，加之医学科学飞速发展，健康知识不断更新，书中错误和不妥之处在所难免，恳请广大读者和护理同仁批评指正。

2017 年 3 月

目 录

入院须知 / 1

第一篇　妇产科疾病健康教育

第一章　妇科疾病健康教育 / 2

第一节　妇科手术前后的注意事项 / 2

第二节　腹腔镜手术前注意事项 / 3

第三节　子宫肌瘤 / 4

第四节　子宫腺肌病 / 6

第五节　子宫颈癌 / 8

第六节　子宫脱垂 / 9

第七节　卵巢肿瘤 / 11

第八节　卵巢肿瘤蒂扭转 / 13

第九节　异位妊娠 / 14

第十节　黄体破裂 / 17

第十一节　节育器异位 / 19

第十二节　子宫内膜息肉 / 20

第十三节　宫腔粘连 / 21

第十四节　早孕流产 / 22

第十五节　先兆流产 / 23

第十六节　稽留流产 / 25

第十七节　中期妊娠引产 / 26

第十八节　瘢痕妊娠 / 27

第十九节　胎盘植入 / 29

第二十节　葡萄胎 / 30

第二十一节　前庭大腺囊肿（巴氏腺囊肿） / 33

第二十二节　慢性宫颈炎 / 34

第二十三节　小阴唇粘连 / 35

第二章　产科健康教育 / 36

第一节　产科入院须知 / 36

第二节　分娩前的健康宣教 / 37

第三节　分娩后的健康宣教 / 38

第四节　剖宫产术前术后的健康宣教 / 41

第五节　正常分娩 / 42

第六节　产妇及新生儿出院指导 / 44

第七节　早产 / 47

第八节　羊水过多 / 49

第九节　羊水过少 / 50

第十节　妊娠合并糖尿病 / 51

第十一节　胎膜早破 / 54

第十二节　产后出血 / 56

第十三节　妊娠期高血压疾病 / 59

第十四节　前置胎盘 / 61

第十五节　羊水栓塞 / 62

第十六节　子宫破裂 / 64

第十七节　胎盘早剥 / 66

第十八节　双胎妊娠 / 68

第十九节　缺铁性贫血 / 71

第二十节　妊娠合并心脏病 / 73

第二十一节　产褥感染 / 77

第二篇　儿科疾病健康教育

第三章　新生儿疾病健康教育 / 80

第一节　正常新生儿护理 / 80

第二节　新生儿黄疸 / 82

第三节　新生儿肺炎 / 84

第四节　新生儿硬肿症 / 86

第五节　新生儿气胸 / 87

第六节　新生儿颅内出血 / 88

第七节　新生儿缺氧缺血性脑病 / 89

第八节　新生儿肺透明膜病 / 90

第九节　新生儿腹泻 / 91

第十节　早产儿 / 92

第十一节　新生儿窒息 / 95

第十二节 新生儿败血症 / 96

第十三节 新生儿脐炎 / 98

第四章 免疫系统疾病健康教育 / 100

第一节 过敏性紫癜 / 100

第二节 川崎病 / 101

第五章 感染性疾病健康教育 / 104

第一节 手足口病 / 104

第二节 麻疹 / 106

第三节 水痘 / 108

第四节 百日咳 / 110

第五节 猩红热 / 111

第六节 流行性腮腺炎 / 113

第六章 消化系统疾病健康教育 / 115

第一节 腹泻病 / 115

第二节 胃炎 / 117

第三节 胃食管反流病 / 118

第四节 婴儿肝炎综合征 / 119

第七章 呼吸系统疾病健康教育 / 121

第一节 急性上呼吸道感染 / 121

第二节 幼儿急疹 / 122

第三节 急性喉炎 / 123

第四节 支气管炎 / 124

第五节 哮喘 / 126

第六节 肺炎 / 127

第七节 支原体肺炎 / 128

第八节 间质性肺炎 / 129

第九节 大叶性肺炎 / 130

第十节 喘憋性肺炎 / 131

第十一节 呼吸衰竭 / 132

第八章 心血管系统疾病健康教育 / 134

第一节 病毒性心肌炎 / 134

第二节 暴发性心肌炎 / 135

第三节 先天性心脏病 / 136

第四节 心力衰竭 / 137

第九章　泌尿系统疾病健康教育 / 139

第一节　急性肾小球肾炎 / 139

第二节　肾病综合症（NS） / 140

第十章　血液系统疾病健康教育 / 142

第一节　特发性血小板减少性紫癜（ITP） / 142

第二节　营养性缺铁性贫血 / 143

第三节　白血病 / 145

第十一章　神经系统疾病健康教育 / 147

第一节　病毒性脑炎 / 147

第二节　癫痫 / 148

第三节　高热惊厥 / 149

第四节　流行性脑膜炎 / 150

第五节　流行性乙型脑炎 / 152

第六节　中毒性脑病 / 153

第七节　面神经炎 / 154

第十二章　儿科急救健康教育 / 156

第一节　误吸 / 156

第二节　窒息 / 157

第三节　有机磷中毒 / 159

第四节　溺水 / 160

第五节　急性一氧化碳中毒 / 162

第六节　急性中毒 / 162

第七节　婴儿呛奶 / 165

第八节　小儿心肺复苏 / 166

第十三章　静脉留置针的健康教育 / 169

第三篇　门诊外科疾病健康教育

第十四章　外科护理基础知识健康教育 / 171

第十五章　成人外科常见疾病的健康指导 / 174

第一节　腹腔镜手术病人健康指导 / 174

第二节　急腹症病人健康指导 / 175

第三节　阑尾炎手术病人健康指导 / 177

第四节　腹外疝手术病人健康指导 / 179

第五节　急性胰腺炎病人健康指导 / 181

第六节 胆囊及胆管结石病人健康指导 / 183

第七节 肠梗阻病人健康指导 / 185

第八节 直肠肛管良性疾病病人健康指导 / 187

第九节 胃癌病人健康指导 / 188

第十节 甲状腺肿瘤手术病人健康指导 / 190

第十一节 乳腺肿瘤病人健康指导 / 192

第十二节 乳腺癌病人健康指导 / 193

第十三节 前列腺增生病人健康指导 / 195

第十四节 膀胱肿瘤病人健康指导 / 197

第十五节 泌尿系结石病人健康指导 / 199

第十六节 尿道损伤病人健康指导 / 200

第十六章 骨科手术病人的健康教育 / 203

第一节 骨科手术一般健康指导 / 203

第二节 上肢骨骨折病人的健康教育 / 205

第三节 下肢骨骨折病人健康指导 / 206

第四节 石膏固定病人健康指导 / 207

第十七章 成人呼吸系统疾病的健康教育 / 211

第一节 肺炎 / 211

第二节 自发性气胸 / 212

第三节 支气管哮喘 / 213

第四节 支气管扩张 / 214

第五节 上呼吸道感染 / 215

第六节 急性支气管炎 / 216

第七节 肺结核 / 217

第十八章 成人神经系统疾病的健康指导 / 218

第一节 脑梗死 / 218

第二节 脑供血不足 / 219

第三节 脑出血 / 220

第四节 脑血栓 / 222

第十九章 成人循环系统疾病的健康教育 / 224

第一节 风湿性心脏瓣膜病 / 224

第二节 心律失常的健康教育指导 / 225

第三节 高血压病 / 226

第四节 冠心病 / 227

第二十章　泌尿系统疾病的健康教育 / 229

第一节　泌尿系感染（肾盂肾炎）/ 229

第二节　肾小球肾炎 / 230

第三节　肾病综合征 / 231

第二十一章　消化系统疾病的健康教育 / 233

第一节　急性胰腺炎 / 233

第二节　慢性胃炎 / 234

第三节　肝硬化 / 235

第二十二章　内分泌与代谢性疾病病人的健康教育 / 236

第一节　甲状腺功能亢进症 / 236

第二节　糖尿病 / 237

第二十三章　血液系统疾病的健康教育 / 240

缺铁性贫血健康教育指导 / 240

第二十四章　普通儿外科疾病健康教育 / 241

第一节　先天性食管闭锁及气管食管瘘 / 241

第二节　胆道闭锁 / 243

第三节　先天性肥厚性幽门狭窄 / 244

第四节　肠套叠 / 246

第五节　肠梗阻 / 247

第六节　先天性肠闭锁和肠狭窄 / 248

第七节　急性阑尾炎 / 250

第八节　腹股沟疝 / 251

第九节　鞘膜积液 / 252

第十节　隐睾 / 253

第十一节　尿道下裂 / 254

第十二节　包茎 / 256

第十三节　肛周脓肿 / 257

第十四节　发育性髋关节发育不良 / 257

第十五节　先天性马蹄内翻足 / 259

第二十五章　先天性心脏病患儿健康教育 / 262

第一节　法洛四联症 / 262

第二节　肺动脉狭窄 / 263

第三节　完全型大动脉转位 / 265

第四节　室间隔缺损 / 266

第五节　完全型肺静脉异位引流 / 268

第六节　完全性心内膜垫缺损 / 269

第七节　房间隔缺损 / 270

第八节　右室双出口 / 272

第二十六章　耳鼻喉科疾病健康教育 / 274

第一节　阻塞性睡眠呼吸暂停低通气综合征 / 274

第二节　扁桃体周围脓肿 / 275

第三节　鼻窦炎 / 276

第四节　过敏性鼻炎 / 278

第五节　气管、支气管异物 / 279

第六节　突发性耳聋 / 280

第七节　小儿急性喉炎 / 281

第八节　小儿腺样体肥大 / 282

第二十七章　眼科疾病健康教育 / 284

第一节　老年性白内障 / 284

第二节　小儿斜视 / 285

第三节　睑板腺囊肿 / 286

第四节　泪囊炎 / 287

第二十八章　口腔科疾病健康教育 / 289

舌系带过短 / 289

第二十九章　入手术室患者健康教育 / 291

第一节　产科术前术中术后健康教育 / 291

第二节　手术室宣教手册 / 292

第三节　麻醉相关知识 / 300

第四节　腹腔镜手术术前、术中、术后 / 304

第五节　开腹手术 / 306

第六节　小儿手术注意事项 / 308

第七节　无痛分娩 / 310

第三十章　儿保科健康教育 / 311

第一节　小儿尿布疹 / 311

第二节　婴幼儿湿疹 / 311

第三节　如何给宝宝添加辅食 / 312

第四节　爬行促进宝宝发育 / 312

第五节　宝宝不良进食习惯 / 312

第六节　动作协调障碍 / 313

第七节　教孩子学说话 / 313

第八节　如何帮助孩子建立正确的行为习惯 / 314

第九节　辅食添加的指导 / 315

第十节　帮助宝宝睡个好觉 / 316

第十一节　预防佝偻病宜尽早开始 / 317

第十二节　怎样吃出聪明健康宝宝 / 317

第十三节　宝宝发音不清是怎么回事? / 317

第三十一章　康复科疾病健康教育 / 319

第一节　脑性瘫痪 / 319

第二节　孤独症 / 320

第三节　智力障碍 / 322

第四节　癫痫 / 323

第五节　缺血缺氧性脑病 / 324

第六节　脑瘫儿童的日常生活能力训练 / 325

第三十二章　生殖医学中心健康教育 / 330

第一节　女性不孕症 / 330

第二节　慢性前列腺炎的健康教育 / 331

第三节　卵巢早衰（POF） / 332

第四节　黄体功能不全 / 333

第五节　促排卵−指导同房的注意事项 / 334

第六节　卵巢过度刺激征 / 335

第七节　盆腔炎 / 336

第八节　输卵管不通 / 337

第九节　子宫输卵管造影 / 338

第十节　多囊卵巢综合症 / 339

第十一节　人工授精（AI） / 340

入院须知

您好，感谢您的信任，在您身体不适时选择了泰安市妇幼保健院，我是您的责任护士（　　　　），您的主管大夫是（　　　　），我们将负责您在住院期间的治疗及护理。我们的科主任是（　　　　），护士长是（　　　　）护士长，如果您在治疗过程中有什么问题或意见、建议，请联系我们。祝您在住院期间心情愉快，早日康复。

整体环境介绍：护士站的隔壁为治疗室，为保障无菌操作请不要随意进入。护士站后方为医生办公室，病区还设有检查室（检查、换药、拆线、术前准备场所），标本放置处（标本采集后请放于该处）开水间（水卡悬挂在水箱旁 24 小时供水），活动区，公共洗手间。为保证安全，医院实行门禁管理：上午 7：50～10：00，下午 13：30～16：00，晚 22：00 后关闭科室大门。医院餐厅在 F 楼一楼。

医院制度介绍：住院期间要留陪人一名，请不要私自离开病房，有事外出应向主管大夫、当班护士请假并书写假条签字。医院是公共场所，请保管好贵重物品，谨防丢失。请保持病室安静不要大声喧哗，夜间休息时请关闭电视，以免影响他人休息。病房内严禁吸烟、使用电器（医院设有吸烟区）。天气寒冷时，请不要使用热水袋以免烫伤。每日晨七点半到九点为查房时间，请勿离开病房。为了您的安全，输液期间不得擅自调节输液速度，如有不适，请及时按呼叫器呼叫医护人员。家属或病人不得占用备用床，否则按包床收费。

室内设施介绍：病房内设有病床，床头桌，床幔，衣橱，电视机，卫生间。病床为可摇床，根据需要，可将床尾的摇杆摇起。每张床还配有餐桌和床头桌，床头桌上物品摆放整齐，并保持桌面清洁，桌左下角放暖瓶，毛巾挂于床头桌一侧，其他物品可放于衣橱里，鞋子放于鞋架上，其他物品可放于衣橱里，请保持室内整洁。每张床之间有床幔，可以根据您的情况使用。洗漱用品需自备。床头有呼叫器，有需要可以随时按铃，用后按取消键即可。电视遥控器在护士站，使用后请及时放回，以便他人使用。陪护椅晚上展开可以躺卧，白天收起放于床尾。洗手间地面湿滑，应防止摔伤，纸巾勿放入马桶内，防止堵塞。

谢谢您的理解与配合，祝您早日康复！！

科室电话：6621105（护士站）6621169（门诊）6620655（医生办公室）

第一篇　妇产科疾病健康教育

第一章　妇科疾病健康教育

第一节　妇科手术前后的注意事项

一、妇科手术前注意事项

1.宜进易消化饮食，手术前一天进行肠道准备（口服润肠剂或用肥皂水灌肠等）手术前 12 小时不要再进食，手术前 8 小时不要再饮水。

2.手术前备皮、阴道准备，术前手术部位清洁或洗澡，注意保暖，避免着凉。

3.如有任何药物过敏或其他过敏史，请一定尽早向医生讲明。

4.如果出现来月经、发烧、咽痛、咳嗽等情况，请及时向医护人员反映。

5.住院期间不要化妆，去除指甲油，以免影响病情的正确观察，手术前请剪好指甲，以免麻醉恢复时划伤自己。

6.手术室接送车来接前，请将活动性假牙、隐形眼镜取下，首饰、钱财及其他贵重物品等交于家属保存，切勿留在床头柜或病床上。

二、妇科手术后注意事项

1.手术毕回病房后，去枕平卧 6 小时（特殊情况遵医嘱），以预防麻醉恢复期头痛及误吸。

2.手术后伤口需压沙袋 6 小时，以利于伤口止血，术后 6 小时可半卧位，勤翻身，促进肠蠕动。

3.手术后都会出现不同程度的疼痛，会根据不同情况给予处理，尽量避免张口呻吟，以免加重腹胀，增加不适感。

4.手术后可能出现恶心、呕吐等情况，这主要与麻醉药物引起的胃肠道反应有关，可对症给予止吐药。

5.手术后次日起，有引流管的患者，宜采用半卧位，以利于引流请注意避免引流管扭曲或脱落，下地活动时不要让引流袋高于引流管出口，有尿管病人活动时尿袋低于耻骨联合。

6.手术后尽早逐渐增加活动量，有利于促进肠道功能恢复，方防止肠粘连和下肢静脉血栓的发生。

7.手术后暂禁饮食，肛门排气后进食流质—半流质—普食，特殊情况，医生会有专门交代。腹腔镜手术肠蠕动恢复较快。开腹手术带镇痛泵者胃肠功能恢复较慢，肛门排气稍晚，可推迟进食时间。

8.手术后避免食用甜食、牛奶、豆类等，以免引起腹胀。

9.拔除尿管后，多饮水，以便尽早排尿，恢复膀胱正常功能。

第二节 腹腔镜手术前注意事项

一、手术前注意事项

1.宜进易消化饮食，手术前一日晚进行肠道准备（口服润肠剂或用肥皂水灌肠等），手术前 12 小时禁食，手术前 8 小时禁饮水。

2.手术前备皮（清洁脐孔），阴道准备，手术部位清洁或洗澡，注意保暖，避免着凉。

3.住院期间不要化妆，去除指甲油，以免影响病情的正确观察，手术前请修剪指甲，以免麻醉恢复时划伤自己。

4.术前日晚保证充足的睡眠，可按医嘱口服安眠药。

5.如有任何药物过敏或其他过敏史，请一定尽早向医生讲明。

6.如果出现来月经、发烧、咽痛、咳嗽等情况，请及时向医护人员反映。

7.手术当日晨，请将活动性假牙、隐形眼镜取下，首饰、钱财及其他贵重物品等交于家属保存，切勿留在床头柜或病床上。

二、手术后注意事项

1.手术毕回病房后，去枕平卧并头偏向一侧 6 小时（全麻者 3 小时），以预防麻醉恢复期头痛及误吸。术后 6 小时内，患者下肢可做少许按摩，有知觉后鼓励其自己做屈伸运动，防止深静脉血栓。术后 6 小时可半坐卧位，勤翻身，促进肠蠕动。

2.手术后伤口需压沙袋 6 小时，以利于伤口止血。

3.手术后都会出现不同程度的疼痛，会根据不同情况给予处理，尽量避免张口呻吟，以免加重腹胀，增加不适感。

4.手术后可能出现恶心、呕吐等情况，这主要与麻醉药物引起的胃肠道反应有关，可对症给予止吐药。

5.手术后次日起，宜采用半坐卧位，有引流管的患者，以利于引流，请注意避免引流管受压、扭曲或脱落，下地活动时不要让引流袋高于引流管出口，有尿管病人活动时尿袋低于耻骨联合，防止逆行感染；另外此体位还可促进伤口愈合，炎症局限，减轻疼痛，有利于呼吸。

6.术后 24 小时后鼓励患者尽早下床活动，有利于促进肠道功能恢复、增加血液循环、增进食欲，防止肠粘连、下肢静脉血栓的形成及伤口愈合不良等手术并发症。

7.手术后暂禁食，肛门排气后进食流质—半流质—普食，特殊情况，医生会有专门交代，腹腔镜手术肠蠕动恢复较快。

8.手术后避免食用甜食、牛奶、豆类等，以免加重腹胀。

9.一般留置尿管 24 小时后拔管，拔管后需多饮水，促进尽早排尿，以防尿路感染，促进膀胱正常功能恢复。

10.术后 3 天内体温会略有升高，通常不会超过 38.5，请适当多饮水，如体温超过 38.5，及时通知医生。

11.一般腹腔镜手术后三天腹部切口拆线，拆线后注意保持伤口干燥清洁。

第三节　子宫肌瘤

一、定义

是女性生殖器最常见的良性肿瘤，由平滑肌及结缔组织组成。常见于 30—50 岁妇女。

二、临床表现

1.经量增多及经期延长，是子宫肌瘤最常见的症状。

2.下腹包块。

3.白带增多。

4.压迫症状。

5.下腹坠胀、腰酸背痛。

三、分类

1.肌壁间肌瘤。

2.浆膜下肌瘤。

3.黏膜下肌瘤。

四、治疗方法

根据病人年龄、生育要求、症状及肌瘤部位、大小综合考虑。子宫肌瘤的处理可分为：

1.随访观察　无症状患者一般无须治疗，每 3～6 月随访一次。

2.药物治疗　主要用于减轻症状或术前缩小肌瘤体积。

3.手术治疗 主要用于有严重症状的病人，手术方式包括：肌瘤切除术和子宫切除术。手术途径包括：开腹、经阴道和宫腔镜或腹腔镜辅助下手术。

4.其他治疗 如超生聚焦治疗等。

五、术前注意事项

1.宜进易消化饮食，手术前一天进行肠道准备（口服润肠剂或用肥皂水灌肠等）手术前12小时禁食，8小时禁饮水。

2.手术前进行备皮、阴道准备，告知患者术前洗澡时，应注意保暖，避免着凉。

3.患者如果有任何药物过敏或其他过敏史，嘱其一定尽早向医生讲明。

4.如果出现来月经、发烧、咽痛、咳嗽等情况，请及时向医院人员反映。

5.住院期间不要化妆，以免影响病情的正确观察，手术前要剪好指甲，以免麻醉恢复时划伤自己。

6.手术当日请将假牙、首饰、钱财及其他贵重物品等交于家属保存，切勿留在床头柜或病床上。

六、术后注意事项

1.手术完毕回病房后，去枕平卧头偏向一侧6-8小时，以预防麻醉恢复期头痛及误吸。

2.手术后都会出现不同程度的疼痛，我们会根据不同情况给予处理，要尽量避免张口呼吸，以免加重腹胀，增加不适感。

3.手术后可能出现恶心、呕吐等情况，这主要与麻醉药物引起的胃肠道反应有关，我们会对症给予止吐药。

4.手术后次日起，有引流管的患者，宜采用半坐卧位，以利于引流请注意避免引流管扭曲或脱落，下地活动时不要让引流袋高于引流管出口。有尿管病人活动时尿袋低于耻骨联合部位。

5.手术后尽早下床活动，有利于促进肠道功能恢复，减少腹腔粘连和静脉血栓的发生。

6.手术后暂禁食，肛门排气后进半流质饮食，然后进普食，特殊情况医生会有特殊交代。腹腔镜手术后饮食恢复较快；开腹手术带镇痛泵者胃肠功能恢复较慢，肛门排气稍晚，可推迟进食时间。术后肠道功能未恢复前，避免食用甜食、牛奶、豆制品等，以免加重腹胀。

7.拔除尿管后，尽量多饮水，以便尽早排尿，恢复膀胱正常功能。

七、出院指导

1.注意卫生，预防感染。

2.三个月内避免重体力劳动，注意休息，加强营养。

3.切口结痂后可淋浴。

4.一月后回院复查，后3～6月随诊。

5.对于单纯肌瘤摘除者，建议其最佳受孕时间为6个月～1年。

第四节　子宫腺肌病

一、定义

子宫内膜腺体和间质存在于子宫肌层中，约15%同时合并内异症，以往曾称为内在性内异症，而将非子宫肌层的内异症称为外在性内异症以示区别。但两者的发病机制和对性激素的敏感性有所不同，内异症对孕激素敏感，子宫腺肌病对孕激素不敏感。

二、临床表现

以月经量增多和经期延长（40%～50%）以及逐渐加剧的进行性痛经（25%）为主要症状。痛经常在月经来潮的前一周就开始，至月经结束，疼痛位于下腹正中。约35%的病人无任何临床症状。妇科检查可发现子宫呈均匀性增大或有局限性结节隆起，质硬而有压痛。经期时压痛尤为显著，合并内异症时，子宫活动度较差。约半数病人同时合并子宫肌瘤，无症状者术前难以区分。

三、治疗方法

根据病人年龄，有无生育要求和症状轻重而定。

1.期待疗法　用于无症状、无生育要求者。

2.药物治疗　同子宫内膜异位症，目前尚无根治本病的有效药物。症状较轻者可用非甾体类抗炎药物或尝试中药等对症治疗。对年轻、有生育要求和近期绝经的病人可试用左炔诺孕酮宫内节育器（LNG-IUS）治疗，取得了较好的疗效。LNG-IUS含有左炔诺孕酮，可稳定释放，放置宫腔后，局部高浓度的左炔诺孕酮促使内膜萎缩和间接抑制内膜增殖，月经量减少甚至闭经。

3.手术治疗　对年轻或有生育要求者可进行病灶切除或子宫楔形切除，对子宫腺肌瘤病人，可试行病灶挖除术，术后有复发风险；年轻希望保留生育功能者，亦可合并使用子宫动脉阻断术；无生育要求表现为月经量增多者，可进行子宫内膜去除术，对症状严重、无生育要求或药物治疗无效者可采用全子宫切除术，卵巢是否保留取决于卵巢有无病变和病人年龄。

四、术前注意事项

1.宜进易消化饮食，手术前一天进行肠道准备（口服润肠剂或用肥皂水灌肠等）手术前 12 小时禁食，手术前 8 小时禁饮水。

2.护士在手术前给您备皮、清洁肚脐，阴道准备，术前一日洗澡，注意保暖，避免着凉。

3.如果您有任何药物过敏或其他过敏史，请一定尽早向医生讲明。

4.如果出现来月经、发烧、咽痛、咳嗽等情况，请及时向医院人员反映。

5.住院期间不要化妆，以免影响您病情的正确观察，手术前请剪好指甲，以免麻醉恢复时划伤自己。

6.手术室接送车来接您前，请将假牙、首饰、钱财及其他贵重物品等交于家属保存，切勿留在床头柜或病床上。

五、术后注意事项

1.手术完毕回病房后，去枕平卧并头偏向一侧6小时，以预防麻醉恢复期头痛及误吸。

2.手术后都会出现不同程度的疼痛，我们会根据不同情况给予处理，请您尽量避免张口呼吸，以免加重腹胀，增加不适感。

3.手术后可能出现恶心、呕吐等情况，这主要与麻醉药物引起的胃肠道反应有关，我们会对症给予止吐药。

4.手术后次日起，有引流管的患者，宜采用半坐卧位，以利于引流。避免引流管扭曲或脱落，下地活动时不要让引流袋高于引流管出口。有尿管病人活动时尿袋低于耻骨联合部位，以防逆行感染。

5.手术后请您尽早下床活动，有利于促进肠道功能恢复，减少盆腔粘连和静脉血栓的发生。

6.手术后禁食水 8 小时，肛门排气后进流质、半流质，然后进普食，特殊情况，医生会有专门交代。腹腔镜手术后胃肠道功能恢复较快。开腹手术带镇痛泵者胃肠功能恢复较慢，肛门排气稍晚，可推迟进食时间。手术后肠道功能未恢复前，请您避免食用甜食、牛奶、豆类等，以免加重腹胀。

7.拔除尿管后，请您多饮水，以便尽早排尿，恢复膀胱正常功能。

六、出院指导

1.注意卫生，预防感染。

2.切口结痂后可淋浴。

3.一月后回院复查，后 3～6 月随诊。

第五节　子宫颈癌

一、分类

1.宫颈鳞状细胞癌。

2.宫颈腺癌。

3.宫颈腺鳞癌。

4.其他病理类型。

二、临床表现

早期宫颈癌常无症状和明显体征，宫颈可光滑或与慢性宫颈炎无区别；宫颈管癌病人，宫颈外观正常亦易漏诊或误诊。病变发展后可出现以下症状和体征。

（一）症状

1.阴道流血　早期多为接触性出血，发生在性生活后或妇科检查后；后期则为不规则阴道流血，晚期可引起大出血。年轻病人也可表现为经期延长，经量增多；老年人则常以绝经后出现不规则阴道流血就诊。

2.阴道排液　多数有阴道排液增多，可为白色或血性，稀如水样或米泔样，有腥臭。晚期可有大量泔水样或脓性恶臭白带。

3.晚期症状　如尿频、尿急、便秘、下肢肿胀、疼痛，或输尿管梗阻、肾积水、尿毒症、贫血、恶病质等。

（二）体征

早期浸润癌局部无明显病灶，宫颈光滑或轻度糜烂。随着浸润癌生长发展可有不同体征。外生型者宫颈可见息肉状、菜花状赘生物，常伴感染，质脆易出血；内生型表现为宫颈肥大，质硬，颈管膨大。

三、处理

主要治疗方法为手术、放疗及化疗，应根据具体情况配合应用。

四、术前准备

1.术前三天做好阴道准备。

2.手术前一天宜进易消化饮食，手术前 12 小时不要再进食，手术前 8 小时不要再饮水。

3.手术前做药物过敏试验、进行肠道准备（口服润肠剂或用肥皂水灌肠等）、备皮、剪指甲、洗澡，注意保暖，避免着凉。

4.如果出现来月经、发烧、咽痛、咳嗽等情况，及时向医院人员反映。

5.住院期间不要化妆，以免影响病情的正确观察。

6.手术室接送车来接手术前，请将假牙、首饰、钱财及其他贵重物品等交于家属保存，切勿留在床头柜或病床上。

五、术后注意事项

1.手术完毕回病房后，去枕平卧并头偏向一侧6～8小时，以防误吸。

2.手术后都会出现不同程度的疼痛，应尽量避免张口呻吟，以免加重腹胀，增加不适感。

3.如果出现恶心、呕吐等情况，这主要与麻醉药物引起的胃肠道反应有关，大夫会对症给予止吐药。

4.病人下床活动时尿袋低于耻骨联合部位。

5.每天行会阴擦洗，保持尿管的清洁，每日更换尿袋，同时鼓励患者多饮水，以防尿浓缩引起泌尿的感染。每次大便后清洁会阴，应用抗生素预防感染。

六、出院指导

1.术后一般休息3个月，半年内避免重体力劳动。

2.禁止盆浴及性生活。

3.术后一个月到医院复查伤口愈合情况，3个月到门诊复查，医师确认完全恢复以后方可有性生活。

第六节　子宫脱垂

一、定义

子宫从正常位置沿阴道下降，宫颈外口达坐骨棘水平以下，甚至子宫全部脱出于阴道口以外，称为子宫脱垂。子宫脱垂常合并有阴道前壁和后壁膨出。

二、发生原因

1.分娩损伤。

2.长期腹压增加，如慢性咳嗽排便困难腹腔巨大肿瘤等。

3.盆底组织发育不良或退行性变。

三、临床分度

以病人平卧用力向下屏气时子宫下降的最低点为分度标准，将子宫脱垂分为3度

Ⅰ度：轻型为宫颈外口距离处女膜缘小于4厘米但未达处女膜缘；重型为宫颈外口已达处女膜缘，在阴道口可见宫颈。Ⅱ度：轻型为宫颈已脱出阴道口外、宫体仍在阴道内；重型为宫颈及部分宫体已脱出阴道口外。Ⅲ度：为宫颈及宫体全部脱出阴道口外。

四、临床表现

Ⅰ度病人多无自觉症状，Ⅱ、Ⅲ度病人主要有如下表现：

1.下坠感及腰背酸痛　由于下垂子宫对韧带的牵拉，盆腔充血所致。常在久站、走路、蹲位、重体力劳动以后加重，卧床休息以后减轻。

2.肿物自阴道脱出　常在走路、蹲、排便等腹压增加时阴道口有一肿物脱出。开始时肿物在平卧休息时可变小或消失，严重者休息后亦不能回缩，需用手还纳至阴道内。若脱出的子宫及阴道黏膜水肿，用手还纳也有困难，子宫长期脱出在阴道口外，病人行动极为不便，长期摩擦可出现宫颈溃疡甚至出血。

3.排便异常　伴膀胱、尿道膨出的病人易出现排尿困难、尿潴留或压力性尿失禁。如继发泌尿道感染可出现尿频、尿急、尿痛等。如合并有直肠膨出的病人可有便秘、排便困难。

五、处理原则

无症状的病人不需治疗。有症状者可采用保守或手术治疗。治疗以安全为原则。

六、术前注意事项

1.术前三天做好阴道准备。

2.手术前一天宜进易消化饮食，手术前12小时不要再进食，手术前8小时不要再饮水。

3.在手术前进行药物过敏试验、进行肠道准备（口服润肠剂或用肥皂水灌肠等）、备皮、剪指甲、洗澡，注意保暖，避免着凉。

4.如果出现来月经、发烧、咽痛、咳嗽等情况，请及时向医院人员反映。

5.住院期间不要化妆，以免影响病情的正确观察。

6.手术室接送车来接前，请将假牙、首饰、钱财及其他贵重物品等交于家属保存，切勿留在床头柜或病床上。

七、术后注意事项

1.手术完毕回病房后，去枕平卧并头偏向一侧6-8小时，以防误吸。

2.手术后都会出现不同程度的疼痛，请尽量避免张口呻吟，以免加重腹胀，增加不适感。

3.可能会出现恶心、呕吐等情况，这主要与麻醉药物引起的胃肠道反应有关，我们会对症给予止吐药。

4.术后卧床休息 7-10 天，留置尿管 10-14 天，避免增加腹压的动作，如蹲、咳嗽等；术后用缓泻剂预防便秘。

5.病人下床活动时尿袋低于耻骨联合部位。

6.每天行会阴擦洗，保持尿管的清洁，每日更换尿袋，同时鼓励患者多饮水，以防尿浓缩引起泌尿系感染。每次大便后清洁会阴，应用抗生素预防感染。

7.拔除尿管前先行间断放尿以锻炼膀胱功能。拔尿管后，需测量膀胱残余尿。

八、 出院指导

术后一般休息 3 个月，半年内避免重体力劳动，禁止盆浴及性生活。术后 2 个月到医院复查伤口愈合情况，3 个月再到门诊复查，医师确认完全恢复以后方可有性生活。

第七节 卵巢肿瘤

一、 典型症状

腹痛（77%）、卵巢性多毛（75%）、腹部肿块 （75%）、卵巢性闭经（75%）、腹肌紧张（72%）、腹水（70%）。

二、临床表现

1.较小的肿块一般不产生症状，偶有患侧下腹坠痛或牵痛的感觉，可清楚触及腹部肿块，表面光滑，无压痛，有囊性感，多数良性肿瘤以输卵管形成一较长的柄蒂，因肿瘤与周围组织多无粘连，故移动性较大，常可将肿块自下腹一侧推移至上腹部。

2.恶性肿瘤生长迅速，肿块多不规则，无移动性，可伴腹水，短期内出现全身症状如衰弱，发热，食欲不振等。

3.功能性卵巢肿瘤如粒层细胞瘤，因产生大量雌激素，可引起性早熟的症状，女性特征如体格，乳腺，外生殖器均发育迅速，并出现月经，但不排卵，骨骼发育可超越正常范围，尿中雌激素增高，同时尿中促性腺激素亦升高，超出一般规律而达成人水平。

三、 术前注意事项

1.宜进易消化饮食，手术前一天进行肠道准备（口服润肠剂或用肥皂水灌肠等）手术前 12 小时不要再进食，手术前 8 小时不要再饮水。

2.护士在手术前给您备皮、阴道准备及肠道准备，术前洗澡，注意保暖，避免着凉。

3.如果您有任何药物过敏或其他过敏史，请一定尽早向医生讲明。

4.如果出现来月经、发烧、咽痛、咳嗽等情况，请及时向医院人员反映。

5.住院期间不要化妆，以免影响您病情的正确观察，手术前请剪好指甲，以免麻醉恢复时划伤自己。

6.手术室接送车来接您前，请将假牙、首饰、钱财及其他贵重物品等交于家属保存，切勿留在床头柜或病床上。

四、术后注意事项

1.手术完毕回病房后，去枕平卧并头偏向一侧 6～8 小时，以预防麻醉恢复期头痛及误吸。

2.手术后伤口有时需压沙袋 6 小时，以利于伤口止血。

3.手术后都会出现不同程度的疼痛，我们会根据不同情况给予处理，请您尽量避免张口呼吸，以免加重腹胀，增加不适感。

4.手术后可能出现恶心、呕吐等情况，这主要与麻醉药物引起的胃肠道反应有关，可对症给予止吐药。

5.手术后 6 小时，有引流管的患者，宜采用半坐卧位，以利于引流，请注意避免引流管扭曲或脱落，下地活动时不要让引流袋高于引流管出口，有尿管病人活动时尿袋低于耻骨联合。

6.手术后请您尽早逐渐增加活动量，有利于促进肠道功能恢复，减少腹腔粘连和静脉血栓的发生。

7.手术后暂禁食，肛门排气后进半流质，然后进普食，特殊情况，医生会有专门交代。腹腔镜手术后饮食恢复较快。开腹手术带镇痛泵者胃肠功能恢复较慢，肛门排气稍晚，可推迟进食时间。

8.手术后肠道功能未恢复前，请您避免食用甜食、牛奶、豆类等，以免加重腹胀。

9.拔除尿管后，请您多饮水，以便尽早排尿，恢复膀胱正常功能。

五、出院指导

1.注意卫生，预防感染。切口结痂后可淋浴。

2.一月后回院复查，后3-6月随诊。

第八节 卵巢肿瘤蒂扭转

一、定义

卵巢蒂扭转是指供应卵巢肿瘤的血管发生了扭曲,使卵巢肿瘤缺血,甚至坏死破裂,引起剧烈腹痛。为妇科急腹症之一,约10%卵巢肿瘤发生蒂扭转。

二、症状

1.腹围增粗、腹内肿物。

2.腹痛。

3.月经紊乱。

4.压迫症状。

三、临床表现

典型症状是突然发生一侧下腹剧痛,常伴恶心、呕吐甚至休克,系腹膜牵引绞窄引起。妇科检查扪及肿物张力较大,有压痛,以瘤蒂部最明显,并有肌紧张。有时扭转自然复位,腹痛随之缓解。

四、治疗方法

蒂扭转一经确认,应尽快行剖腹手术。术时应在蒂根下方钳夹,将肿瘤和扭转的瘤蒂一并切除,钳夹前不可回复扭转,以防栓塞脱落。绝大多数手术切除后即可顺利恢复,因肿瘤多为良性,预后一般良好。恶性肿瘤以手术为主,辅以化疗放疗等综合方案。交界性肿瘤,年轻希望保留生育功能的Ⅰ期病人,可以保留正常的子宫和对侧卵巢。如扭转严重或时间过长,肿瘤已有继发感染,或已破裂,内容物溢入腹腔,则有可能引起继发性腹膜炎。

五、术前注意事项

患者入院后应绝对卧床休息,禁食,必要时给予心电监护,严密监测血压、脉搏、呼吸、体温等基本生命体征,并根据医嘱迅速建立静脉通道,按照医嘱静脉注入葡萄糖、氯化钾、氯化钠、维生素等溶液进行预防电解质紊乱及补充营养。术前观察期间,请勿按压下腹部,尽量减少改变体位和增加腹压的动作。需要强调的是,在诊断明确之前,禁用止痛药,以免影响病情观察。

六、术后注意事项

1.手术完毕回病房后，去枕平卧并头偏向一侧6~8小时，以预防麻醉恢复期头痛及误吸。

2.手术后都会出现不同程度的疼痛，我们会根据不同情况给予处理，请您尽量避免张口呼吸，以免加重腹胀，增加不适感。

3.手术后可能出现恶心、呕吐等情况，这主要与麻醉药物引起的胃肠道反应有关，我们会对症给予止吐药。

4.手术后次日起，有引流管的患者，宜采用半坐卧位，以利于引流请注意避免引流管扭曲或脱落，下地活动时不要让引流袋高于引流管出口。有尿管病人活动时尿袋低于耻骨联合部位。

5.手术后请您尽早逐渐增加活动量，有利于促进肠道功能恢复，减少腹腔粘连和静脉血栓的发生。

6.手术后暂禁食，肛门排气后进半流质，然后进普食，特殊情况，医生会有专门交代。腹腔镜手术后饮食恢复较快。开腹手术带镇痛泵者胃肠功能恢复较慢，肛门排气稍晚，可推迟进食时间。手术后肠道功能未恢复前，请您避免食用甜食、牛奶、豆类等，以免加重腹胀。

7.拔除尿管后，请您多饮水，以便尽早排尿，恢复膀胱正常功能。

七、出院指导

1.卵巢非赘生物性肿瘤直径<5cm，应定期3~6个月接受复查并详细记录。

2.保持心情舒畅，保持切口处清洁干燥，避免体力劳动3个月，禁止性生活1月。

3.选择高蛋白高维生素饮食，避免高胆固醇的摄入。

4.良性者术后1个月常规复查。恶性卵巢肿瘤易于复发，病人需长期接受随访和监测。

第九节　异位妊娠

一、定义

正常妊娠时，受精卵着床于子宫体腔内膜。受精卵在子宫体腔外着床并发育时，称为异位妊娠，习称宫外孕。异位妊娠和宫外孕的含义稍有区别，异位妊娠包括输卵管妊娠、卵巢妊娠、腹腔妊娠、宫颈妊娠及阔韧带妊娠等，宫外孕仅指子宫以外的妊娠，宫颈妊娠不包括在内。在异位妊娠中，输卵管妊娠最为常见，占异位妊娠的95%左右。在此主要阐述输卵管妊娠。

输卵管妊娠是妇产科常见急腹症之一，当发生破裂或流产时，可引起腹腔内严重出血，如不及时诊断、处理，可危及生命。输卵管妊娠根据部位可分为间质部、峡部、壶腹部和伞部妊娠，其中以壶腹部妊娠多见。

二、病因

1.输卵管炎症。

2.输卵管发育不良或功能异常。

3.其他：内分泌失调、神经精神机能紊乱、受精卵游走、输卵管手术以及子宫内膜异位症等。

三、临床表现

1.停经。

2.腹痛：是输卵管妊娠患者就诊的主要症状。卵管妊娠未发生流产或破裂前，常表现为一侧下腹隐痛或酸胀感。输卵管妊娠流产或破裂时，患者突感一侧下腹撕裂样疼痛。

3.阴道流血多有不规则阴道流血，一般不超过月经量。

4.晕厥休克：急性大量内出血及剧烈腹痛可引起晕厥或休克。

5.腹部包块：当输卵管妊娠流产或破裂后所形成的血肿时间过久，因血液凝固，逐渐机化变硬并与周围器官发生粘连而形成包块。

四、处理原则

以手术治疗为主，其次是保守治疗。

1.手术治疗　应在积极纠正休克的同时进行手术。腹腔镜技术的发展，也为异位妊娠的诊断和治疗开创了新的手段。

2.保守治疗　一般孕囊<3cm 或血 HCG<2000，可口服米非司酮或运用化疗药物甲氨蝶呤，抑制滋养细胞增生，破坏绒毛，使胚胎组织坏死、脱落、吸收，但在治疗过程中有严重内出血征象或胚胎继续生长应及时手术。

五、术前注意事项

患者入院后应绝对卧床休息，禁食，必要时给予心电监护，严密监测血压、脉搏、呼吸、体温等基本生命体征，并根据医嘱迅速建立静脉输液通道，对于严重内出血并发现休克的患者，按照医嘱交叉配血，做好输液输血前的准备。积极纠正患者休克症状、补充血容量，做好术前准备。手术前备皮、阴道准备，术前手术部位清洁或洗澡，注意保暖，避免着凉。不要化妆，去除指甲油，以免影响病情的正确观察，手术前请剪好指甲，以免麻醉恢复时划伤自己。术前观察期间，请勿按压下腹部，尽量减少改变体位和增加腹压的动作。需要强调的是，在诊断明确之前，禁用吗啡等止痛药，以免影响病情观察。

六、术后注意事项

1.手术完毕回病房后，去枕平卧并头偏向一侧6~8小时，以预防麻醉恢复期头痛及误吸。6小时后可进行翻身，抬高床头。给予心电监测3小时，严密监测生命体征及血氧饱和度。必要时给予吸氧。

2.手术后都会出现不同程度的疼痛，根据不同情况给予处理。尽量避免张口呼吸，以免加重腹胀，增加不适感。

3.手术后可能出现恶心、呕吐等情况，这主要与麻醉药物引起的胃肠道反应有关，对症给予止吐药。

4.有尿管病人注意保持尿管通畅，避免弯曲、扭折或脱落。活动时尿袋低于耻骨联合部位，以免造成回流，引起逆行感染。观察尿液颜色、量、性质。有异常及时报告医生。

5.定时观察阴道流血情况及伤口敷料渗血情况，如有异常及时报告医生给予处理。

6.手术后次日尽早活动，有利于促进肠道功能恢复，减少盆腔粘连和下肢静脉血栓的发生。

7.手术后禁食水8小时，肛门排气后进半流质饮食，然后进普食，特殊情况医生会有专门交代。腹腔镜手术后肠蠕动恢复较快。开腹手术带镇痛泵者胃肠功能恢复较慢，肛门排气稍晚，可推迟进食时间。手术后肠道功能未恢复前，避免食用甜食、牛奶、豆类等，以免加重腹胀。

8.拔除尿管后，请您多饮水，以便尽早排尿，恢复膀胱正常功能。

9.腹腔镜术后，部分患者会感到肩胛部或两肋间疼痛，这与腹腔镜手术二氧化碳充气有关，嘱病人尽早下床活动，疼痛明显者，可给予吸氧或膝胸卧位，代谢完成后，症状会慢慢有所改善。

七、保守治疗注意事项

1.绝对卧床休息，如有腹痛、阴道出血多及肛门坠胀时要及时通知医生。严密监测血压、脉搏、呼吸、体温等基本生命体征。

2.饮食要以高营养、高维生素饮食为主，多食蔬菜水果。

保持大便通畅，防止便秘，避免增加腹压，减少异位妊娠破裂的机会。

3.有阴道排出物时要及时报告医生或护士查看。

4.保守治疗期间，每周复查B超及血HCG检查。保守治疗应用化疗药物时，有些患者会出现化疗反应，如食欲不振、恶心、呕吐、口腔溃疡等，因此用药期间要注意口腔卫生，少食多餐，多食高蛋白、高维生素、清淡易消化的食物，化疗停止后症状会逐渐消失。

八、出院指导

1.手术/非手术的患者出院后均应做好避孕，对于未生育的妇女避孕半年后可怀孕。

2.由于宫外孕破裂或流产前一般没有明显症状，若有闭经、早孕反应或性生活后且伴有下腹疼痛和阴道不规则出血，应考虑到宫外孕的可能，请及时来院就诊。

3.宫外孕手术后的患者，出院后要注意休息和营养，禁止性生活和盆浴一个月。保持外阴清洁。

4.手术切除一侧输卵管有生育需求的患者，出院两个月后应来院检查对侧输卵管情况，从而保证下次怀孕的机会。

第十节　黄体破裂

一、定义

黄体细胞在黄体的发育过程中，破坏了卵巢表面的小血管，引起黄体内部出血，导致内压增加、破裂称为卵巢黄体破裂。

二、病因

1.外力性破裂　外力，妇科检查挤压，排便或性交等。

2.自发性破裂　盆腔炎症，卵巢充血或凝血机制异常。

3.黄体囊肿　黄体囊肿形成时其发生的基本原因是黄体在形成过程中黄体血肿液化所致，其直径一般在 2~3cm，有时可达 8cm 或更大。

三、症状

1.腹痛。

2.恶心，呕吐。

3.单侧附件包块。

4.休克。

四、诊断依据

1.病史　好发年龄 20~40 岁，以生育年龄妇女为最多见，一般于月经第 20~27 天，突然下腹疼痛，恶心，呕吐，大小便频繁感，严重者可表现口干、心悸、头晕、眼花、晕厥或休克症状，也有少数患者腹痛发生于月经中期或 30~40 天。

2.辅检　B超提示黄体囊肿破裂？腹腔积液 HCG（−）。

3.妇检　宫口见少量血性分泌物，宫颈举痛。

五、治疗方法

1.保守治疗　适于出血少者，发病时间短，诊断明确，且生命体征稳定的患者。主要是卧床休息和应用止血药物。

2.手术治疗　适于出血较多者，若出现休克，应在积极抗休克的同时行手术治疗。手术方法：剖腹止血，腹腔镜探查+黄体囊肿剥除+修补术。

六、术前注意事项

患者入院后应绝对卧床休息，禁食，必要时给予心电监护，严密监测血压、脉搏、呼吸、体温等基本生命体征，并根据医嘱迅速建立静脉输液通道，按照医嘱静脉注入葡萄糖、氯化钾、氯化钠、维生素等溶液进行预防电解质紊乱及补充营养。术前观察期间，请勿按压下腹部，尽量减少改变体位和增加腹压的动作。在诊断明确之前，禁用吗啡等止痛药，以免影响病情观察。

七、术后注意事项

1.手术完毕回病房后，去枕平卧并头偏向一侧 6 小时，以预防麻醉恢复期头痛及误吸。

2.手术后都会出现不同程度的疼痛，我们会根据不同情况给予处理，请您尽量避免张口呼吸，以免加重腹胀，增加不适感。

3.手术后可能出现恶心、呕吐等情况，这主要与麻醉药物引起的胃肠道反应有关，我们会对症给予止吐药。

4.手术后 6 小时，有引流管的患者，宜采用半坐卧位，以利于引流请注意避免引流管扭曲或脱落，下地活动时引流袋低于引流管出口。有尿管病人活动时尿袋低于耻骨联合部位。

5.手术后请您尽早逐渐增加活动量，有利于促进肠道功能恢复，减少腹腔粘连和静脉血栓的发生。

6.手术后暂禁食水，肛门排气后进半流质，然后进普食，特殊情况，医生会有专门交代。腹腔镜手术后饮食恢复较快。开腹手术带镇痛泵者胃肠功能恢复较慢，肛门排气稍晚，可推迟进食时间。手术后肠道功能未恢复前，请您避免食用甜食、牛奶、豆类等，以免加重腹胀。

7.拔除尿管后，请您多饮水，以便尽早排尿，恢复膀胱正常功能。

八、保守治疗

1.绝对卧床休息，如有腹痛、阴道出血多及肛门坠涨时要及时通知医生。

2.饮食要以高营养、高维生素饮食为主，保持大便通畅，多食蔬菜水果。

3.有阴道排出物时要及时报告医生或护士查看。

九、出院指导

保持心情舒畅，保持切口处清洁干燥，注意个人卫生，避免体力劳动3个月，禁止性生活1个月，选择高蛋白高维生素饮食，一月后复查。

第十一节 节育器异位

一、定义

节育器异位是少见的节育器放置后的并发症，通常为节育器部分或全部嵌入肌层，主要表现为体检未见尾丝。异常阴道流血或节育器取出困难、超声提示节育器嵌于子宫肌层或宫颈组织。大部分可于宫颈管内找到卷曲的尾丝。

二、处理原则

宫内节育器异位无论有无症状，原则尽早取出。

三、取出途径

1.经阴道取出 嵌入肌层取环钩取出，或宫腔镜下取出

2.腹腔镜下取出 节育环异位到子宫，无法估计有无粘连或轻度粘连

3.开腹探查 节育环大部分或全部嵌入肌层，上述方法取出困难。如果穿入膀胱或肠管内，请泌尿科和外科协助处理。

四、术前注意事项

1.做好术前常规准备如术前1天协助淋浴、更衣、剪指甲。认真做好脐部及会阴部皮肤准备，并注意脐部的清洁。

2.术前进食半流质饮食，以减轻胃肠道负担，有利于术后肠蠕动恢复；术前晚行清洁灌肠，以排空肠内粪便和积气，便于手术操作及避免术后腹胀和便秘。

3.伴有高血压、糖尿病的患者特别注意血压波动，督促服降压药及休息，糖尿病患者特别注意糖尿病饮食护理指导及餐前肌注胰岛素，严格控制血糖，随时复查血糖，防止血糖过高或低血糖反应。术前半小时测量血压。

4.经阴手术术前 3 天每日用甲硝唑片 0.4g 阴道上药。术前注意后穹隆部的清洁，冲洗后拭干。有阴道流血者不宜行阴道冲洗，宜用 0.5% 聚维酮碘棉球擦洗消毒。术日晨用聚维酮碘行阴道抹洗，确保阴道清洁。

五、术后注意事项

1.采取适当的卧位，一般术后 6 小时内去枕取平卧位，头偏向一侧，6 小时后待血压平稳可取半卧位。

2.观察患者伤口敷料有无渗出，固定好各种引流管，观察引流液的颜色、性质、量，皮肤受压情况等，如有特殊情况及时通知医护人员。

3.如有疼痛、发热、恶心呕吐、腹胀以及尿潴留等常见的术后反应，及时通知医生。

4.手术当天禁食，肛门排气后给予流质免奶无糖饮食，以避免奶制品及含糖食物经消化道产气过多引起腹胀，肛门排气后进半流质饮食并逐渐过渡到普食。

5.患者床上早活动，以增加肠蠕动，促进肠功能早日恢复。

6.保持尿管固定通畅，禁止弯曲扭折。尿袋高度不得超过腰部以上，防止逆行感染。尿管拔出后，患者尽早排尿。

7.保持引流管固定通畅，防止扭曲、受压、脱落。

8.术后腹胀是由于肠道酵解产生气体，手术麻醉，肠蠕动未能恢复，使肠腔扩张而产生的，一般于术后 24~48 小时内肠蠕动恢复。

9.有的病人术后可出现少量阴道流血,注意流血的量和颜色，如有异常，及时通知医生。

六、出院指导

保持心情舒畅，保持切口处清洁干燥，避免体力劳动3个月，禁止性生活1个月，选择高蛋白高维生素饮食，一月后复查。

第十二节　子宫内膜息肉

一、病因

是慢性子宫内膜炎的一种，即炎性子宫内膜局部血管和结缔组织增生，形成蒂性息肉状赘生物突入宫腔内。息肉大小和数目不一、多位于宫体部，息肉可单发或多发，月经期息肉周围的内膜脱落而息肉不脱落。是一种良性病变。

二、分类

1.增生性息肉。

2.萎缩性息肉。

3.功能性息肉。

4.子宫内膜宫颈息肉。

5.腺肌瘤性息肉。

6.非典型的息肉样腺肌瘤。

三、临床表现

本病可发生于青春期后任何年龄，但常见于 35 岁以上的妇女，单发较小的息肉常无临床症状，多发性弥漫型者常见月经过多或经期延长，此于子宫内膜面积增大及内膜过度增生有关，主要的症状为月经量过多或不规则子宫出血，宫颈口处看到或触及息肉，子宫体略增大。

四、处理原则

行宫腔镜子宫内膜息肉电切术。

五、注意事项

1.饮食　术前 8h 禁食水，术后可进营养丰富的饮食，减少刺激性食物的摄入。

2.术后　术后 24h 内严密观察阴道流血情况，阴道排血量，气味，颜色等，术后第一天有少量血性分泌物流出，术后第二天分泌物为淡红色，如出血过多，及时告知医生。

六、出院指导

1.术后禁止性生活及盆浴 1 个月，加强营养，注意休息，如出现阴道流血量增多，发热，腹痛剧烈时立即就诊，第二次月经干净后 3~7 天复查。

2.注意经期卫生，勤换卫生巾。

3.注意个人卫生，保持外阴清洁，勤换衣服勤洗澡。

4.避免人流和引产，不要去不正规机构流产，防止感染。

第十三节　宫腔粘连

一、发病病因

由于近期妊娠子宫受到创伤形成瘢痕所致，90%病例是刮宫术所致，通常足月产或早产，或者流产后 1~4 周，由于出血过多后进行刮宫术导致子宫内膜受损。

二、临床表现

1.腹疼痛。

2.妊娠异常。

3.月经异常。

4.按压下腹部疼痛。

三、治疗方法

1.药物治疗　采用中药腹腔灌注方法。

2.手术治疗　采用宫腔镜手术。

3.宫腔镜疗法　不但可以判断粘连的程度，粘连的类型，且可以判断粘连的坚韧度。

四、术前准备

1.心理护理　消除病人紧张情绪，使其主动配合手术。

2.皮肤护理　查看皮肤完整性。

3.肠道护理　术前禁饮食。

4.阴道准备　术前 12h 阴置米索前列醇 600 微克。

五、术后注意事项

1.注意体位，如是采用硬膜外麻醉，则术后去枕平卧 6 小时，可防止术后头痛（全麻术后 3 小时）。病人应勤翻身，6 小时后可逐渐下床活动。

2.保持导尿管通畅，宫腔镜术后需留置导尿 6 小时，拔管后病人需多饮水，尽早排尿，以防感染。

3.注意饮食调节。术后 6 小时可以进半流质饮食，次日可进普通饮食。

4.注意观察阴道流血情况，如果出血量多或腹痛严重及时通知医生。5.术后早期下床活动，可预防下肢静脉血栓。

6.保持会阴清洁。

7.遵医嘱给予抗生素预防感染。

第十四节　早孕流产

一、定义

凡妊娠不足 28 周，胎儿体重不足 1000g 而终止妊娠称为早孕流产。

二、适应症

1.妊娠 14 周内自愿要求终止妊娠而无禁忌症者。

2.因各种疾病不宜继续妊娠者。

三、处理

口服米非司酮后给予人工流产。

四、注意事项

1.遵医嘱按时服用药物。用药过程中有可能出现轻微腹痛及少量阴道流血，属正常现象，若腹痛明显，阴道出血量超过月经量及时通知医生。

2.术后有腹痛、坠胀、阴道流血属正常现象。出血量不会太多，一般 5—7 天左右。若出血量超过月经量或时间过长，及时通知医生。

3.术后可适量活动，但避免重体力劳动和体育锻炼。

4.禁食辣椒、海鲜等生冷刺激性的食物。

五、出院指导

1.保持外阴清洁，每天更换清洗内裤，并放于阳光下暴晒，用温开水清洗外阴，禁盆浴，可以淋浴。

2.术后大约 30～45 天左右来月经，来月经前禁止同房，以免发生感染或再次怀孕。

3.术后两周来院复查。

第十五节　先兆流产

一、定义

指妊娠 28 周前，出现少量阴道流血或下腹疼痛，宫口未开，胎膜未破，妊娠物尚未排除，子宫大小与停经周数相符者。

二、病因

1.胚胎方面　遗传因素造成的胚胎异常而引发流产，其他原因如脐带供氧不足，羊水疾病，胎盘病毒感染以及某些妇科炎症等也会引起流产，孕妇营养不良也是原因之一。

2.母体方面　女性怀孕后若情绪不稳定忧伤等精神刺激，打乱了大脑皮层的活动功能，引起子宫的收缩，再就是患有流感，风疹等传染病或由于高烧，细菌病毒释放的毒素而流产，内分泌失调以及子宫发育不良如子宫过度后屈致使子宫腔对胚胎的发育起了障碍作用，也可能引起流产。

3.其他方面　不恰当的性生活，体质较弱的孕妇更应注意，药物与某些化学物质如氧化碳、铝、磷中毒，也会使胚胎难保。

三、症状

1.阴道流血　分为大量出血和少量流血，持续性和不规律流血，孕期前三个月阴道出血现象应立即就医，尤其伴有疼痛，要特别注意这是流产的征兆。

2.疼痛　骨盆、腹部或者下背可能会有持续的疼痛感

3.阴道血块　阴道排出血块或者浅灰色的组织。

四、治疗

1.一般治疗，若发生先兆流产，孕妇应注意休息，减少活动，禁止性生活避免不必要的阴道检查，减少对子宫的刺激，同时避免过分的精神紧张，一般适用于轻微先兆流产症状的女性。

2.药物治疗，早期黄体酮保胎，也可肌注绒毛膜促性腺激素治疗，口服维生素 E 也有利于维持胚胎的发育。

3.中药治疗。

五、并发症

1.大出血。

2.感染。

六、注意事项

1.解除不必要的顾虑和紧张情绪，必要的妇科检查对胎儿无害。

2.注意休息，有出血时绝对卧床休息。

3.注意阴道出血量和性质，随时观察排出液中是否有组织物。

4.减少刺激，禁止性生活，避免不必要的妇科检查。

5.饮食清淡，多吃新鲜蔬菜，多饮水，防止大便干燥。

6.如下腹阵痛加剧，而出血量不多，应区别是否有其他并发症，并及时报告医生。

第十六节　稽留流产

一、定义

又称过期流产，是指胚胎或胎儿已死亡滞留在宫腔内尚未自然排出。

二、发病原因

1.精神压力　包括过度紧张、焦虑、恐惧、忧伤等。

2.遗传基因缺陷　染色体异常，夫妻一方染色体变异，夫妻血型不合。

3.不良习惯　如过量吸烟、酗酒、饮咖啡、海洛因等。

4.环境因素　经常接触铅、苯、甲醛等化学物质，放射线等。

5.母体因素　母体本身疾病，如生殖器官异常、子宫肌瘤、单纯疱疹病毒、巨细胞病毒感染等。

6.内分泌异常　如严重糖尿病未能控制、黄体功能不足、甲状腺功能减退等。

7.免疫功能异常　妊娠疑似同种异体移植，胚胎与母体间存在着复杂而特殊的免疫学关系，使胚胎不被排斥，若母儿双方免疫不适应，则可引起母体对胚胎排斥而流产。

三、临床表现

1.有停经史。

2.腹痛：部分病人可出现下腹部隐痛。

3.阴道流血：在妊娠 3 个月内流产者开始时绒毛和蜕膜分离血窦开放即开始出血。当胚胎全部剥离排出，子宫张力收缩，血窦关闭出血停止。流出血的颜色：流产开始时为鲜红色，时间长变为暗红色或褐色。

四、分类

早期稽留流产和晚期稽留流产。

五、处理原则

1.需要住院治疗，处理前查血常规，血小板计数及凝血功能，并做好输血准备。

2.凝血功能正常者，先口服米非司酮及戊酸雌二醇

3.子宫＜12 孕周者，口服以上药物可行刮宫术。一次刮不干净者，于 5—7 天再次刮宫。

4.子宫＞12 孕周者，可使用米非司酮加米索前列醇联合用药，或静滴缩宫素，促使

胎儿胎盘排出。

5.若出现凝血机制障碍，应尽早使用肝素，冰冻血浆等，再行刮宫术。

六、注意事项

1.遵医嘱按时服用药物。用药过程中有可能出现轻微腹痛及少量阴道流血，属正常现象，若腹痛明显，阴道出血量超过月经量及时通知医生。必要时给予刮宫术。

2.术后有腹痛、坠胀、阴道流血属正常现象。出血量不会太多，一般5~7天左右。若出血量超过月经量或时间过长，及时通知医生。

3.术后可适量活动，但避免重体力劳动和体育锻炼。

4.禁食辣椒、海鲜、冷饮等生冷刺激性的食物。

5.术后大约30~45天左右来月经，来月经之前避免同房，以免引起宫腔感染，而且清宫后，激素水平不会立即下降，防止再次怀孕。

6.术后根据医嘱给予抗炎、促宫缩治疗，严密观察阴道流血情况。

7.术后三天给予保宫治疗，通过物理作用可以促进宫缩、缓解宫缩引起的腹痛，同时减少子宫内膜出血，帮助排出宫腔内残留血液。

七、出院指导

1.保持外阴清洁，每天更换清洗内裤，并放于阳光下暴晒，用温开水清洗外阴，禁盆浴，可以淋浴。

2.可适量活动，但避免重体力活动。

3.出院后如有阴道流血量增加，超过月经量，及时回院复查。

4.术后一月禁止同房，以免引起感染。

5.术后两周来院复查。

第十七节 中期妊娠引产

一、定义

妊娠13周至不足28周因胎儿畸形或孕妇患有严重疾病不宜继续的妊娠。

二、处理原则

用穿刺针经腹壁、子宫壁进入羊膜腔内抽出羊水，注入100mg雷夫诺尔，同时给予米非司酮50mg bid 口服。

三、禁忌症

1.术前 24h 内 2 次体温>37.5。

2.肝、肾功能异常。

3.穿刺部位感染。

四、注意事项

1.缓解病人紧张心理。

2.配合医生选择穿刺时间。

3.完善相关检查。

4.穿刺后 36～72h 发生规律宫缩。

5.请注意观察穿刺部位液体渗出情况。

6.术后注意腹痛及阴道流血情况。

7.术后有腹痛、坠胀、阴道流血属正常现象。出血量不会太多，一般 5~7 天左右。若出血量超过月经量或时间过长，及时告知医生。

8.术后可适量活动，但避免重体力劳动和体育锻炼。

9.禁食辣椒、海鲜等生冷刺激性的食物。

五、出院指导

1.保持外阴清洁，每天更换清洗内裤，并放于阳光下暴晒，用温开水清洗外阴，禁盆浴，可以淋浴。

2.术后大约 30～45 天左右来月经，来月经前禁止同房，以免发生感染或再次怀孕。

3.术后两周来院复查。

第十八节 瘢痕妊娠

一、定义

剖宫产术后子宫瘢痕妊娠（简称瘢痕妊娠）是指既往行剖宫产术的女性再次妊娠后，胚胎着床于既往剖宫产切口瘢痕上，随着妊娠的进展，妊娠组织与子宫肌层粘连、植入，严重者可穿透子宫造成子宫破裂及无法控制的阴道大出血，甚至孕产妇死亡或者需要切除子宫来挽救生命，而因此丧失生育能力，是剖宫产术后远期潜在的严重并发症，异位妊娠中最罕见的一种。

二、诊断标准

1.既往有剖宫产病史。

2.停经史。

3.血β-HCG升高。

4.停经后无痛性阴道流血；或无不规则阴道流血。

5.超声诊断：孕囊位于膀胱与子宫前壁之间，膀胱和孕囊之间肌壁薄弱、宫腔内看不到孕囊、矢状面上可见到子宫前壁中断，不连续。

三、妊娠结局

1.孕卵向子宫峡部或宫腔内发展，结局是继续妊娠，有可能生长至活产，但前置胎盘、胎盘植入的机会大大增加，易导致大出血，危及产妇生命，甚至切除子宫。

2.妊娠囊从疤痕处向肌层内深入种植。滋养细胞侵入子宫肌层，不断生长，绒毛与子宫肌层粘连、植入甚至穿透子宫壁，因此在妊娠早期即可引起子宫穿孔、破裂、出血，如未及时处理，可危及患者生命。

四、治疗原则

一经确诊应立即终止妊娠

（一）药物治疗

早期妊娠者若要求保留子宫，可先予以药物治疗

1.最常用的一线药物是MTX。可抑制滋养细胞的生长与繁殖，破坏绒毛，使绒毛组织坏死、脱落。

2.米非司酮：米非司酮是孕激素拮抗剂，与孕激素受体结合，阻断孕酮的生理活性，使底蜕膜失去孕激素支持而变性坏死；抑制绒毛增殖，诱发和促进其凋亡发生，抑制绒毛增长，增加绒毛和蜕膜的纤溶活性，促进细胞外基质的水解。

3.两种药物联合：MTX可抑制滋养细胞的分裂增殖，破坏活的胚胎组织，导致胚胎死亡。而米非司酮竞争孕酮受体，拮抗孕酮活性而使绒毛组织发生退变，蜕膜组织发生萎缩性坏死，导致胚胎死亡，二者配合有协同作用。有学者研究显示：两药联合治疗成功率81.2%。使用甲氨蝶呤（MTX）可抑制滋养细胞增生，破坏绒毛，使胚胎组织坏死、脱落、吸收，可使刮宫时出血量明显减少。但甲氨蝶呤可引起胃肠道反应，包括口腔炎、口唇溃疡、食欲减退、恶心、呕吐、腹痛、腹泻等。

4.氟尿嘧啶滋养细胞对其特别敏感，用氟尿嘧啶后可使胎盘绒毛坏死。

（二）手术治疗

1.清宫甲氨蝶呤保守治疗加超声监护下刮宫是一种安全有效，适用于阴道流血少、一般情况好的患者。随访血β-HCG是监测疗效的金标准。

2.宫腔镜：局部病灶楔形切除修补术加子宫修补术 。

3.子宫切除术。

五、注意事项

1.避免重体力活动，如腹痛严重、阴道出血量增多的现象及时通知医生。注意饮食中粗纤维的摄入，保持大便通畅，预防生殖道感染。嘱患者保持会阴部的清洁，及时更换会阴护垫。观察体温变化及阴道排出物的量、色、质、味，及时发现感染征象。遵医嘱正确使用抗生素。

2.化疗期间注意口腔黏膜的观察。提供高蛋白、高维生素、高热量饮食，少食多餐，提高机体抵抗力。

3.预防感染。保持病室内空气清新,减少家属探视人次,注意患者的个人卫生的护理。

4.定期检测肝功能。应用保肝药物，预防肝功能的损害。

六、出院指导

了解疾病的相关知识以及用药知识，出院后按时复查血 HCG。如出现腹痛、发热、阴道分泌物异常等症状需要及时到医院就诊。增加高热量、高蛋白、易消化食物的摄入。治愈后做好避孕，患者出院后 1 个月复诊。

第十九节　胎盘植入

一、易发人群

好发于有人流手术史，清宫史， 剖宫产史，徒手胎盘剥离史，既往胎盘植入或前置胎盘病史者。

二、临床表现

1.三程延长，或部分胎盘残留，可造成产后出血、感染。

2.人工剥离胎盘时找不到子宫壁与胎盘边缘可分离的界线，多为完全植入性胎盘，如部分性植入胎盘则未植入部分剥离容易，但植入部分无法剥离，强行剥离时感子宫壁随胎盘剥离而移动，且感宫壁变薄，甚至可剥破宫壁。植入胎盘常见于前置胎盘，尤其前置胎盘但无产前出血时应警惕植入胎盘。

3.植入性胎盘是造成子宫内翻的一个高危因素,处理粘连及植入胎盘时将子宫底牵出阴道口外。

4.植入性胎盘残留可成为胎盘息肉,是晚期产后出血原因之一。也有绒毛膜上皮癌之虑。

三、治疗方法

胎盘植入病情比较凶险，子宫切除是治疗胎盘植入的主要方法，但对于那些出血不多、植入面积小、有保留子宫愿望的产妇，保守性治疗也是一项有效的方法。

（一）手术治疗

胎盘植入发病凶险，所以胎盘植入面积大、植入深、发生大出血时应果断的行子宫切除术，本组预后良好，无严重并发症。

（二）保守性手术

胎盘部分植入且出血不多，根据胎盘植入的面积大小、深浅，可用肠线"8"字结扎缝合出血点，结扎双侧子宫动脉，局部热盐水纱布压迫和电灼等措施保守治疗，预后良好。

（三）药物保守治疗

1.MTX 可抑制滋养细胞增生，破坏绒毛，使胎盘组织坏死、脱落、吸收。

2.米非司酮能抑制绒毛增殖，诱发和促进其凋亡发生，抑制绒毛增长，增加绒毛和蜕膜的纤溶活性，促进细胞外基质的水解，有利于剥脱。药物治疗对出血少、无感染、想保留子宫的患者是一项有效措施。

四、术后注意事项

1.去枕平卧 6h 后改半卧位，注意观察子宫收缩及阴道流血情况。

2.避免重体力劳动，保证充足睡眠。

3.定期复查，三个月后复查。

五、预防方法

胎盘植入主要与人工流产、引产、剖宫产、产褥感染、前置胎盘、高龄有关，认识导致胎盘植入的高危因素，避免高龄怀孕、多次人流，严格掌握剖宫产指征；对有高危因素的产妇，尤其是有剖宫产史或合并前置胎盘的孕妇，产前彩超筛查胎盘植入是必要的。

第二十节　葡萄胎

一、定义

葡萄胎是指妊娠后胎盘绒毛滋养细胞增生，间质高度水肿，形成大小不一的水泡，水泡间相连成串，形如葡萄，亦称水泡状胎块。

二、分类

葡萄胎分为两类。

1.完全性葡萄胎　表现为宫腔内充满水泡样组织，没有胎儿及附属物。

2.部分性葡萄胎　部分胎盘绒毛肿胀变性，局部滋养细胞增生，胚胎及胎儿组织可见，但胎儿多死亡，有时可见较孕龄小的活胎或畸胎，极少有足月婴诞生。

三、发生原因

1.营养因素。

2.感染因素。

3.内分泌失调。

4.孕卵缺损。

5.种族因素。

6.原癌基因的过度表达及抑癌基因变异失活。

四、临床表现

1.停经后阴道流血。

2.腹痛。

3.子宫异常增大、变软。

4.妊娠呕吐及妊高症征象。

5.卵巢黄素化囊肿。

6.甲状腺功能亢进现象　。

五、治疗方法

葡萄胎的诊断一经确定后，应即刻予以清除。清除葡萄胎时应注意预防出血过多、子宫穿孔及感染，并应尽可能减少以后恶变的机会。

（一）清除宫腔内容物

刮宫前建立静脉通路，配血备用，并准备好催产素和抢救药品及物品，以防治大出血造成的休克。术后将刮出物送病理检查，并注意挑选较小的及靠近宫壁的葡萄状组织送检以提高阳性检出率。对合并妊娠高血压综合征者做好相应的治疗。

（二）预防性化疗

应对高危患者进行预防性化疗。高危因素有

1.年龄>40岁。

2.葡萄胎排出前 HCG 值异常增高。

3.滋养细胞增生明显或不典型增生。

4.葡萄胎清除后，HCG 不呈进行性下降，而是降至一定水平后即持续不再下降或始终处于高值。

5.出现可疑转移灶者。

6.无条件随访者。预防性化疗一般只用一种药物，但化疗药物用量应同治疗滋养细胞肿瘤的用药量，不可减量，化疗尽可能在清宫前 3 天开始，用 1~2 个疗程。

（三）子宫切除术

年龄超过 40 岁，无生育要求，有恶变倾向，小葡萄，HCG 效价异常增高，可手术切除子宫。

（四）黄素囊肿的处理

葡萄胎清除后，黄素囊肿可自行消退，一般不需处理，如发生扭转，则在 B 超或腹腔镜下穿刺吸液后可自然复位。若扭转时间长，发生血运障碍，卵巢坏死，则需手术治疗。

（五）葡萄胎合并重度妊高征的处理

若葡萄胎合并有重度妊高征，血压达 160/110mmHg，特别是有心力衰竭或子痫时，应先对症处理，控制心衰，镇静、降压、利尿，待病情稳定后再行清宫。但也不宜多等，因为不清除葡萄胎，妊高症也难以控制。

六、预后情况

正常情况下，葡萄胎排空后，血清 hCG 稳定下降，首次下降至正常的平均时间为 9 周，最长不超过 14 周。若葡萄胎排空后 hCG 持续异常要考虑妊娠滋养细胞肿瘤。当出现下列高危因素时要考虑为高危葡萄胎：hCG>100000U/L；子宫明显大于相应的孕周；卵巢黄素化囊肿直径>6 厘米或双侧黄素化囊肿、年龄 40 岁、小葡萄、重复葡萄胎史、妊娠并发症、妊娠剧吐、甲状腺功能亢进等。复发倾向：1 次葡萄胎后，再次葡萄胎的发生风险不足 1/50；2 次葡萄胎后再次葡萄胎的风险为 1/6；3 次葡萄胎后再次葡萄胎风险为 1/2。

七、预防方法

1.葡萄胎于清宫后应每周查血尿 HCG 持续 2 年。随诊应特别注意血尿 HCG 变化，同时还应行妇科检查了解子宫复旧情况，注意患者有无阴道异常流血、咯血及其他转移灶症状。并行盆腔 B 超、胸部 X 线片或 CT 检查。葡萄胎恶变大多发生于 1 年之内，但也有长达 10 余年者，故随诊年限应坚持 10~15 年以上保持良好的心境与情绪，提高抗病能力。

2.避免重体力劳动，适当活动。患者出院后可根据自己的体质进行一些肢体活动，如散步、慢跑、打太极拳等，并做一些力所能及的家务活，以不觉劳累为宜，并保证充足的睡眠。

3.一个月内禁同房、禁盆浴。葡萄胎刮宫术后鼓励正常的性生活，同时要求认真做好避孕，坚持避孕 2 年，以免再次妊娠与恶变鉴别困难。避孕方法宜选用阴茎套及阴道隔膜。

4.所有葡萄胎患者皆应定期随诊，最好长期与医院取得联系，更重要是在 2 年内定期复查，目的在于早期发现恶变，但有时也可能有残存的水泡状胎块，复查时除询问月经是否正常外还应注意有无上述症状。检查时应注意子宫是否复旧良好，阴道外阴有无紫蓝色结节，胸透（最好胸部拍片）有阴影存在。

第二十一节　前庭大腺囊肿（巴氏腺囊肿）

一、定义

前庭大腺囊肿是因各种原因（慢性炎症、先天性腺管狭窄、损伤等）导致前庭大腺管开口部阻塞，分泌物积聚于腺腔而形成。

二、病因

引起前庭大腺管阻塞的原因有

1.前庭大腺脓肿消退后，腺管口粘连闭塞，分泌物不能排出，脓液吸收后由黏液分泌物所代替。

2.先天性腺管狭窄或腺腔内黏液浓稠分泌物排出不畅，导致囊肿形成，前庭大腺囊肿继发感染，形成脓肿并反复发作。

3.前庭大腺管损伤，如分娩时会阴与阴道裂伤后瘢痕阻塞腺管口，或会阴侧切损伤腺管。

三、临床表现

前庭大腺多由小逐渐增大，囊肿多为单侧，也可为双侧。若囊肿小且无感染，病人无自觉症状，往往于妇科检查时被发现。若囊肿大，可有外阴坠胀感或性交不适，检查见囊肿多呈椭圆形，大小不等，位于外阴部后下方，面向大阴唇外侧突起。

四、处理原则

行前庭大腺囊肿造口术，造口术方法简单，损伤小。术后还能保留腺体功能。手术方法还可采用二氧化碳激光或微波行囊肿造口术。

五、注意事项

1.急性期病人应卧床休息，保持局部清洁，由前庭大腺开口处取分泌物行细菌培养和过敏试验，按医嘱给予抗生素及止痛剂，也可选用蒲公英，金银花、连翘等热敷或坐浴。

2.囊肿切开术后，局部放置引流条，引流条每日更换；外阴用消毒液常规擦洗，伤口愈合后，可改用坐浴。

六、出院指导

1.保持外阴清洁，每天用温开水清洗。

2.勤换洗内裤，并放于阳光下暴晒，穿宽松衣物。

3.禁食刺激性食物如辣椒、海鲜等。

第二十二节　慢性宫颈炎

一、病因

正常情况下，宫颈具有多种防御功能，是阻止病原菌进入上生殖道的重要防线。因宫颈容易受分娩、流产、性交或手术操作损伤，同时，宫颈管的单层柱状上皮抗感染的能力较差，容易发生感染。病原体主要为性传播疾病病原体和内源性病原体。

二、临床表现

部分病人无症状，有症状者主要表现为阴道分泌物增多，分泌物的性状依病原体的种类，炎症的程度而不同。可呈乳白色粘液状或呈淡黄色脓性或血性白带，阴道分泌物刺激可引起外阴瘙痒及灼热感。有时也可出现经间期出血、性交后出血等症状，若合并尿路感染，可出现尿急、尿频、尿痛等症状。

三、处理原则

排除早期宫颈癌后，针对病原体及时采用足量抗生素治疗。宫颈管的柱状上皮抵抗力低，病原体易侵入，发生炎症。主要采取各种治疗方法破坏柱状上皮和化生上皮，使宫颈阴道全部为新生的鳞状上皮覆盖，以减少异常化生及感染的机会。目前，物理治疗是临床最常用的有效治疗方法。

四、物理治疗的注意事项

其原理是将宫颈糜烂面的单层柱状上皮破坏，结痂脱落后，新的鳞状上皮覆盖创面。为期3~4周。病变较深者，需6~8周。宫颈恢复光滑外观。接受物理治疗的病人应注意。

1.治疗前应常规做宫颈刮片行细胞学检查。

2.有急性生殖道炎症者列为禁忌。

3.治疗时间选择在月经干净后3~7天内进行。

4.术后保持外阴清洁。在创面尚未愈合期间禁盆浴、三个月禁性交和阴道冲洗。20天内最好不要骑自行车和电动车。

五、出院指导

1.病人出院后均有阴道分泌物增多，在宫颈创面痂皮脱落前，阴道有大量黄水流出。在术后 1～2 周脱痂时可有少量血水或少许流血。如出血量多者需紧急处理，局部用止血粉或压迫止血，必要时加用抗生素。

2.一般于两次月经干净后 3～7 天复查，了解愈合面情况。

第二十三节　小阴唇粘连

一、定义

小阴唇粘连是指两侧小阴唇相互粘连，遮盖尿道口与阴道口，仅在小阴唇上端留一小孔排出尿液。

二、病因分析

小阴唇粘连部分属于外阴发育不良等原因导致的，也有可能是由于感染引起的。一般小阴唇粘连如果不及时治疗的话，会引起粘连加重，影响外阴以及阴道的发育，对今后成人等会有一定影响。

三、处理原则

一经确诊尽快行小阴唇粘连分离术。

四、术后的注意事项

1.保持外阴清洁，每天更换清洗内裤，并放于阳光下暴晒。

2.穿宽松衣物，以免引起对外阴的刺激。

3.禁食辣椒、生冷等刺激性食物。

4.每日温水坐浴后，局部涂雌激素软膏，连用 5～7 天，直至小阴唇创面愈合。保持大便通畅。

5.避免剧烈活动，保证充足睡眠。

6.定期复查，三个月后复查。

第二章　产科健康教育

第一节　产科入院须知

您好，感谢您的信任，在您生育宝宝时选择泰安市妇幼保健院产科，我是您的责任护士（　　　），您的主管大夫是（　　　），我们将负责您在住院期间的治疗及护理。我们的科主任是（　）主任，护士长是（　）护士长，如果您在治疗过程中有什么意见或建议，请联系我们。

整体环境介绍：

这是护士站，隔壁为治疗室，为保障无菌操作，请不要随意进入。护士站后方为医生办公室，左手第一间为检查室（检查、换药、拆线、术前准备场所）。沿走廊直行右拐为公共洗手间。标本放置处在治疗室隔壁，标本采集后请放于该处。开水间在护士站右边第四间，水卡悬挂在水炉旁，遥控器在护士站，使用后及时放回，以便他人使用。医院餐厅在 F 楼 1 楼。

医院制度介绍：

住院期间请不要私自离开病房。医院是公共场合，贵重物品请妥善保管，不要轻易借给陌生人钱物。原则上病房留一名陪人，术及产后病人可酌情增加一人。为保证科室安全，科室实行门禁管理：上午 7：50~10：00，下午 13:30~16:00，晚 22:00 后关闭科室大门。请您不要大声喧哗，夜间休息时请关闭电视，以免影响他人休息。病房内严禁使用电器，病房为无烟病房，请不要在病房内吸烟、喝酒，抽烟可到医院专门抽烟区。天气寒冷时，请不要使用热水袋以免烫伤。

室内设施介绍：

病床为可摇床，根据需要，可将床尾的摇杆顺时针摇起。每张床之间有床幔，可以根据您的情况使用。

每张床还配有餐桌和床头桌，床头桌上物品摆放整齐，桌左下角放暖瓶，毛巾挂于床头桌一侧，其他物品可放于床头柜或橱子里，鞋子放于鞋架上。洗漱用品需自备。床头有呼叫器，有需要可以随时按铃，用后按取消键即可。陪护椅晚上展开可以躺卧，白天收起放于床尾。洗手间地面湿滑，应防止摔伤，纸巾勿放入马桶内，防止堵塞。

产科入院需要携带的证件及物品：

1.证件及病例资料

（1）夫妻双方的身份证原件。

（2）生育证（计划内生育无生育证者，须出具当地计生部门的证明）。

（3）生育保险者，须提供泰安市医保备案表（分娩后由医师填写后交至医保处备案）。

（4）孕期所有的检查结果（B超单、化验单、心电图单等）。

2.物品

（1）产妇衣着用品：自备几套干净睡衣、内裤、睡裤、毛巾，根据季节备帽子及外套。

（2）产妇洗漱及卫生用品：暖瓶、牙膏、牙刷、毛巾、脸盆、洗手液、吸管杯子、卫生纸、防滑拖鞋、产妇护理垫（大号）、卫生巾等。

（3）新生儿用品：新生儿小衣服、包被（根据季节准备）各几套、纸尿裤、湿巾、润肤油、大浴巾等。尿布禁止带入病房。

（4）被子：根据季节可携带陪人被子一床（仅限一床）。

谢谢您的理解与配合，祝您早日康复！

产一科电话：6626562（护士站）　6620350（医生办公室）

产二科电话：6626693（护士站）　6626563（医生办公室）

产三科电话：6620719（护士站）　6620728（医生办公室）

第二节　分娩前的健康宣教

一、待产期间注意事项

1.保持心情舒畅及乐观的态度，安定情绪，树立信心，消除恐惧、焦虑心理。利于顺利分娩及康复。

2.保持病室清洁安静，有利于充足的睡眠和休息。

3.住院后不能随意外出，以确保母婴安全。

4.进食高营养、易消化的食物，多吃蔬菜水果，保证能量供应，预防便秘。

5.数胎动的方法：早、中、晚饭后各自测胎动1小时，正常胎动3~5次/小时。计数方法：静卧于病床上，精力集中，从胎儿开始活动至结束为1次。

6.左侧卧位可以解除子宫对下腔静脉的压迫，促进血液循环，预防仰卧位低血压综合征。

7.住院期间定期测体重，以便及时发现病情变化，间接了解胎儿的生长发育情况。

8.出现下列症状及时通知医生：①下腹部坠痛；②阴道流血、流液；③胎动异常。

二、 自然分娩的健康宣教

1.规律宫缩　宫缩间隔 5～6 分钟，持续 30 秒，间隔时间越来越短，子宫一阵阵发硬，并感到疼痛或腰酸，这时需要通知护士，经医生检查宫口，宫口开大 2cm，需送产房待产室。

2.破水　突然阴道有较多的液体流出，带点腥味，不能自己控制，这是破水，需要立即通知大夫或者护士，并保持头低脚高平卧位，因为羊水流出可能脐带会随之脱出，导致宝宝缺氧。

3.阴道流血　无论什么时间，准妈妈如果出现阴道流血，一定通知医生或护士，千万不要自行处理。

4.心理护理　做好孕产妇的心理护理，消除其恐惧，焦虑心理，树立其自然分娩的信心。

5.饮食　可进食高营养，易消化食物。

6.物品　入产房待产室需要携带宝宝用品（纸尿裤及润肤油）及妈妈用物（成人护理垫，带吸管口杯）。

三、 自然分娩的好处

1.自然分娩出血少、损伤低、恢复快。

2.分娩过程中子宫收缩，让胎儿肺部得到锻炼，让肺部表面活性物质增加，肺泡易于扩张，出生后发生呼吸系统疾病减少。

3.子宫的收缩及产道的挤压，使胎儿呼吸道内的羊水和粘液排挤出来，使新生儿窒息及新生儿肺炎发生率大大减少。

4.经过产道时，胎儿头部受到挤压、头部充血、可提高脑部呼吸中枢的兴奋性，有利于新生儿迅速建立正常呼吸。

5.有利于子宫的早日复原。

6.免疫球蛋白 IgG 在自然分娩过程中由母体传给胎儿，自然分娩的新生儿具有更强的抵抗力。

7.乳汁分泌更丰富，更有助于完成婴儿母乳喂养。

第三节　分娩后的健康宣教

一、 产后第一天

1.三早　早接触，早吸吮，早开奶。

2.纯母乳　0～6 月不添加任何食物、水、乳制品，母乳喂养可喂至 2 岁。

3.母乳喂养的好处

（1）对孩子的好处：营养丰富，适合婴儿的消化吸收，含有多种免疫物质，增强婴儿的抵抗力；

（2）对妈妈的好处：促进子宫收缩，减少产后出血和贫血，帮助妈妈恢复体形，减少乳腺癌和卵巢癌发病的几率；

（3）对家庭的好处：经济、实惠、方便，增加母子感情。

4.母婴同室　婴儿和妈妈24小时在一起，分离不超过1小时。

母婴同室的好处：

（1）促进乳汁的分泌，保持有足够的母乳。

（2）增加母子感情。

（3）有利于早吸吮和按需哺乳。

（4）有利于妈妈护理宝宝，并学会护理新生儿的方法。

（5）为出院后坚持母乳喂养创造条件。

5.按需哺乳　按小儿需要哺乳，不规定时间和次数（婴儿饥饿时或母亲感到乳房胀满时即哺乳）

6.哺乳姿势

①坐式。②卧式。③交叉式。④环抱式。

四个要点：①母亲紧抱婴儿贴近自己。②婴儿头与身体呈一条直线。③婴儿面向乳部，鼻尖对着乳头。④托住婴儿的头颈部和臀部。

7.婴儿正确的含接姿势　先用乳头刺激婴儿口周围，待婴儿嘴张大时，将乳头和大部分乳晕放入婴儿口中。乳头皲裂的话喂完奶后挤出乳汁涂在皲裂的乳头上，有利于伤口愈合。

8.产后饮食　顺产：除了辛辣刺激性食物不能吃，其他均可，各种时令蔬菜水果都可以吃，蔬菜如土豆、茄子、豆角、白菜等；水果如苹果、香蕉、山楂等；产后3天内禁食鱼汤、鸡汤、骨头汤等下奶汤类，如果3天后奶水不足，可多用些汤类食物，利于下奶。剖宫产：未排气之可进食流质饮食，排气之后同顺产。

9.新生儿洗澡　洗澡前1小时禁止喂奶，带浴巾、纸尿裤、衣服、包被等。

10.早下床活动，早解小便　早下床活动可以促进肠蠕动恢复，早排气，防止下肢静脉血栓。

11.腕带的重要性　身份的象征，检查操作时核对。

12.母乳分离时保持泌乳的方法　分娩后6小时内开始挤奶，每3小时挤奶一次，每次20～30分钟，每天不少于8次，夜间坚持挤奶。方法见产后第二天第三条。

二、产后第二天

1.乳房肿胀的原因　生后最初几天未按需哺乳，喂奶姿势不正确。

2.如何保证充足的乳汁？

①早吸吮；②母婴同室；③按需哺乳吸空一侧再吸另一侧；④夜间坚持哺乳；⑤相信自己的奶水是足够的；⑥保持充足的睡眠休息，吃营养丰富的食物，多进食汤水类食物；⑦开奶前不喂奶粉，不用奶瓶和人工奶头。

3.挤奶的姿势和手法　母亲向前倾，用手托起乳房，将大拇指和食指放在距乳头根部2cm 左右，其他手指自然放在胸壁上，向胸壁方向挤压，手指固定不要在皮肤上移动，沿乳头依次挤空所有的乳窦，挤压时间为 10 ~ 20 分钟，不超过 30 分钟。

4.黄疸　生理性：新生儿一般出生后 2 ~ 3 天出现黄疸，4 ~ 6 天达到高峰，10 ~ 14 天可消退。早产儿可延至 3 ~ 4 周消退。病理性：出现比较早，于 24 小时内出现。

5.恶露　正常恶露有血腥味，但无臭味，持续 4 ~ 6 周，总量约 250ml ~ 500ml，个体差异较大。恶露颜色越来越淡，量越来越少。

6.生理性体重下降　新生儿出生后一周以内体重会下降，属于正常的生理现象。

7.大小便的观察及处理　24 小时内排便，由胎便到黄色的大便，48 小时内排尿；24 小时尿不湿 6 次及 6 次以上，经常有软的大便。

三、产后第三天

1.母乳的储存

（1）新鲜母乳：室温≤26℃，保存 6 ~ 8 小时。

（2）冷藏母乳：冷藏≤4℃，保存 24 小时。

（3）冷冻母乳：冷冻 ~ 18℃，保存 3 ~ 6 个月，冷冻室不能放其他物品。解冻后可保存 24 小时，取出快速加温至 38 ~ 39℃，不可重复加热。

2.避孕　产后 42 天内禁止性生活，以后即使月经未来潮，也要注意避孕，采用工具避孕，不要服用避孕药。

3.疫苗接种　一个月后回居住地接种。

4.会阴护理　出院后用温水清洗会阴，及时更换护理垫和内裤。

5.出生证明　夫妻双方身份证原件，准生证和结账发票到 C 楼一楼出生证明办理处办理。

6.复查　产妇：42 天到 A 楼 2 楼产后门诊查体。宝宝：42 天到 F 楼一楼儿保科健康查体，门诊 2 楼 B 超室髋关节筛查，听力复查在三楼听筛办公室。

7.24 小时母乳热线电话　6621055

第四节 剖宫产术前术后的健康宣教

一、剖宫产术前

1.饮食 术前一晚宜进易消化饮食，术前 6 小时禁食，术前 4 小时禁水。

2.皮肤准备及尿管准备 术前保持皮肤清洁。手术当天由护士为您刮去腹部和会阴部的毛发，并进行导尿术。

3.自身准备 去手术室前请不要穿内衣内裤，换上干净的病号服，衣服反穿，必须去掉发夹、金属饰品、活动假牙、假发、隐形眼镜等，去手术室时请携带成人护理垫一片、润肤油一瓶、纸尿裤一片。

4.做好心理护理 嘱孕妇放松心情，不要紧张，有条件的前提下，可以听轻音乐等办法。

二、剖宫产术后

1.饮食 剖宫产后禁食禁水 6 个小时，6 小时后可以饮水，术后第一天吃流食，如米汤，鸡蛋汤，术后第二天半流食，如烂面条，粥等。术后第三天如果排气后可以恢复正常饮食。未排气前不要吃一些易产气的食物，如牛奶，豆汁，萝卜汤水等。产后还可以喝一些用橙皮泡的水，以促进肠蠕动，早排气。但要避免辛辣刺激，生冷饮食注意补充蛋白质，各种维生素和微量元素。

2.母乳喂养 学习如何做好母乳喂养，配合护士的指导，早期让宝宝吸吮妈妈的乳头。

3.卧位 术后平卧 6 小时，若觉得恶心呕吐，可将头转向一侧，6 小时后协助产妇翻身，可垫枕头，或将床头摇高。保持愉快的心态，保证充足的睡眠，休息能较快的促进产后体力恢复，利于增进食欲及乳汁分泌。

4.产妇要多翻身 及早下床活动以促进肠蠕动，有利于恶露排出，早排气。第一次下地时需要有人搀扶，以防头晕，有不适及时通知医护人员。

5.导尿管 术后一般保留导尿管 1~2 天，翻身时注意不要压住导管，导管拔出后多饮水，4 小时内尽快解小便。

6.卫生 勤换卫生巾和成人护理垫，要有良好的卫生习惯防止产褥期感染。

7.产褥汗 产妇汗腺功能活跃，排出大量汗液，以夜间睡眠和初醒时更明显，称之为产褥汗，是正常的生理现象。所以产后要勤换衣服，洗澡，保持身体干净，预防感冒。

8.奶胀 妈妈产后奶胀主要是因为乳房没有及时排空所致。所以宝宝出生后要及早地给宝宝母乳喂养，并做到按需哺乳，即妈妈奶胀或宝宝饿了就给其喂哺。每次母乳喂养时要先排空一侧乳房，再排空另一侧，若乳汁不能完全被宝宝吃完，则需将剩余的乳汁挤出。

9.乳头皲裂　主要是由于产妇的哺乳姿势不正确所致。所以哺乳时应尽量让婴儿吸吮住大部分乳晕。若已发生乳头皲裂，哺乳时应先哺乳好的一侧乳房，再哺乳有问题的一侧，哺乳后将乳汁挤出涂在乳头上，可以促进伤口愈合。若乳头皲裂严重，则应停止哺乳，及时将乳汁挤出，预防奶胀。

10.子宫收缩痛（小腹疼痛）　子宫缩复引起，经产妇明显，3到4天自行消失。

11.恶露情况　正常恶露，产后三天内为红色，量较多，含有较多血液，血块及坏死的蜕膜，以后逐渐变为浅红色，产后2周变为黄白色，一般3到4周恶露干净。总之恶露量逐渐减少，颜色由红变浅，气味由腥到无。

第五节　正常分娩

一、定义

妊娠满28周以后，胎儿及其附属物由母体全部娩出的过程称为分娩。可分为三个产程：

1.第一产程　又称宫颈扩张期。指临产开始直至宫口晚期扩张即开全为止。初产妇需11～12小时；经产妇需6～8小时。

2.第二产程　又称胎儿娩出期。从宫口开全到胎儿娩出的全过程。初产妇需1～2小时，不应超过2小时；经产妇通常数分钟即可完成，也有长达1小时者，但不应超过1小时。

3.第三产程　又称胎盘娩出期。从胎儿娩出后到胎盘胎膜娩出，即胎盘剥离和娩出的全过程，需5～15分钟，不应超过30分钟。

二、临床表现

（一）第一产程临床表现

1.规律宫缩　开始时宫缩持续时间较短（约30秒）且弱，间歇期较长（5～6分钟）。随产程进展，持续时间渐长（50～60秒）且强度增加，间歇期渐短（2～3分钟）。当宫口近开全时，宫缩持续时间可达1分钟或更长，间歇期仅1～2分钟。

2.宫口扩张　当宫缩渐频并增强时，宫颈管逐渐缩短直至消失，宫口逐渐扩张。

3.胎头下降　胎头下降程度是决定胎儿能否经阴道分娩的重要观察指标。

4.胎膜破裂　简称破膜，胎儿先露部衔接后，将羊水阻断为前后两部，在胎先露前面的羊水，称为前羊水，约100ml，形成的前羊膜囊称为胎胞，宫缩时胎胞楔入宫颈管内，有助于扩张宫口。当羊膜腔内压力增加到一定程度时，胎膜自然破裂。正常破膜多发生在宫口近开全时。

（二）第二产程临床表现

胎膜大多自然破裂。若仍未破膜，且影响胎头下降，应行人工破膜。破膜后，宫缩常暂时停止，产妇略感舒适，随后重现宫缩且较前增强，每次持续1分钟或更长，间歇1~2分钟。当胎头降至骨盆出口压迫骨盆底组织时，产妇有排便感，不由自主的向下屏气。随产程进展，会阴体渐膨隆和变薄，肛门括约肌松弛。宫缩时胎头露出于阴道口，露出部分不断增大，宫缩间歇时，胎头又缩回阴道内，称为胎头拨露。当胎头双顶径越过骨盆出口，宫缩间歇时胎头不再回缩，称为胎头着冠。此时会阴极度扩张，产程继续进展，胎头的枕骨于耻骨弓下露出，出现仰身动作，胎儿额、鼻、口、颏部相继娩出。胎头娩出后，接着出现胎头复位及外旋转，随后前肩和后肩也相继娩出，胎体很快顺利娩出，后羊水随之涌出。经产妇的第二产程短，有时仅需几次宫缩即可完成上述动作。

（三）第三产程临床表现

胎儿娩出后，宫底降至脐平，产妇略感轻松，宫缩暂停数分钟后再次出现。由于宫腔容积突然明显缩小，胎盘不能相应缩小与子宫壁发生错位而剥离，剥离面出血形成胎盘后血肿。子宫继续收缩，剥离面积继续扩大，直至胎盘完全剥离而娩出。

三、护理措施

（一）第一产程护理措施

1.心理护理 助产人员应安稳产妇，耐心讲解分娩是正常的生理过程，增强产妇对自然分娩的信息。及时提供产程过程中发生的相关信息，帮助其采取相应的应当措施，促使产妇在产程过程中密切配合助产人员，以便能顺利分娩。

2.观察生命体征 每隔4~6小时，测量血压1次。

3.观察产程进展

（1）胎心监测：潜伏期于宫缩间歇时每隔1~2小时听胎心1次。进入活跃期后，宫缩频时应每15~30分钟听胎心1次.如胎心率超过160次/分或低于120次/分或不规律，提示胎儿窘迫，立即给产妇吸氧并通知医师。

（2）子宫收缩：潜伏期应每隔1~2小时观察1次，活跃期应每15~30分钟观察一次，一般需连续观察至少3次收缩。如子宫收缩不规律、间歇时间、持续时间和强度异常立即通知医师，并给予处理。

（3）胎膜破裂及羊水观察：胎膜多在宫口近开全时自然破裂，前羊水流出。一旦胎膜破裂，应立即听胎心，观察羊水颜色、性状和流出量，并记录破膜时间。破膜超过12小时者应遵医嘱给予抗生素预防感染。

4.促进舒适

（1）补充液体和热量：鼓励产妇在宫缩间歇期少量多次进食高热量、易消化、清淡食物，注意摄入足够的水分，必要时可静脉补液支持，以保证产程中保持精力和体力的充沛。

（2）活动与休息：若宫缩不强且未破膜，鼓励产妇于宫缩间歇期在室内走动，有助于加速产程进展。若初产妇宫口近开全或经产妇宫口已扩张 4cm 时，应卧床取左侧卧位。

（3）排尿及排便：鼓励产妇每 2～4 小时排尿 1 次，以免膀胱充盈影响宫缩及胎先露下降。排尿困难者，必要时给予导尿。

（4）减轻疼痛：鼓励产妇描述对疼痛的感受，帮助其采取有效的措施来缓解疼痛，如指导产妇深呼吸等。宫缩间歇期指导产妇放松休息，恢复体力。必要时遵医嘱配合应用镇静剂、麻醉剂。

（二）第二产程护理措施

1.心理支持　助产士应陪伴在旁，及时提供产程进展信息，给予安慰、支持和鼓励，缓解其紧张和恐惧，同时协助其饮水、擦汗等生活护理。

2.观察产程进展　密切监测胎心，仔细观察胎儿有无急性缺氧情况，勤听胎心，最好用胎心监护仪监测胎心率及其基线变异。

3.指导产妇屏气　产妇双足蹬在产床上，两手握住产床上的把手，宫缩时深吸气屏住，然后如解大便样向下用力屏气以增加腹压。宫缩间歇时，产妇全身肌肉放松休息。

（三）第三产程护理措施

1.协助胎盘娩出　接产者切忌在胎盘尚未完全剥离时用手按揉、下压宫底或牵拉脐带，以免引起胎盘部分剥离而出血或拉断脐带，甚至造成子宫内翻。

2.检查胎盘、胎膜　将胎盘铺平，先检查胎盘母体面胎盘小叶有无缺损。然后将胎盘提起，检查胎膜是否完整，再检查胎盘胎儿面边缘有无血管断裂，及时发现副胎盘。

3.检查软产道　胎盘娩出后，应仔细检查会阴、小阴唇内侧、尿道口周围、阴道及宫颈有无裂伤。若有裂伤，应立即缝合。

4.预防产后出血　胎肩娩出后，遵医嘱应用缩宫素 10U 预防产后出血。

5.产后观察　产后应在产房观察 2 小时，重点观察血压、脉搏、子宫收缩情况、宫底高度、阴道出血量，是否膀胱充盈，会阴及阴道有无血肿等，发现异常及时处理。

6.情感支持　帮助产妇接受新生儿，协助产妇和新生儿进行皮肤接触和早吸吮，建立母子情感。

第六节　产妇及新生儿出院指导

一、新生儿

1.环境　室内应干净整洁，每日通风 2～3 次，避免对流风直吹婴儿。保持房间安静，室温 22～24℃，湿度 55% 到 65%。

2.体温 体温监测每日测体温至少 2 次，维持体温 36 到 37℃之间。若体温持续过高，超过 38℃，应及时到医院就诊。

3.脐部护理

（1）宝宝脐部清洁干燥，洗澡后及时擦干宝宝脐部。

（2）棉签蘸消毒剂，用手轻轻提起丝线暴露脐部，围绕脐部根部，按顺时针方向由内向外轻轻擦拭分泌物。出现结痂时，应将痂下分泌物清理干净。

（3）禁用纱布盖，更不要用塑料布，胶布覆盖。尿布也不要遮盖脐部，以防尿湿后污染脐部。

（4）妈妈平时要注意观察宝宝的脐部情况，一旦发现脐部发红，发臭，有脓性分泌物，应去医院及时处理。

（5）正常情况下，脐带一般 7~14 天自然脱落，若一个月未脱落者应到医院就诊。

（6）宝宝脐带脱落后，脐带根部会有少许渗液，可用消毒液轻擦脐部，每日一次直到脐部干燥无渗液为止。

4.黄疸 妈妈要注意观察，如果宝宝黄疸的时间超过 10 天仍不消退，要及时去医院进一步检查，以辨别疾病引起的病理性黄疸。

5.疫苗接种 妈妈要按照预防接种本的说明及时去当地防疫部门，给宝宝接种疫苗。接种卡介苗一个月后接种处可出现一个不超过黄豆大小的小结节，表面略红，中央可逐渐形成一个小脓疮，并可自行破溃，不需要任何消毒剂，再经过 2 到 3 周，破溃结痂后自行脱落，留下一个稍凹陷的小疤痕，这段时间，左腋下淋巴结可以稍增大至黄豆大小，会逐渐消退，不影响宝宝健康，可以照常洗澡，进食。

6.洗澡 夏季每日给婴儿洗澡，冬天有条件者可 3 到 4 日洗澡一次（室温 26 到 28 度），洗澡时间不宜过长，水温在 38～42 度，避免宝宝感冒。

7.皮肤护理 保持皮肤清洁干燥，特别是皮肤褶皱及臀部，及时更换尿布，大小便后用温水洗净或湿巾擦净臀部，避免因大小便刺激引起臀红或尿布性皮炎。

8.预防感染 护理婴儿前用流动水认真洗手，哺乳前应用毛巾将乳房擦干净，婴儿所用物品应保持清洁，若需人工喂养，婴儿的奶具要用开水煮沸消毒，以免引起婴儿腹泻或鹅口疮。应尽量减少亲戚朋友的来访，避免将外界细菌带给婴儿。家人患传染性疾病史应与婴儿隔离。

9.喂养 有些新生儿易溢奶，每次喂奶后将新生儿竖起，然后轻叩新生儿背部，以排出胃内的空气。一旦发生溢奶，应立即将新生儿侧卧，清除口腔内的奶水，不要将新生儿抱起，以免溢出的奶水流入气管，引起呛咳，重者可能引起窒息；平时要将新生儿睡在妈妈的视线范围内，防止溢奶时不被发现而引起严重后果。

10.婴儿抚触 抚触时间应在两次进食中间，或喂奶一小时后，午睡或晚上就寝前，婴儿清醒，不疲劳，不饥饿，不哭闹时进行。抚触前要洗净双手，不是用指甲油，不戴首饰。保持室温28℃，双手涂婴儿润肤油，抚触婴儿皮肤力度要合适，不能太轻或太重。

11.有时新生儿啼哭不休，也不吃奶　这时妈妈首先要看新生儿是否有大小便，如有大小便及时更换并清洗，其次检查新生儿所穿衣服的松紧是否合适，有无系带过紧，或缠绕在新生儿的某个部位，再看看新生儿是否过冷或过热。总之，新生儿当有不适时才可能出现啼哭不休的症状，如上述方法均无效，则有可能是生病了，需及时去医院就诊。

12.有些新生儿睡眠时间很短，一会就要吃　这可能是新生儿一次没吃饱；新生儿吃奶时比较用力，中途会将乳头含在嘴里休息一会，这时有些妈妈以为孩子已吃饱了，其实新生儿吃奶一般需要半小时左右，如中途休息时间过长，可轻揉新生儿耳垂，如吃饱了，这时新生儿就不再吃了。

二、产妇

1.恶露　妈妈要注意恶露的情况，正常恶露有血腥味，但无臭味，一般持续4~6周，总量可达250~500ml。正常产后恶露颜色由红色逐渐变浅，量由多变少，产后最初3日为红色，4~14日为淡红色，14日以后为白色，如果出院后恶露突然变为鲜红色，量多，必须及时来医院就诊。

2.会阴护理　每晚用温开水清洗会阴部，及时更换护理垫及内裤。

3.营养　产后妈妈要注意营养，因为泌乳所需要的大量能量及新生儿生长发育需要的营养物质是通过妈妈的饮食摄入来保证的。产妇营养供给原则：

（1）热量：每日应多摄取2100kJ，但总量不要超过8370~9620kJ/d；

（2）蛋白质：每日增加蛋白质20g；

（3）脂肪：控制食物中总的脂肪摄入量，保持脂肪提供的热量不超过总热量的25%，每日胆固醇的摄入量应低于300mg；

（4）无机盐类：补充足够的钙、铁、硒、碘等必需的无机盐；

（5）饮食中应有足够的蔬菜、水果及谷类；

（6）锻炼：产妇营养过剩可造成产后肥胖，配合适当的锻炼以维持合理的体重。

4.褥汗

（1）产后大量出汗与妊娠内储水有关，应保持皮肤清洁干燥，适当活动。

（2）每日通风2~3次，保持室内空气新鲜，保持室温18~22℃左右。炎热夏天可通过空调调节室温，不要直吹。

5.防止乳腺炎

（1）哺乳后仍感觉乳房胀痛，热敷后按摩，再挤出乳汁，保持乳腺管通畅。

（2）哺乳后挤一滴奶涂于乳头上，可以保护乳头防止皲裂。

（3）患有乳腺炎，在应用抗生素时应坚持继续哺乳。应先吸吮患侧乳房，或将患侧乳汁挤出，健侧继续哺乳，不可断奶。体温超过39℃应及时就诊。

6.坚持母乳喂养

（1）产后2周或40余天，可出现暂时性乳汁不足，应坚持喂养，增加饮食及汤水，并频繁让孩子吸吮，经过几天调整后乳汁会越来越多，一旦在此时误认为乳汁不足而添加奶粉乳汁则会越来越少。

（2）母婴分离时，可每1到2小时，将乳汁挤入清洁杯中加盖放入4℃的冰箱冷藏可保留24小时，放入冷藏室可保留3个月。喂养时用温水复温。

（3）母乳充足的标志：每天体重增加18到30克，每周增加125到210克，满月增加0.5到1公斤，婴儿眼睛明亮，反应灵敏，皮肤弹性好。

7.避孕　产后42天内禁止性生活，以后即使月经未来潮，也要注意避孕，最好采用工具避孕，如避孕套，阴道膜，不要服用避孕药。产后三个月可以放环

第七节　早产

一、定义

早产指妊娠满28周至不足37周（196～258日）间分娩者。

二、临床表现

早产的主要临床表现是子宫收缩，最初为不规则宫缩，常伴有少许阴道流血或血性分泌物，以后可发展为规律宫缩，其过程与足月临产相似，胎膜早破较足月临产多。宫颈管先逐渐消退，然后扩张。

三、治疗

治疗原则：若胎膜完整，在母胎情况允许下尽量保胎至34周。

1.卧床休息　宫缩较频繁但宫颈无改变，阴道分泌物fFN阴性，不必卧床和住院，只需要适当减少活动量和避免长时间站立即可；宫颈已有改变的先兆早产者，需住院并相对卧床休息；已早产临产，应绝对卧床休息。

2.促胎肺成熟治疗　妊娠<34周，1周内有可能分娩的孕妇，应使用糖皮质激素促胎儿肺成熟。

3.抑制宫缩治疗　先兆早产患者,通过适当控制宫缩,能明显延长孕周,早产临产者,宫缩抑制剂虽不能阻止早产分娩，但可能延长孕龄3~7日，为促肺成熟治疗和宫内运转赢得时机。

4.控制感染　感染是早产的重要原因之一，应对未足月胎膜早破、先兆早产和早产临

产孕妇做阴道分泌物细菌学检查，尤其是 B 族链球菌的培养。对未足月胎膜早破者，必须预防性使用抗生素。

5.终止早产的指征

（1）宫缩进行性增强，经过治疗无法控制者；

（2）有宫内感染者；

（3）衡量母胎利弊，继续妊娠对母胎的危害大于胎肺成熟对胎儿的好处；

（4）孕周已达 34 周，如无母胎并发症，应停用抗早产药，顺其自然，不必干预，只需密切监测胎儿情况即可。

四、护理措施

1.预防早产　孕妇良好的身心状况可减少早产的发生，突然的精神创伤亦可诱发早产，因此，应做好孕期保健工作、指导孕妇加强营养，保持平静的心情。避免诱发宫缩的活动，如抬举重物、性生活等。高危孕妇必须多卧床休息，以左侧卧位为宜，以增加子宫血液循环，改善胎儿供氧，慎做肛查和阴道检查等，积极治疗合并症，宫颈内口松弛者应于孕 14～18 周或更早些时间作子宫内口缝合术，防止早产的发生。

2.药物治疗的护理　先兆早产的主要治疗为抑制宫缩，与此同时，还要积极控制感染、治疗合并症和并发症。护理人员应能明确具体药物的作用和用法，并能识别药物的副作用，以避免毒性作用的发生，同时，应对病人做相应的健康教育。

常用抑制宫缩的药物有以下几类：

（1）β-肾上腺素受体激动剂：其作用为激动子宫平滑肌 β 受体，从而抑制宫缩。此类药物的副作用为心跳加快、血压下降、血糖增高、血钾降低、恶心、出汗、头痛等。常用药物有：利托君（ritodrine）/沙丁胺醇（salbutamol）等。

（2）硫酸镁：镁离子直接作用于肌细胞，使平滑肌松弛，抑制子宫收缩。常用方法：25%硫酸镁 16ml 加于 5% 葡萄糖液 100ml 中，在 30～60 分钟内静脉滴注完，后以 1～2g/h 的剂量维持，每日总量不超过 30g。用药过程中必须监测镁离子浓度，密切注意呼吸、膝反射及尿量。

（3）钙通道阻滞剂：阻滞钙离子进入肌细胞而抑制宫缩。常用硝苯地平 10mg 舌下含服，每 6～8 小时一次。也可以首次负荷量给予 30mg 口服，根据宫缩情况再以 10～20mg 口服。用药时必须密切注意孕妇心率及血压的变化，对已用硫酸镁者应慎用，以防血压急剧下降。

（4）前列腺素合成酶抑制剂：前列腺素有刺激子宫收缩和软化宫颈的作用，其抑制剂则有减少前列腺素合成的作用，从而抑制宫缩。常用药物有吲哚美辛及阿司匹林等。但此类药物可通过胎盘抑制胎儿前列腺素的合成与释放，使胎儿体内前列腺素减少，而前列腺素有维持胎儿动脉导管开放的作用，缺乏时导管可能过早关闭而导致胎儿血液循环障碍，因此，临床已较少用。必要时仅在孕34周前短期（1周内）选用。

（5）阿托西班：是一种缩宫素的类似物，通过竞争子宫平滑肌细胞膜上的缩宫素受体，抑制由缩宫素所诱发的子宫收缩，其抗早产的效果与利托君相似。

3.预防新生儿合并症的发生 在保胎过程中，应每日行胎心监护，教会病人自数胎动，有异常时及时采取应对措施。对妊娠35周前的早产者，在分娩前按医嘱给孕妇糖皮质激素如地塞米松、倍他米松等，可促胎肺成熟，明显降低新生儿呼吸窘迫综合征的发病率。

4.为分娩做准备 如早产已不可避免，应尽早决定合理分娩的方式，如臀位、横位，估计胎儿成熟度低，而产程又需较长时间者，可选用剖宫产术结束分娩；经阴道分娩者，应考虑使用产钳和会阴切开术以缩短产程，从而减少分娩过程中对胎头的压迫。同时，充分做好早产儿保暖和复苏的准备，临产后慎用镇静剂，避免发生新生儿呼吸抑制的情况；产程中应给孕妇吸氧；新生儿出生后，立即结扎脐带，防止过多母血进入胎儿循环造成循环负荷过重的状况。

5.为孕妇提供心理支持 护士可安排时间与孕妇进行开放式的讨论，让病人了解早产的发生并非她的过错，有时甚至是无缘由的。也要避免为减轻孕妇的负疚感而给予过于乐观的保证。由于早产是出乎意料的，孕妇多没有精神和物质准备，对产程中的孤独感、无助感尤为敏感，因此，丈夫、家人和护士在身旁提供支持较足月分娩更为重要，并能帮助孕妇重建自尊，以良好的心态承担早产儿母亲的角色。

第八节　羊水过多

一、定义

妊娠期间羊水量超过2000ml者。

二、治疗

取决于胎儿有无畸形，孕周大小及孕妇自觉症状的严重程度。

1.羊水过多合并胎儿畸形 应及时终止妊娠。

2.羊水过多合并正常胎儿 应寻找病因，积极治疗糖尿病、妊娠期高血压疾病等母体疾病。母儿血型不合者，必要时可行宫内输血治疗。

三、护理措施

（一）一般护理

向孕妇及其家属介绍羊水过多的原因及注意事项。包括指导孕妇摄取低钠饮食，防止便秘。减少增加腹压的活动以防胎膜早破。

（二）病情观察

观察孕妇的生命体征，定期测量宫高、腹围和体重，判断病情进展，并及时发现并发症。观察胎心、胎动及宫缩，及早发现胎儿宫内窘迫及早产的征象。人工破膜时应密切观察胎心和宫缩，及时发现胎盘早剥和脐带脱垂的征象。产后应密切观察子宫收缩及阴道流血情况，防止产后出血。

（三）配合治疗

腹腔穿刺放羊水时应防止速度过快、量过多，一次放羊水量不超过 1500ml，放羊水后腹部放置沙袋或加腹带包扎以防血压骤降发生休克。腹腔穿刺放羊水注意无菌操作，防止发生感染，同时按医嘱给予抗感染药物。

（四）随访及预防

确诊的病人应定期随访，每 1～2 周 B 超检测羊水情况，每 2 周一次 NST。在多数情况下尚缺乏有效预防羊水过多的措施，但羊水过多又是一种相对常见的产科并发症，所以应该严密监测病程，尽可能及早明确病因，及时处理以减少不良妊娠结局。

第九节　羊水过少

一、定义

妊娠晚期，羊水量少于 300ml 者，称为羊水过少。

二、临床表现

羊水过少的临床表现多不典型。孕妇于胎动时感腹痛，胎盘功能减退时常有胎动减少。检查见宫高腹围较同期孕周小，合并胎儿生长受限更明显，有子宫紧裹胎儿感。子宫敏感，轻微刺激易引发宫缩。临产后阵痛明显，且宫缩多不协调。阴道检查时，发现前羊膜囊不明显，胎膜紧贴胎儿先露部，人工破膜时羊水流出极少。

三、治疗

根据胎儿有无畸形和孕周大小选择治疗方案。

1.羊水过少合并胎儿畸形　确诊胎儿畸形应尽早终止妊娠。可选用 B 型超声引导下经腹羊膜腔穿刺注入依沙吖啶引产。

2.羊水过少合并正常胎儿　寻找与去除病因。增加补液量，改善胎盘功能，抗感染。嘱孕妇自行计数胎动，进行胎儿生物物理评分，B 型超声动态监测羊水量及脐动脉收缩期最高血流速度与舒张期最低血流速度（S/D）的比值，胎儿电子监护，严密监测胎儿宫内情况。

（1）终止妊娠：对妊娠已足月、胎儿可宫外存活者，应及时终止妊娠。合并胎盘功能不良、胎儿窘迫，或破膜时羊水少且胎粪严重污染者，估计短时间不能结束分娩的，应采用剖宫产术终止妊娠，以降低围产儿病死率。对胎儿贮备功能尚好，无明显宫内缺氧，人工破膜羊水清亮者，可以阴道试产。若选择阴道试产，需密切观察产程进展，连续监测胎心变化。

（2）增加羊水量期待治疗：对妊娠未足月，胎肺不成熟者，可行增加羊水量期待治疗，延长妊娠期。可采用羊膜腔灌注液体法，以降低胎心变异减速发生率、羊水粪染率及剖宫产率。与此同时，应选用宫缩抑制剂预防早产。

四、护理措施

（一）一般护理

向孕妇及其家属介绍羊水过少的可能原因。指导孕妇休息时取左侧卧位，改善胎盘血液供应；遵医嘱接受治疗方案；教会孕妇自我检测宫内胎儿情况的方法和技巧，同时积极预防胎膜早破的发生。出生后的胎儿应认真全面评估，识别畸形。

（二）病情观察

观察孕妇的生命体征，定期测量宫高、腹围和体重，判断病情进展。根据胎盘功能测定结果、胎动、胎心监测和宫缩的变化，及时发现并发症。发现羊水过少者，严格 B 超监测羊水量，并注意观察有无胎儿畸形。

（三）配合治疗

发现羊水过少时若妊娠已近足月，应指导孕妇在短期内重复测定羊水量并监测胎心和胎动变化。若合并有过期妊娠、胎儿宫内发育迟缓等需及时终止妊娠者，应遵医嘱做好阴道助产或剖宫产的准备。若羊水过少合并胎膜早破或者产程中发现羊水过少，需遵医嘱进行预防性羊膜腔灌注治疗者，应注意严格无菌操作，放止发生感染，同时按医嘱给予抗感染药物。

第十节　妊娠合并糖尿病

一、分类及定义

妊娠合并糖尿病有两种情况，一种为原有糖尿病的基础上合并妊娠，又称糖尿病合并妊娠；另一种为妊娠前糖代谢正常，妊娠期才出现的糖尿病，称为妊娠期糖尿病。糖尿病孕妇中 90% 以上为 GDM，糖尿病合并妊娠者不足 10%。

二、妊娠、分娩对糖尿病的影响

妊娠可使既往无糖尿病的孕妇发生 GDM，也使原有糖尿病前期患者的病情加重。妊娠早期空腹血糖较低，应用胰岛素治疗的孕妇如果未及时调整胰岛素用量，部分患者可能会出现低血糖。随妊娠进展，拮抗胰岛素样物质增加，胰岛素用量需要不断增加。分娩过程中体力消耗较大，进食量少，若不及时减少胰岛素用量，容易发生低血糖。产后胎盘排出体外，胎盘分泌的抗胰岛素物质迅速消失，胰岛素用量应立即减少。由于妊娠期糖代谢的复杂变化，应用胰岛素治疗的孕妇，若未及时调整胰岛素用量，部分患者可能会出现血糖过低或过高，严重者甚至导致低血糖昏迷及酮症酸中毒。

三、糖尿病对妊娠、分娩的影响

1.对孕妇的影响　①自然流产；②妊娠期并发症；③感染；④羊水过多。

2.对胎儿的影响　①巨大儿；②胎儿畸形；③早产；④胎儿生长受限。

3.对新生儿的影响　①新生儿呼吸窘迫综合征；②新生儿低血糖；③低钙血症和低镁血症④其他：高胆红素血症、红细胞增多症。

四、妊娠期糖尿病（GDM）的诊断

（一）GDM诊断标准和方法：

1.有条件的医疗机构，在妊娠 24～28 周及以后，应对所有尚未被诊断为糖尿病的孕妇，进行 75g OGTT。

2.OGTT 的方法：OGTT 前 1 日晚餐后禁食至少 8 小时至次日晨（最迟不超过上午 9 时），OGTT 试验前连续 3 日正常体力活动、正常饮食，即每日进食碳水化合物不少于 150g，检查期间静坐、禁烟。检查时，5 分钟内口服含 75g 葡萄糖的液体 300ml，分别抽取服糖前，服糖后 1 小时、2 小时的静脉血（从开始饮用葡萄糖水计算时间），放入含有氟化钠的试管中采用葡萄糖氧化酶法测定血浆葡萄糖水平。

3.75g OGTT 的诊断标准：空腹及服糖后 1.2 小时的血糖值分别为 5.1mmol/L、10.0mmol/L/8.5mmol/L 任何一点血糖值达到或超过上述标准即诊断为 GDM。

4.医疗资源缺乏地区，建议妊娠 24～28 周首先检查 FPG。FPG≥5.1mmol/L，可以直接诊断为 GDM，不必再做 75g OGTT；而 4.4mmol/L/FPG＜5.1mmol/L 者，应尽早做 75g OGTT；FPG＜4.4mmol/L，可暂不行 75g OGTT。

5.孕妇具有 GDM 高危因素，首次 OGTT 正常者，必要时在妊娠晚期重复 OGTT。未定期孕期检查者，如果首次就诊时间在妊娠 28 周以后，建议初次就诊时进行 75g OGTT 或 FPG 检查。

6.GDM 的高危因素：①孕妇因素：年龄≥35 岁、妊娠前超重或肥胖、糖耐量异常史、多囊卵巢综合征；②家族史：糖尿病家族史；③妊娠分娩史：不明原因的死胎、死产、流产史、巨大儿分娩史、胎儿畸形的羊水过多史、GDM 史；④本次妊娠因素：妊娠期发现胎儿大于孕周、羊水过多；反复外阴阴道假丝酵母菌病者。

五、治疗

1.妊娠期血糖控制满意标准　孕妇无明显饥饿感，空腹血糖控制在 3.3~5.3mmol/L；餐前 30 分钟：3.3~5.3mmol/L；餐后 2 小时：4.4~6.7mmol/L；夜间：4.4~6.7mmol/L。

2.医学营养治疗　饮食控制很重要。理想的饮食控制目标：既能保证和提供妊娠期间热量和营养需要，又能避免餐后高血糖或饥饿性酮症出现，保证胎儿正常生长发育。多数 GDM 患者经合理饮食控制和适当运动治疗，均能控制血糖在满意范围。

3.药物治疗　大多数 GDM 孕妇通过生活方式的干预即可使血糖达标，不能达标的 GDM 患者首先推荐应用胰岛素控制血糖。

4.妊娠期糖尿病酮症酸中毒的处理　在监测血气、血糖、电解质并给予相应治疗的同时，主张应用小剂量胰岛素 0.1U/（kg·h）静滴。每 1~2 小时监测血糖一次。血糖大于 13.9mmol/L 应将胰岛素加入 0.9%氯化钠注射液静滴，血糖≤13.9mmol/L，开始将胰岛素加入 5%葡萄糖氯化钠注射液中静滴，酮体转阴后可改为皮下注射。

六、护理措施

1.一般处理　注意休息、镇静，给予适当饮食，严密观察血糖、尿糖及酮体变化，及时调整胰岛素用量，加强胎儿监护。

2.阴道分娩　临产时情绪紧张及疼痛可使血糖波动，胰岛素用量不易掌握，严格控制产时血糖水平对母儿均十分重要。临产后仍采用糖尿病饮食，产程中一般应停用皮下注射胰岛素，孕前患糖尿病者静脉输注 0.9%氯化钠注射液加胰岛素，根据产程中测得的血糖值调整静脉输液速度。血糖＞5.6mmol/L，静滴胰岛素 1.25U/h；血糖 7.8~10.0mmol/L，静滴胰岛素 1.5U/h；血糖＞10.0mmol/L，静滴胰岛素 2U/h。同时复查血糖，根据血糖异常继续调整。产程不宜延长，否则增加酮症酸中毒、胎儿缺氧和感染危险。

3.剖宫产　在手术前 1 日停止应用晚餐前精蛋白锌胰岛素，手术日停止皮下注射所有胰岛素，一般在早晨监测血糖及尿酮体。根据其空腹血糖水平及每日胰岛素用量，改为小剂量胰岛素持续静脉滴注。一般 3~4g 葡萄糖加 1U 胰岛素比例配制葡萄糖注射液，并按每小时静脉输入 2~3U 胰岛素速度持续静脉滴注，每 1–2 小时测血糖一次，尽量使术中血糖控制在 6.67~10.0mmol/L。术后 2~4 测血糖一次，直到饮食恢复。

4.产后处理　产褥期胎盘排出后，体内抗胰岛素物质迅速减少，大部分 GDM 患者在分娩后即不再需要使用胰岛素，仅少数患者仍需胰岛素治疗。胰岛素用量应减少至分娩前的 1/3~1/2，并根据产后空腹血糖值调整用量。多数在产后 1~2 周胰岛素用量逐渐恢复至孕前水平。于产后 6~12 周行 OGTT 检查，若仍异常，可能为产前漏诊的糖尿病患者。

5.新生儿出生时处理　新生儿出生时应留脐血，进行血糖、胰岛素、胆红素、血细胞比容、血红蛋白、钙、磷、镁的测定。无论出生时状况如何，均应视为高危新生儿，尤其是妊娠期血糖控制不满意者，需给予监护，注意保暖和吸氧，重点防止新生儿低血糖，应在开奶同时，定期滴服葡萄糖液。

七、出院指导

1.心理健康指导：教会产妇自我调节的方法，保持心情舒畅。

2.产妇适度运动，以有氧运动为主。以餐后一小时为宜，30分钟即可，不宜时间过长以免发生低血糖。

3.合理营养饮食指导，饮食要选择血糖指数较低的粗粮，多食优质蛋白食物。

4.定期复查血糖，观察血糖恢复情况。

5.做好随访工作及计划生育工作。

第十一节　胎膜早破

一、定义

胎膜早破是指在临产前胎膜自然破裂。是最常见的分娩期并发症。

二、病因

一般认为胎膜早破与以下因素有关：

1.下生殖道感染　可由细菌、病毒或弓虫体上行感染引起胎膜炎，使胎膜局部张力下降而破裂。

2.羊膜腔内压力升高　常见于多胎妊娠、羊水过多等。

3.胎膜受力不均　胎先露高浮不能衔接、头盆不称、胎位异常前羊膜囊　所受压力不均及胎膜发育不良而发生胎膜破裂。

4.营养因素　缺乏维生素C、锌及铜，可使胎膜张力下降而破裂。

5.其他　细胞因子 IL-1、IL-8、TNF-α升高、可激活溶酶体酶破坏羊膜组织导致胎膜早破；人工剥膜，妊娠晚期性生活频繁均可导致胎膜早破。

三、临床表现

90%孕妇突感有较多液体自阴道流出，可混有胎脂及胎粪，继而少量间断性排出。当咳嗽、打喷嚏、负重等负压增加时，羊水即流出。预防发生感染和脐带脱垂等并发症。

四、治疗

处理原则为：妊娠<24周的孕妇应终止妊娠；妊娠28~35周的孕妇若胎肺不成熟，无感染征象、无胎儿窘迫可期待治疗，但必须排除绒毛膜羊膜炎；若胎肺成熟或有明显感染时，应立即终止妊娠；对胎儿窘迫的孕妇，妊娠>36周，终止妊娠。

足月胎膜早破常是即将临产的征兆，如检查宫颈已成熟，可以进行观察，一般在破膜后12小时内自然临产。若12小时内未临产，可予以药物引产。

（一）未足月胎膜早破的处理

1.期待疗法 适用于妊娠28~35周、胎膜早破不伴感染、羊水池深度≥3cm者。

（1）一般处理：绝对卧床，保持外阴清洁，避免不必要的肛门及阴道检查，密切观察产妇体温、心率、宫缩、阴道流液性状和血白细胞计数。

（2）预防感染：破膜超过12小时，应给予抗生素预防感染，能降低胎儿及新生儿肺炎、败血症及颅内出血的发生率，也能大幅度减少绒毛膜羊膜炎及产后子宫内膜炎的发生。建议首先静脉应用抗生素2-3日，然后改口服抗生素维持。

（3）抑制宫缩：先兆早产患者，通过适当控制宫缩，能明显延长孕周，早产临产者，宫缩抑制剂虽不能阻止早产分娩，但可能延长孕龄3~7日，为促肺成熟治疗和宫内运转赢得时机。

（4）促胎肺成熟：妊娠<34周，1周内有可能分娩的孕妇，应使用糖皮质激素促胎儿肺成熟。

（5）纠正羊水过少：羊水池深度≤2cm，妊娠<35周，可行经腹羊膜腔输液，有助于胎肺发育，避免产程中脐带受压（CST显示频繁变异减速）。

2.终止妊娠

（1）经阴道分娩：妊娠35周后，胎肺成熟，宫颈成熟，无禁忌症可引产。

（2）剖宫产：胎头高浮，胎位异常，宫颈不成熟，胎肺成熟，明显羊膜腔感染，伴有胎儿窘迫，抗感染同时行剖宫产术终止妊娠，作好新生儿复苏准备。

五、注意事项

1.脐带脱垂的预防及护理 嘱胎膜早破胎先露未衔接的住院待产妇应绝对卧床，采取左侧卧位，注意抬高臀部防止脐带脱垂造成胎儿缺氧或宫内窘迫。护理时注意监测胎心变化，进行阴道检查确定有无隐性脐带脱垂，如有脐带先露或脐带脱垂，应在数分钟内结束分娩。

2.严密观察胎儿情况 密切观察胎心率的变化，监测胎动及胎儿宫内安危。定时观察羊水性状、颜色、气味等。头先露者，如为混有胎粪的羊水流出，则是胎儿宫内缺氧的表现，应及时给予吸氧等处理。对于<35孕周的胎膜早破者，应遵医嘱给地塞米松6mg

肌肉注射，以促胎肺成熟。若孕周<37周，已临产，或孕周达37周，破膜12～18小时后尚未临产者，均可按医嘱采取措施，尽快结束分娩。

3.积极预防感染　嘱孕妇保持外阴清洁，每日用稀释碘伏冲洗会阴部两次；放置吸水性好的消毒会阴垫于外阴，勤换会阴垫，保持清洁干燥，防止上行性感染；严密观察产妇的生命体征，进行白细胞计数，了解是否存在感染；按医嘱一般于胎膜破裂后12小时给予抗生素预防感染。

4.健康教育　为孕妇讲解胎膜早破的影响，使孕妇重视妊娠期卫生保健并积极参与产前保健指导活动；嘱孕妇妊娠后期禁止性交；避免负重及腹部受碰撞；宫颈内口松弛者，应卧床休息，并遵医嘱于妊娠14～18周行宫颈环扎术。同时注意指导其补充足量的维生素及锌、钙、铜等元素。

六、 出院指导

1.注意观察产妇及新生儿有无感染的征象。

2.饮食指导：给予高蛋白、高维生素含粗纤维和丰富矿物质饮食。

3.活动和休息做到劳逸结合，保持心情舒畅，保持室内适宜温度、湿度和通风。

4.加强个人卫生，保持会阴部清洁和干燥，预防感冒。

5.做好随访和计划生育工作。

第十二节　产后出血

一、 定义

是指胎儿娩出24小时内出血量超过500ml者，剖宫产时超过1000ml，是分娩期的严重并发症，居我国产妇死亡原因首位。

二、 病因

1.子宫收缩乏力

2.胎盘因素　①胎盘滞留；②胎盘粘连或植入；③胎盘部分残留。

3.软产道损伤

4.凝血机制障碍

三、 临床表现

胎儿娩出后阴道流血及出现失血性休克、严重贫血等相应症状，是产后出血的主要临床表现。

1.阴道流血　胎儿娩出后立即出现阴道流血，色鲜红，应考虑软产道损伤，胎儿娩出后数分钟出现阴道流血，色暗红，应考虑胎盘因素；胎盘娩出后阴道流血较多，应考虑子宫收缩乏力或胎盘、胎膜残留；胎儿娩出后阴道持续流血，且血液不凝，应考虑凝血功能障碍，失血表现明显，伴阴道疼痛而阴道流血不多，应考虑隐匿性软产道损伤，如阴道血肿。

2.低血压症状　患者头晕、面色苍白，出现烦躁、皮肤湿冷、脉搏细数、脉压缩小时，产妇已处于休克早期。

四、处理原则

针对出血原因，迅速止血；补充血容量，纠正失血性休克；防止感染。

（一）子宫收缩乏力

加强宫缩能迅速止血。导尿排空膀胱后可采用以下方法：

1.按摩子宫

2.应用宫缩剂

3.宫腔纱条填塞

4.子宫压缩缝合术

5.结扎盆腔血管

6.髂内动脉或子宫动脉栓塞

（二）胎盘因素

（三）软产道损伤

（四）凝血功能障碍

（五）失血性休克处理

1.密切观察生命体征，发现早期休克，做好记录，去枕平卧，保暖、吸氧。

2.呼叫相关人员，建立有效静脉通道，及时快速补充晶体平衡液及血液、新鲜冷冻血浆等，纠正低血压；有条件的医院应作中心静脉压指导输血补液。

3.血压仍低时应用升压药物及肾上腺皮质激素，改善心、肾功能。

4.抢救过程中随时做血气检查，及时纠正酸中毒。

5.防治肾衰，如尿量少于 25ml/h，尿比重高，应积极快速补充液体，视尿量是否增加。尿比重在 1.010 或以下者，输液要慎重，利尿时注意高血钾症。

6.保护心脏，出现心衰时应用强心药物同时加用利尿剂，如呋塞米 20~40mg 静脉滴注，必要时 4 小时后可重复使用。

7.抢救过程中，应注意无菌操作，并给予大剂量广谱抗生素，预防感染。

五、估测失血量的方法

1.称重法　失血量（ml）=【胎儿娩出后接血敷料湿重（g）—接血前敷料干重（g）】/1.05（血液比重 g/ml）。

2.容积法　用产后接血容器收集血液后，放入量杯测量出血量。

3.面积法　可按接血纱布湿面积粗略计算出血量。

4.休克指数法　休克指数=脉率/收缩压，SL=0.5 为正常；SL=1 时则为轻度休克；1.0 ~ 1.5 时，失血量约为全身容血量的 20% ~ 30%；1.5 ~ 2.0 时，约为 30% ~ 50%；若 2.0 以上，约为 50% 以上，重度休克。

六、护理措施

（一）预防产后出血

1.妊娠期

（1）加强孕期保健，定期接受产前检查，及时治疗高危妊娠或必要时及早终止妊娠。

（2）对高危妊娠者，如妊娠期高血压疾病、肝炎、贫血、血液病、多胎妊娠、羊水过多等孕妇应提前入院。

2.分娩期

（1）第一产程密切观察产程进展，防止产程延长，保证产妇基本需求，避免产妇衰竭状态，必要时给予镇静剂保证产妇休息。

（2）第二产程严格执行无菌技术；指导产妇正确使用腹压；适时适度做会阴侧切；胎头胎肩娩出要慢；一般间隔 3 分钟左右；胎肩娩出后立即肌注或静脉滴注缩宫素，以加强子宫收缩，减少出血。

（3）第三产程正确处理胎盘娩出及测量出血量。胎盘未剥离前，不可过早牵拉脐带或按摩、挤压子宫，待胎盘剥离征象出现后，及时协助胎盘娩出，并仔细检查胎盘、胎膜是否完整。

3. 产褥期

（1）产后 2 小时内，产妇仍需留在产房接受监护，因为 80% 的产后出血是发生在这一阶段。要密切观察产妇的子宫收缩、阴道出血及会阴伤口情况，定时测量产妇的血压、脉搏、呼吸、体温。

（2）督促产妇及时排空膀胱，以免影响宫缩致产后出血。

（3）早期哺乳，可刺激子宫收缩，减少阴道流血量。

（4）对可能发生产后出血的高危产妇，注意保持静脉通道，充分做好输血和急救的准备并为产妇做好保暖。

（二）针对原因止血，纠正失血性休克，控制感染。

1.产后子宫收缩乏力所致的大出血，可以通过使用宫缩剂、按摩子宫、宫腔内填塞纱布条或结扎血管等方法达到止血的目的。

2.胎盘导致的大出血要及时将胎盘取出，检查胎盘胎膜是否完整，必要时做好刮宫准备，胎盘已剥离尚未娩出者，可协助产妇排空膀胱，然后牵拉脐带，按压宫底协助胎盘娩出，胎盘粘连者，可行徒手剥离胎盘后协助娩出；胎盘胎膜残留者，可行钳刮术和刮宫术；胎盘植入者应及时做好子宫切除术的术前准备；若子宫狭窄环所致胎盘嵌顿，应配合麻醉师使用麻醉剂，待环松解后徒手协助胎盘娩出。

3.软产道损伤造成的大出血　应按解剖层次逐层缝合裂伤处直至彻底止血。软产道血肿应切开血肿、清除积血、彻底止血缝合，必要时可放置引流条，同时注意补充血容量。

4.凝血功能障碍者所致的出血　首先应排除子宫收缩乏力、胎盘因素、软产道所伤等原因引起的出血。尽快输新鲜全血，补充血小板纤维蛋白原或凝血酶原复合物、凝血因子。若并发 DIC 应按 DIC 处理。

5.失血性休克的护理　产后出血量多而急，产妇因血容量急剧下降而发生低血容量性休克，对失血过多尚未有休克征象者，应及早补充血容量，对失血多，甚至休克者应输血，以补充同等血量为原则。保持平卧、吸氧、保暖；严密观察并详细记录病人的意识状态、皮肤颜色、血压、脉搏、呼吸及尿量；注意观察子宫收缩情况。

七、出院指导

1.产妇应多注意休息及营养，活动时间推迟并缩短，应根据个体恢复情况量力而行。

2.产妇产后出血多，应告知产妇及家属注意阴道流血量及保暖，减少探视防止交叉感染。

3.饮食要注意补铁、补血，以免因贫血影响新生儿。

4.注意复查血常规，观察贫血恢复情况。

5.做好随访和计划生育工作。

第十三节　妊娠期高血压疾病

一、定义

妊娠期高血压疾病是妊娠与血压升高并存的一组疾病，主要包括，妊娠期高血压、子痫前期、子痫、慢性高血压并发子痫前期，慢性高血压合并妊娠。

二、分类与临床表现

1.妊娠期高血压　妊娠期血压≥140/90mmhg，于产后 12 周内恢复正常，产后方可确诊。

2.子痫前期

轻度：妊娠 20 周后，血压≥140/90mmhg，伴蛋白尿≥0.3g/24 小时，或者随机尿蛋白（＋）。

重度：血压和尿蛋白持续升高，发生母体脏器功能不全或胎儿并发症，出现下列任一种情况可诊断为重度子痫前期。

（1）血压持续升高，≥160/110mmhg，尿蛋白≥5.0g/24 小时，或者随机蛋白尿≥（+++）。

（2）持续性的头痛或视觉障碍，或其他脑神经症状。

（3）持续上腹部疼痛吧、肝包膜下血肿，或者肝破裂症状。

（4）肝功能异常，肝酶 ALS 或 AST 水平升高。

（5）肾功能异常，少尿。

（6）低蛋白血症伴胸腔积液或腹腔积液。

（7）血液系统异常，血管内溶血或贫血。

（8）心力衰竭、肺水肿。

（9）胎儿生长受限或羊水过少。

（10）早发型即妊娠 34 周以前发病。

3.子痫　子痫前期基础上不能用其他原因解释的抽搐。

4.慢性高血压并发子痫前期　慢性高血压孕妇妊娠前无蛋白尿，妊娠后出现蛋白尿≥0.3g/24h，或妊娠前有蛋白尿，妊娠后蛋白尿明显增加或血压进一步增高或出现血小板减少减少。

5.妊娠合并慢性高血压　妊娠 20 周前收缩压≥140 或舒张压≥90mmhg（除外滋养细胞疾病），妊娠期无明显加重；或妊娠后首次诊断为高血压并持续到产后 12 周以后。

三、治疗

1.妊娠期高血压疾病的治疗目的是控制病情、延长孕周、确保母儿安全。治疗的基本原则是休息、镇静、解痉、有指征的降压、利尿、密切监测母胎情况、酌情降压治疗；子痫前期应镇静、解痉、有指征的降压、利尿、密切监测母胎情况，适时终止妊娠；子痫应控制抽搐，病情稳定后终止妊娠。

2.目标治疗：孕妇无并发脏器功能损伤，收缩压应控制在 130～155mmHg，舒张压应控制在 80～105mmHg；孕妇并发脏器功能损伤，则收缩压应控制在 130～139mmHg，舒张压应控制在 80～89 mmHg 。

四、护理措施

1.休息，取左侧卧位，改善子宫胎盘的血供

2.镇静，一般不需要用药，必要时可给予安定 2.5～5mg，每日 3 次或 5mg 睡前口服

3.密切监护母儿状态，每日测量体重及血压，每 2 日复查尿蛋白，定期检测血液，胎儿发育状况和胎盘功能

五、出院指导

1.饮食：充足的蛋白质，热量，补足铁和钙剂，不限盐和液体，全身浮肿者应限制食盐。

2.注意保持心情愉快，防止情绪剧烈波动。

3.避免负重等的重体力劳动，注意劳逸结合。

4.药物治疗时准时服药。

第十四节 前置胎盘

一、定义

正常胎盘附着于子宫体部的后壁、前壁或侧壁。孕 28 周后若胎盘附着于子宫下段，甚至胎盘下缘达到或覆盖宫颈内口处，其位置低于胎儿先露部时，称为前置胎盘。

二、临床表现

无痛性反复阴道流血

三、治疗原则

抑制宫缩、止血、纠正贫血和预防感染。

（一）期待疗法

适用于妊娠不足 34 周或估计胎儿体重小于 2000g，阴道流血量不多，孕妇全身情况良好，胎儿存活者。住院期间严密观察病情变化。

（二）终止妊娠

1.孕妇反复发生多量出血甚至休克，无论胎儿成熟与否，为了孕妇安全终止妊娠。

2.剖宫产指征：完全性前置胎盘，持续大量阴道流血，部分性和边缘性的前置胎盘出血量较多，先露高浮，胎龄 36 周以上，短时间不能结束分娩，胎心胎位异常

3.阴道分娩：适用于边缘性的前置胎盘，枕先露、阴道流血不多，无头盆不称胎位异常、短时间内能结束分娩的。

四、护理措施

1.保证休息，减少刺激　孕妇需住院观察，绝对卧床休息，侧卧位，定时间断吸氧，每日3次，每次30分钟，以提高胎儿血氧供应。

2.纠正贫血　除口服硫酸亚铁，输血等措施外，还应加强饮食指导，建议孕妇多食高蛋白以及含铁丰富的食物，如动物肝脏、绿叶蔬菜以及豆类等。

3.监测生命体征，及时发现病情变化　严密观察并记录孕妇生命体征。阴道流血的量、色、流血时间及一般状况，监测胎儿宫内状态，按医嘱及时完成实验室检查项目，并交叉配血备用。发现异常及时报告医师并配合处理。

4.预防产后出血和感染

（1）产妇回病房休息时严密观察产妇的生命体征及阴道流血情况，发现异常及时报告医师处理，以防止或减少产后出血。

（2）及时更换会阴垫，以保持会阴部清洁、干燥。

（3）胎儿娩出后，及早使用宫缩剂，以预防产后大出血，对新生儿严格按照高危儿护理。

五、出院宣教

护士应加强对孕妇的管理和宣教。指导围孕期妇女避免吸烟、酗酒等不良行为，避免多次刮宫、引产或宫内感染，防止多产，减少子宫内膜损伤或子宫内膜炎。对妊娠期出血，无论量多少均应就医，做到及时诊断，正确处理。

第十五节　羊水栓塞

一、定义

在分娩过程中羊水突然进入母体血循环引起急性肺栓塞、过敏性休克、弥散性血管内凝血、肾衰竭等一系列病理改变的严重分娩并发症。

二、临床表现

1.典型的羊水栓塞以骤然的血压下降、组织缺氧、消耗性凝血病为特征的急性综合征。分三个阶段：

（1）心肺功能衰竭和休克。

（2）出血以子宫出血为主的全身出血倾向

（3）急性肾衰竭。主要因为循环功能引起的肾缺血及DIC前期形成的血栓堵塞肾内小血管，引起的缺血缺氧，导致肾脏器质性损害。

2.不典型羊水栓塞：有些患者羊水破裂时突然一阵呛咳或者一次寒战等小时候出现大量阴道出血，无血凝块。伤口渗血、酱油色血尿等，并出现休克。

三、治疗

1.抗过敏 解除肺动脉高压，改善低氧血症。

（1）给予面罩吸氧。

（2）给予氢化可的松 500～1000mg 或地塞米松 20mg 加入 25%葡糖糖液静脉推注。或者地塞米松 20mg 加于 25%葡萄糖液静脉推注后再加 20mg 于 5～10%葡萄糖液静脉滴注。

（3）解除肺动脉高压，首选盐酸罂粟碱，松弛平滑肌，给予阿托品一起同用效果更佳。

2.抗休克

（1）补充血量。

（2）升压药物；给予多巴胺 20mg 加入 10%葡萄糖 250ml 静脉滴注。

（3）纠正酸中毒。

（4）纠正心衰。

3.防治 DIC

（1）肝素钠：发病后 10 分钟内使用效果更佳。

（2）补充凝血因子。

4.预防肾衰竭 当血容量补足时，若少尿应选呋塞米 20～40mg 静脉注射，或 20%甘露醇 250ml 快速静脉滴注，扩张肾小动脉球，无效采取血液透析。

5.预防感染 应用抗生素。

四、护理措施

1.严密监测产程进展及产妇生命体征。

2.建立静脉通道，给予解痉抗过敏药物。

3.抬高头肩，正压给氧。

4.补充血容量。

5.记录出入量，防止肾衰。

6.给予心理支持。

第十六节 子宫破裂

一、定义

指在妊娠晚期或分娩期子宫体底部或子宫下段发生裂开，是直接危及产妇及胎儿生命的严重并发症。

二、临床表现

子宫破裂多发于分娩期，部分发生于妊娠晚期。按其破裂程度，分为完全性破裂和不完全性破裂。子宫破裂发生通常是渐进的，多数由先兆子宫破裂进展为子宫破裂。

（一）先兆子宫破裂

常见于产程长、有梗阻性难产因素的产妇。表现为：

1.子宫呈强直性或痉挛性过强收缩，产妇烦躁不安，呼吸、心率加快，下腹剧痛难忍，出现少量阴道流血；

2.因胎先露部下降受阻，子宫收缩过强，子宫体部肌肉增厚变短，子宫下段肌肉变薄拉长，在两者间形成环状凹陷，称为病理性缩复环。

3.膀胱受压充血，出现排尿困难、血尿。4.宫缩过强、过频、胎儿触不清，胎心率加快或减慢或听不清。

（二）子宫破裂

1.不完全性子宫破裂 子宫肌层部分或全层破裂，但浆膜层完整，宫腔与腹腔不相通，胎儿及其附属物仍在宫腔内。多见于子宫下段剖宫产切开瘢痕破裂，常缺乏先兆破裂症状，仅在不全破裂处有压痛，体征也不明显。若破裂口累及两侧子宫血管可导致急性大出血或形成阔韧带内血肿，查体可在子宫一侧扪及逐渐增大且有压痛的包块，多有胎心率异常。

2.完全性子宫破裂 子宫肌壁全层或部分破裂，宫腔与腹腔相通，称完全性子宫破裂。继先兆子宫破裂症状后，产妇突感下腹部撕裂样剧烈疼痛，子宫收缩骤然停止。腹痛稍缓和后，待羊水、血液进入腹腔，又出现全腹持续性疼痛，并伴有低血容量休克的征象，即出现面色苍白，出冷汗，脉搏细数，呼吸急促，血压下降等休克征象。全腹压痛明显，有反跳痛，可在腹壁下清楚地扪及胎体，胎动和胎心消失。阴道检查可有鲜血流出，胎先露升高，开大的宫颈口缩小，部分产妇可扪及宫颈及子宫下段裂口。但子宫体部瘢痕破裂多为完全性子宫破裂，多无先兆破裂典型症状。穿透性胎盘植入时，可表现为持续性腹痛数日或数小时，有时伴有贫血、胎儿窘迫或胎死宫内，易误诊为其他急腹症或先兆临产。

三、治疗

（一）先兆子宫破裂

应立即抑制子宫收缩；肌内注射哌替啶 100mg，或静脉全身麻醉。立即行剖宫产术。

（二）子宫破裂

在输液、输血、吸氧和抢救休克同时，无论胎儿是否存活均应尽快手术治疗。

1.子宫破口整齐、距破裂时间短、无明显感染者，或患者全身状况差不能承受大手术，可行破口修补术。子宫破口大、不整齐、有明显感染者，应行子宫次全切术。破口大、撕伤超过宫颈者，应行子宫全切除术。

2.手术前后给予大量广谱抗生素控制感染。严重休克者应尽可能就地抢救，若必须转院，应输血、输液、包扎腹部后方可转送。

四、护理措施

（一）预防子宫破裂

1.建立健全三级保健网，宣传孕妇保健知识，加强产前检查。

2.对有剖宫产史或有子宫手术史的病人，应在预产期前 2 周住院待产。

3.严格掌握缩宫素、前列腺素等子宫收缩剂的使用指征和方法，避免滥用。

（二）先兆子宫破裂病人的护理

1.密切观察产程进展，及时发现导致难产的诱因，注意胎儿心率的变化。

2.待产时出现宫缩过强及一切操作，同时监测产妇的生命体征，按医嘱给予抑制宫缩、吸氧并做好剖宫产的术前准备。

3.协助医师向家属交代病情，并获得家属同意签署手术协议书。

（三）子宫破裂病人的护理

1.迅速给予输液、输血，短时间内补足血容量；同时补充电解质及碱性药物，纠正酸中毒；积极进行抗休克处理。

2.术中、术后按医嘱应用大剂量抗生素以防感染。

3.协助医师向家属交代病情，并获得家属同意签署手术协议书。

4.严密观察并记录生命体征、出入量；急查血红蛋白，评估失血量以指导治疗护理方案。

5.提供心理支持

（1）向产妇及家属解释子宫破裂的治疗计划及对再次妊娠的影响。

（2）对胎儿已死亡的产妇，要帮助其度过悲伤阶段，允许其表现悲伤情绪，甚至哭泣，倾听产妇诉说内心感受。

（3）为产妇及家属提供舒适环境，给予生活上的护理和更多的陪伴，鼓励其进食，以更好地恢复体力。

（4）为产妇提供产褥期休养计划，帮助产妇尽快调整情绪，接受现实，以适应现实生活。

第十七节   胎盘早剥

一、定义

妊娠 20 周后或分娩期，正常位置的胎盘在胎儿娩出前，部分或全部从子宫壁剥离，称为胎盘早剥。

二、临床表现

根据病情严重程度将胎盘早剥分为 3 度。

Ⅰ度：以外出血为主，多见于分娩期，胎盘剥离面积小，常无腹痛或腹痛轻微，贫血体征不明显。腹部检查见子宫软、大小与妊娠周数相符，胎位清楚，胎心率正常，产后检查见胎盘母体面有凝血块及压迹即可诊断。

Ⅱ度：胎盘剥离面达胎盘面积 1/3 左右，常有突然发生的持续性腹痛、腰酸或腰背痛，疼痛的程度与胎盘后积血量呈正比。无阴道流血或流血量不多，贫血程度与阴道流血量不符。腹部检查可见子宫大于妊娠周数，宫底随胎盘后血肿增大而升高。胎盘附着处压痛明显，宫缩有间歇，胎位可扪及，胎儿存活。

Ⅲ度：胎盘剥离面超过胎盘面积 1/2，临床表现较 Ⅱ 度加重。可出现恶心、呕吐、面色苍白、四肢湿冷、脉搏细数、血压下降等休克症状。腹部检查可见子宫硬如板状，于宫缩间歇时不能松弛胎位摸不清，胎心消失。如无凝血功能障碍属 Ⅲ$_a$，有凝血功能障碍者属 Ⅲ$_b$。

三、治疗

胎盘早剥严重危及母儿生命，母儿的预后取决于处理是否及时与恰当。子宫底高度短时间内升高时，应当重视。治疗原则为早期识别、积极处理休克、及时终止妊娠，控制 DIC、减少并发症。

1.纠正休克　建立静脉通道，迅速补充血容量，改善血液循环。根据血红蛋白的多少，输注红细胞、血浆、血小板、冷沉淀等，最好输新鲜血，既可补充血容量又能补充凝血因子，应使用细胞比容提高到 0.30 以上，尿量＞30ml/h。

2.及时终止妊娠　胎儿娩出前胎盘剥离有可能继续加重，一旦确诊 Ⅱ、Ⅲ 度胎盘早剥应及时终止妊娠。根据孕妇病情轻重、胎儿宫内状况、产程进展、胎产式等，决定终止妊娠的方式。

（1）阴道分娩：I度患者，一般情况良好，病情较轻，以外出血为主，宫口已扩张，估计短时间内可以分娩，应经阴道分娩。人工破膜使羊水缓慢流出，缩小子宫容积，腹部包裹腹带压迫胎盘使其不再继续剥离，必要时滴注缩宫素缩短第二产程。产程中应密切观察心率、血压、宫底高度、阴道流血量以及胎儿宫内状况，发现异常征象，应行剖宫产。

（2）剖宫产：适用于：①II度胎盘早剥，不能在短时间内结束分娩者；②I度胎盘早剥，出现胎儿窘迫现象者；③III度胎盘早剥，产妇病情恶化，胎儿已死，不能立即分娩者；④破膜后产程无进展者。

四、护理措施

胎盘早剥是一种妊娠晚期严重危及母儿生命的并发症，积极预防非常重要。护士应使孕妇接受产前检查，预防和及时治疗妊娠期高血压疾病、慢性高血压、慢性肾病等；妊娠晚期避免仰卧位及腹部外伤；施行外倒转术时动作要轻柔；处理羊水过多和双胎者时，避免子宫腔压力下降过快等。对于已诊断为胎盘早剥的病人，护理措施如下：

（一）纠正休克，改善病人一般情况

护士应迅速开放静脉，积极补充血容量，及时输入新鲜血，既能补充血容量，又可补充凝血因子。同时密切监测胎儿状态。

（二）严密观察病情变化，及时发现并发症

凝血功能障碍者表现为皮下、黏膜或注射部位出血，子宫出血不凝，有时有尿血、咯血及呕血等现象；急性肾功能衰竭者可表现为尿少或无尿。护士应高度重视上述症状，一旦发现，及时报告医师并配合处理。

（三）为终止妊娠做好准备

一旦确诊，为抢救母儿生命应及时终止妊娠，减少并发症的发生。分娩方式则依孕妇病情轻重、胎儿宫内状况、产程进展、胎产式等具体状态决定，护士需为次做好相应的配合与准备。

（四）预防产后出血

胎盘早剥的产妇胎儿娩出后易发生产后出血，因此分娩前应配血备用，分娩时开放静脉。分娩后应及时给予宫缩剂，并配合按摩子宫，必要时按医嘱做切除子宫的术前准备。未发生出血者，产后仍应加强生命体征观察，预防晚期产后出血的发生。

（五）产褥期护理

病人在产褥期应注意加强营养，纠正贫血。更换消毒会阴垫，保持会阴清洁，防止感染。根据孕妇身体情况给予母乳喂养指导。死产者及时给予退乳措施，可在分娩后24

小时内尽早服用大剂量雌激素，同时紧束双乳，少进汤类；水煎生麦芽当茶饮等方法。

第十八节　双胎妊娠

一、定义

一次性妊娠宫腔内同时有两个胎儿时称为双胎妊娠。双胎妊娠有家族史，胎次多，年龄大者发生的几率高，近年辅助生殖技术广泛开展，双胎妊娠发生率明显增高。双胎妊娠易引起妊娠期高血压疾病，妊娠期肝内胆汁淤积症，贫血，胎膜早破及早产，胎儿发育异常等并发症。单绒毛膜双胎还可能合并双胎输血综合征，选择性生长受限等特殊并发症，因此双胎妊娠属高危妊娠范畴。

二、临床表现

双卵双胎多有家族史，妊娠前曾用促排卵药或体外受精多个胚胎移植。双胎妊娠通常恶心、呕吐等早孕反应重。妊娠中期后体重增加迅速，腹部增大明显，下肢水肿、静脉曲张等压迫症状出现早且明显，妊娠晚期常有呼吸困难，活动不便。

1.孕妇的并发症

（1）妊娠期高血压疾病：比单胎妊娠多 3~4 倍，且发病早，程度重，容易出现心肺并发症及子痫。

（2）妊娠期肝内胆汁淤积症：发生率是单胎的 2 倍，胆酸常高出正常值 10 倍以上，易引起早产，胎儿窘迫死胎，死产，围产儿死亡率增高。

（3）贫血：是单胎的 2~4 倍，与铁及叶酸缺乏有关。

（4）羊水过多：发生率约 12%，单卵双胎常在妊娠中期发生急性羊水过多，与双胎输血综合征及胎儿畸形有关。

（5）胎膜早破：发生率约达 14%，可能与宫内压力增高有关。

（6）宫缩乏力：子宫肌纤维伸展过度，常发生原发性宫缩乏力，致产程延长。

（7）胎盘早剥：是双胎妊娠产前出血的主要原因，可能与妊娠期高血压疾病发生率增加有关。

（8）产后出血：经阴道分娩的双胎妊娠平均产后出血量小于等于 500 毫升，与子宫过度膨胀致产后宫缩乏力及胎盘附着面积增大有关。

（9）流产：高于单胎 2~3 倍，与胚胎畸形，胎盘发育异常，胎盘血液循环障碍，宫腔内容积相对狭窄可能有关。

2.围产儿并发症

（1）早产：约 50% 双胎妊娠并发早产，其风险约为单胎妊娠的 7~10 倍，多因胎膜早破或宫腔内压力过高及严重母儿并发症所致。

（2）脐带异常：单羊膜囊双胎易发生脐带互相缠绕，扭转，可致胎儿死亡。脐带脱垂是双胎常见并发症。

（3）抬头交锁及胎儿碰撞：前者多发生在第一胎为臀先露，第二胎位头先露者。分娩时一胎头部尚未娩出，而二胎头已入盆。

（4）胎儿畸形：双绒毛膜双胎和单绒毛膜双胎妊娠胎儿畸形的发生率分别是单胎妊娠的2倍和3倍。

3.单绒毛膜双胎特有并发症　单绒毛膜性双胎由于两胎儿共用一个胎盘，胎盘之间存在血管吻合，故可以出现较多且较严重的并发症，围产儿发病率和死亡率均增加。

（1）双胎输血综合征：是双羊膜囊单绒毛膜单卵双胎的严重并发症。

（2）选择性胎儿生长受限：为单绒毛膜性双胎特有的严重并发症。

（3）一胎无心畸形：称动脉反向灌注系列，为少见畸形，发生率为单绒毛膜妊娠的1%，妊娠胎儿的1：35000。

（4）单绒毛膜单羊膜囊双胎：为极高危的双胎妊娠，由于两胎儿共用一个羊膜腔，两胎儿间无胎膜分隔，因脐带缠绕和打结而发生宫内意外可能性较大。

三、治疗

（一）妊娠期处理及监护

1.补充足够营养　进食含高蛋白质，高纤维素以及必需脂肪酸的食物，注意补充铁剂，叶酸及钙剂，预防贫血及妊娠期高血压疾病。

2.防治早产　是双胎产前监护的重点，双胎孕妇应增加每日卧床休息时间，减少活动产兆若发生在34周以前，应给予宫缩抑制剂。一旦出现宫缩或阴道流液立即住院。

3.及时防治妊娠期并发症　妊娠期发现妊娠高血压疾病，妊娠期肝内胆汁淤积症等应及早防治。

4.监护胎儿生长发育情况及胎位变化　发现胎儿畸形，尤其是联体双胎，应及早终止妊娠。

（二）终止妊娠的指征

1.合并急性羊水过多，压迫症状明显，孕妇腹部过度膨胀，呼吸困难严重不适

2.胎儿畸形

3.母亲有严重并发症，如子痫前期或子痫，不允许继续妊娠时 4.已到预产期尚未临产，胎盘功能减退者。

（三）分娩期处理

多数双胎妊娠能经阴分娩。产程中注意：

1.产妇应有良好的体力，应保证产妇足够的摄入量及睡眠。

2.严密观察胎心变化。

3.注意宫缩及产程进展，对胎头已衔接者可在产程早期行人工破膜，加速产程进展，如宫缩乏力。可在严密监护下，给予低浓度缩宫素静脉滴注。

4.第二产程必要时行会阴后侧切开，减轻胎头受压。

四、护理措施

（一）一般护理

1.增加产前检查次数，每次监测宫高、腹围和体重。

2.注意多休息，尤其是妊娠最后 2 至 3 个月，要求卧床休息，防止跌伤意外。卧床时最好去左侧卧位，增加子宫、胎盘的血供，减少早产的机会。

3.加强营养，尤其是注意补充铁、钙、叶酸等，已满足妊娠的需要。

（二）心理护理

帮助双胎妊娠的孕妇完成两次角色转变，接受成为两个孩子母亲的事实，告知双胎妊娠虽属于高危妊娠，但孕妇不必过分担心母儿的安危，说明保持心情愉快，积极配合治疗的重要性。指导家属准备双份新生儿用物。

（三）病情观察

双胎妊娠孕妇易伴发妊娠期高血压疾病、羊水过多、前置胎盘、贫血等并发症，因此，应加强病情观察，及时发现并处理。

（四）症状护理

双胎妊娠的孕妇胃区受压致胃纳差、食欲减退，因此应鼓励孕妇少食多餐，满足孕期需要，必要时给予饮食指导，如增加铁、叶酸、维生素的供给。因双胎妊娠的孕妇腰背部疼痛症状较明显，应注意休息，可指导其做骨盆倾斜运动，局部热敷也可缓解症状。采取措施预防静脉曲张的发生。

（五）治疗配合

1.严密观察产程和胎心率变化，如发现有宫缩乏力或产程延长，及时处理。按医嘱使用抗生素。

2.第一个胎儿娩出后，立即断脐，协助扶正第二个胎儿的胎位，以保持纵产式，通常在等待 20 分钟左右，第二个胎儿自然娩出。如等待 15 分钟仍无宫缩，则可协助人工破膜或准医嘱静脉滴注催产素促进宫缩。产程过程中应严密观察，及时发现脐带脱垂或胎盘早剥等并发症。

3.为预防产后出血的发生，产程中开放静脉通道，做好输液、输血准备；第二个胎儿娩出后应立即肌肉注射或静脉滴注缩宫素，腹部放置沙袋，并以腹带紧裹腹部，防止腹压骤降引起休克。产后严格观察子宫收缩及阴道流血情况，发现异常及时配合处理。

4.双胎妊娠者如系早产，产后应加强对早产儿的观察和护理。

五、出院指导

护士应指导孕妇注意休息，加强营养，注意阴道流血量和子宫复旧情况，及早识别产后出血、感染等异常情况。并指导产妇正确进行母乳喂养，选择有效的避孕措施。

第十九节 缺铁性贫血

一、定义

孕妇外周血血红蛋白<110g/L 及血细胞比容<0.33 为妊娠期贫血，其中血红蛋白≤60g/L 为重度贫血。由于多种病因引起，通过不同的病理过程，使人体外周血红细胞容量减少，低于正常范围下限的一种常见的临床症状。常以血红蛋白浓度作为诊断标准。由于妊娠期血液系统的生理变化，妊娠期贫血的诊断标准不同于非孕期妇女。

二、临床表现

轻者无明显症状，或只有皮肤、口唇黏膜和睑结膜稍苍白；重者可有乏力、头晕、心悸、气短、食欲缺乏、腹胀、腹泻、皮肤黏膜苍白、皮肤毛发干燥、指甲脆薄以口腔炎、舌炎等。

三、治疗

治疗原则是补充铁剂和去除导致缺铁性贫血的原因。一般性治疗包括增加营养和食用含铁丰富的饮食，对胃肠道功能紊乱和消化不良给予对症处理等。

1.补充铁剂　以口服给药为主。硫酸亚铁 0.3g 或琥珀酸亚铁 0.1g，每日三次，同时服维生素 C 0.1～0.3g 促进铁的吸收。也可选用 10%枸橼酸铁铵 10～20ml，每日 3 次口服。多糖铁复合物的不良反应较少，每日 150mg，每日 1～2 次。对妊娠后期重度缺铁性贫血或因严重胃肠道反应不能口服铁剂者，可用右旋糖酐铁或山梨醇铁。两种制剂分别含铁 25mg/ml 和 50mg/ml。给药途径为深部肌肉注射，首次给药应从小剂量开始，第一日为 50mg，若无副作用，第 2 日可增至 100mg，每日 1 次。目前，临床上蔗糖铁应用也较多。

2.输血　多数缺铁性贫血孕妇经补充铁剂后血象很快改善，不需输血。当血红蛋白≤60g/L、接近预产期或短期内需行剖宫产术者，应少量、多次输红细胞悬液或全血，避免加重心脏负担诱发急性左心衰。

3.产时及产后的处理　重度贫血产妇于临产后应配血备用。严密监护产程，防止产程过长，可阴道助产缩短第二产程，但避免发生产伤。积极预防产后出血，当胎儿前肩娩出后，肌内注射或静脉注射缩宫素 10～20U。如无禁忌症，胎盘娩出后可肌内注射或静脉注射麦角新碱 0.2mg，同时，应用缩宫素 20U 加于 5%葡萄糖注射液中静脉滴注，持续至少 2 小时。出血多时应及时输血。产程中严格无菌操作,产时及产后应用广谱抗生素预防感染。

四、护理措施

妊娠前应积极治疗慢性失血性疾病,改变长期偏食等不良饮食习惯,调整饮食结构,适度增加营养,必要时补充铁剂,以增加铁的储备

(一)妊娠期

1.饮食护理 建议孕妇摄取高铁、高蛋白质及高维生素 C 食物,以改善体内缺铁症状,如动物肝脏、瘦肉、蛋类、菠菜等深色蔬菜。

2.正确服用铁剂 铁剂的补充应首选口服制剂。建议妊娠 4 个月后,每日遵医嘱服用铁剂,可预防贫血的发生。铁剂对胃黏膜有刺激作用,引起恶心、呕吐、胃部不适等症状。因此,应饭后或餐中服用。服用铁剂后,由于铁与肠内硫化氢作用而形成黑便。

3.加强母儿监护 产前检查时常给予血常规检测。妊娠晚期应重点复查。注意胎儿宫内生长发育状况的评估,并积极地预防各种感染。

4.健康指导 注意劳逸结合,依据贫血的程度安排工作及活动量

(二)分娩期

中重度贫血产妇临产前遵医嘱给予维生素 K_1、维生素 C、安络血等药物并应配血备用血红蛋白在 3.7mmol/L 以下,且接近预产期或短期内需要进行剖宫产手术者,采用输血治疗,输血时应遵循少量多次的原则,增加对失血的耐受性。同时严密监控输血速度和输注总量,以防止发生急性左心衰。严密观察产程,鼓励产妇进食;加强胎心监护,给予低流量吸氧;为减少孕妇体力消耗,第二产程酌情给予阴道助产。因贫血产妇对出血的耐受性差,少量出血易引起休克,应积极预防产后出血胎儿前肩娩出时遵医嘱静脉注射宫缩剂。严格无菌操作遵医嘱给予抗生素预防感染。

(三)产褥期

1.密切观察子宫收缩及阴道流血情况,按医嘱补充铁剂,纠正贫血并继续应用抗生素预防和控制感染。

2.指导母乳喂养,对于因重度贫血不宜哺乳者,详细讲解原因,并指导产妇及家人掌握人工喂养的方法。采取正确的回奶方法。

3.提供家庭支持,增加休息和营养,避免疲劳。加强亲子互动,提供避孕指导,避免产后抑郁。

五、出院指导

1.按医嘱补充铁剂。

2.指导母乳喂养,对于因重度贫血不宜哺乳者,详细讲解原因,并指导产妇及家人掌

握人工喂养的方法。采取正确的回奶方法。

3.增加休息和营养，避免疲劳。

第二十节　妊娠合并心脏病

一、定义

妊娠合并心脏病包括妊娠前已患有的心脏病、妊娠后发现或发生的心脏病，是妇女在围生期患有的一种严重的妊娠合并症。

二、临床表现

由于正常妊娠的生理性变化，可以表现一些酷似心脏病的症状和体征，如心悸、气短、踝部水肿、乏力、心动过速等。心脏检查可有轻度扩大、心脏杂音。妊娠还可使原有心脏病的某些体征发生变化，增加心脏病诊断难度。诊断时应注意以下有意义的诊断依据:

1.妊娠前有心悸、气短、心力衰竭史，或曾有风湿热病史，体检、x线、心电图检查曾被诊断有器质性心脏病。

2.有劳力性呼吸困难，经常性夜间端坐呼吸、咯血，经常性胸闷胸痛等临床症状。

3.有发绀、杵状指、持续性颈静脉怒张。心脏听诊有舒张期2级以上或粗糙的全收缩期3级以上杂音。有心包摩擦音、舒张期奔马律和交替脉等。

4.心电图有严重心律失常，如心房颤动、心房扑动、三度房室传导阻滞、ST 段及 T 波异常改变等。

5.X线检查显示心脏显著扩大,尤其个别心腔扩大。B型超声心动图检查示心肌肥厚、瓣膜运动异常、心内结构畸形。

三、心脏病孕妇心功能分级

纽约心脏病协会依据患者生活能力状况，将心脏病孕妇心功能分为4级:

Ⅰ级：一般体力活动不受限。

Ⅱ级：一般体力活动轻度受限制，活动后心悸、轻度气短，休息时无症状。

Ⅲ级：一般体力活动明显受限制，休息时无不适应，轻微日常工作即感不适、心悸、呼吸困难，或既往有心力衰竭史者。

Ⅳ级：一般体力活动严重受限，不能进行任何体力活动，休息时有心悸、呼吸困难等心力衰竭表现。

四、常见并发症

1.**心力衰竭**　妊娠期血流动力学变化加重心脏负担,如果心脏病患者原来心功能良好,多数可以度过妊娠期。若原有心功能受损,妊娠期可加重心功能不全,出现心房颤动、心动过速、急性肺水肿、心力衰竭。心力衰竭最容易发生在妊娠32～34周、分娩期及产褥早期。若出现下述症状与体征,应考虑为早期心力衰竭;①轻微活动后即出现胸闷、心悸、气短;②休息时心率每分钟超过110次,呼吸每分钟超过20次;③夜间常因胸闷而做起呼吸,或到窗口呼吸新鲜空气;④肺底部出现少量持续性湿罗音,咳嗽后不消失。

2.**亚急性感染性心内膜炎**　妊娠期、分娩期及产褥期易发生菌血症,如泌尿生殖道感染,已有缺损或病变的心脏易发生感染性心内膜炎。若不及时控制,可诱发心力衰竭。

3.**缺氧和发绀**　妊娠时外周血管阻力降低,使发绀型先天性心脏病的发绀加重;非发绀型左至右分流的先天性心脏病,可因肺动脉高压及分娩失血,发生暂时性右至左分流引起缺氧和发绀。

4.**静脉栓塞和肺栓塞**　妊娠时血液呈高凝状态,若合并心脏病静脉压增高及静脉淤滞者,有时可发生深部静脉血栓,虽不常见,一旦栓子脱落可诱发肺栓塞,是孕产妇的重要死亡原因之一。

五、处理原则

处理原则时积极预防心力衰竭和感染。

(一)非孕期

根据孕妇所患有的心脏病类型、病情程度及心功能状态,确定病人是否可以妊娠。对不宜妊娠者,应指导其正确的避孕措施。

(二)妊娠期

1. **终止妊娠**　凡不宜妊娠者,应在妊娠16周前行人工流产术。妊娠超过12周者应密切监护,积极预防心力衰竭至妊娠末期。对于顽固性心力衰竭者应与心内科医师联系,在严密监护下行剖宫产术终止妊娠。

2. **严密监护**　定期产前检查,正确评估母体和胎儿情况,积极预防和治疗各种引起心力衰竭的诱因动态观察心脏功能,减轻心脏负荷,适时终止妊娠。

(三)分娩期

1. **心功能Ⅰ～Ⅱ级,胎儿不大,胎位正常,宫颈条件良好者**,在严密监护下可经阴道分娩,第二产程时需给予阴道助产,以防心力衰竭和产后出血的发生。

2. **心功能Ⅲ～Ⅳ级,胎儿偏大,宫颈条件不佳,合并有其他并发症者**可选择剖宫产终止妊娠。因剖宫产可减轻心脏负担。不宜再次妊娠者,可同时行输卵管结扎术。

（四）产褥期

产后 3 日内，尤其 24 小时内，仍是心力衰竭发生的危险时期，产妇应充分休息且密切监护。按医嘱应用光谱抗生素预防感染，产后一周无感染征象时停药。心功能Ⅲ级或以上者不宜哺乳。

五、护理措施

（一）非孕期

根据孕妇所患有的心脏病类型、病变程度及心功能状态及是否有手术矫正史等具体情况，确定病人是否可以妊娠。对不宜妊娠者，应指导其正确的避孕措施。

（二）妊娠期

1.加强孕期保健

（1）定期产前检查或家庭访视，妊娠 20 周前每 2 周性产前检查 1 次。妊娠 20 周后，尤其是 32 周后，需 1 周检查 1 次。若心功能在Ⅰ～Ⅱ级者，应在妊娠 36～38 周提前入院待产。

（2）识别早期心力衰竭的征象：①轻微活动后即有胸闷、心悸、气短。②休息时心率每分钟超过 110 次，呼吸每分钟大于 20 次。③夜间常因胸闷而需做起呼吸，或到窗口呼吸新鲜空气。④肺底部出现少量持续性湿罗音，咳嗽后不消失

2.预防心力衰竭

（1）充分休息，避免过劳：保证每天至少 10 小时的睡眠中午宜休息 2 小时，心脏病的孕妇妊娠 30 周后完全卧床休息，休息时应左侧卧位或半卧位。

（2）营养科学合理：宜摄入高热量、高维生素、低盐低脂饮食且富含多种微量元素如铁、钙等宜少量多餐，多食蔬菜和水果，防止便秘加重心脏负担。整个孕期体重不超过 10kg。妊娠 16 周以后，每日食盐量不超过 4～5g。

（3）预防治疗诱发心力衰竭的各种因素：如贫血、心律失常、妊娠期高血压疾病各种感染等如有感染征象，应及时给予有效的抗感染治疗。卧床休息时注意翻身拍背，协助排痰，保持外阴清洁，加强保暖。临产后加用抗生素以防感染。

（4）健康宣教与心理支持：指导孕妇及家属掌握妊娠合并心脏病的相关知识，识别早期心衰的常见症状和体征，使其安全度过安全期。

3.心力衰竭的紧急处理

（1）体位：病人取坐位，双腿下垂，减少静脉血回流。

（2）吸氧：开始为 2～3L/min，也可高流量给氧 6～8L/min，必要时面罩加压给氧或正压呼吸。使用乙醇吸氧，氧气流经 50%～70%乙醇湿化瓶中，使泡沫表面张力降低而破裂，以利于肺泡通气的改善。

（3）按医嘱给药：位防止产褥期组织内水分与强心药物回流入人体循环，而引起毒

性反应，通常选择作用和排泄较快的制剂，如地高辛 0.25mg 口服，每日 2 次，2～3 日后根据临床效果改为每日一次。孕妇对洋地黄类药物的耐受性差，需要注意用药时的毒性反应。

（4）其他：紧急情况下，也可以应用四肢轮流三肢结扎法，以减少静脉回心血量，对减轻心脏负担有一定的作用。

（三）分娩期

1.严密观察产程进展，防止心力衰竭的发生

（1）左侧卧位，避免仰卧，防止仰卧位低血压综合征发生。分娩时采取半卧位，臀部抬高，下肢放低。也可适当的应用镇静剂。密切观察子宫收缩，胎头下降及胎儿宫内情况，随时评估孕妇的心功能状态，正确识别早期心力衰竭的症状和体征。

（2）缩短第二产程，减少产妇体力消耗：宫缩时不宜用力，说明减轻疼痛的必要性及方法。

（3）预防产后出血和感染：胎儿娩出后应腹部立即放置沙袋，持续 24 小时，以防腹压骤降引起心力衰竭。为防止产后出血过多。可静脉或肌内注射缩宫素 10～20U，禁用麦角新碱，以防静脉压升高。一切操作严格遵循无菌操作规程，并按医嘱给予抗生素预防感染。

2.给予生理及情感支持，降低产妇及家属焦虑

（四）产褥期

1.监测并协助产妇恢复孕前的心功能状态

（1）产后 24 小时严密监测生命体征：正确识别早期心衰症状，产妇应半卧位或左侧卧位，保证充足的休息，必要时给予镇静剂；在心功能允许的情况下，早期下床适度活动，已减少血栓的形成。

（2）一般护理及用药护理：心功能 Ⅰ～Ⅱ 级的产妇可以母乳喂养，但应避免过劳；保证充足的睡眠和休息。Ⅲ 或以上者应及时回乳，指导家属人工喂养的方法。及时评估膀胱有无胀满，保持外阴部清洁；指导摄入清淡饮食，少量多餐，防止便秘。

2.促进亲子关系建立，避免产后抑郁发生。

3.采取适宜的避孕方式：不宜在妊娠者，在剖宫产的同时行输卵管结扎术后产后一周做绝育术。

4.做好出院指导。

第二十一节 产褥感染

一、定义

产褥感染指分娩及产褥期生殖道受病原体侵入,引起局部或全身感染,其病发率6%。产褥病率指分娩24小时以后的10日内,每日测量体温4次,间隔时间4小时,有2次体温≥38℃。产褥病率常由产褥感染引起,但也可由生殖道以外感染如急性乳腺炎、上呼吸道感染、泌尿系统感染、血栓静脉炎等原因所致。产褥感染与产科出血、妊娠合并心脏病及严重的妊娠高血压疾病,是导致孕产妇死亡的四大原因。

二、临床表现

发热、疼痛、异常恶露,为产褥感染三大主要症状。产褥早期发热的最常见的原因是脱水,但在2~3日低热后突然出现高热,应考虑感染可能。由于感染部位、程度、扩散范围不同,期临床表现也不同。依感染发生的部位,分为会阴、阴道、宫颈、腹部伤口、子宫切口局部感染,急性子宫内膜炎,急性盆腔结缔组织炎、腹膜炎,血栓静脉炎,脓毒血症及败血症等。

1.急性外阴、阴道、宫颈炎 分娩时会阴部损伤或手术产导致感染,以葡萄球菌和大肠杆菌感染为主。会阴裂伤或会阴后-侧切开伤口感染,表现为会阴部疼痛,坐位困难,可有低热。局部伤口红肿、发硬、伤口裂开,压痛明显,脓性分泌物流出,较重时可出现低热。阴道裂伤及挫伤感染表现为黏膜充血、水肿、溃疡、脓性分泌物增多。感染部位较深时,可引起阴道旁结缔组织炎。宫颈裂伤感染向深部蔓延,可达宫旁组织,引起盆腔结缔组织炎。

2.子宫感染 包括急性子宫内膜炎、子宫肌炎。病原体经胎盘剥离面侵入。扩散至子宫蜕膜层称为子宫内膜炎,侵入子宫肌层称为子宫肌炎,两者常伴发。若为子宫内膜炎,子宫内膜充血、坏死,阴道内有大量脓性分泌物且有臭味。若为子宫肌炎,腹痛,恶露增多呈脓性,子宫压痛明显,子宫复归不良,可伴发高热、寒战、头痛,白细胞明显增高等全身感染症状。

3.急性盆腔结缔组织炎和急性输卵管炎 病原体沿宫旁淋巴和血行达宫旁组织,出现急性炎性反应而形成炎性包块,同时波及输卵管,形成急性输卵管炎。临床表现下腹痛伴肛门坠胀,可伴寒战、高热、脉速、头痛等全身症状。体征为下腹明显压痛、反跳痛、肌紧张;宫旁一侧或两侧结缔组织增厚、压痛和(或)触及炎性包块,严重者整个盆腔形成"冰冻骨盆"。淋病奈瑟菌沿生殖道黏膜上行感染,达输卵管与盆腹腔,形成脓肿后,高热不退。患者白细胞持续增高,中性粒细胞明显增多,核左移。

4.急性盆腔腹膜炎及弥漫性腹膜炎　炎症继续发展,扩散至子宫浆膜,形成盆腔腹膜炎。继而发展成弥漫性腹膜炎,全身中毒症状明显,高热、恶心、呕吐、腹胀,检查时下腹部明显压痛、反跳痛。腹膜面分泌大量渗出液,纤维蛋白覆盖引起肠粘连,也可在直肠子宫陷凹形成局限性脓肿,若脓肿波及肠管与膀胱出现腹泻、里急后重与排尿困难。急性期治疗不彻底可发展成盆腔炎性疾病后遗症而导致不孕。

5.血栓静脉炎　盆腔内血栓静脉炎常侵及子宫静脉、卵巢静脉、髂内静脉、髂总静脉及阴道静脉,厌氧菌为常见病原体。病变单侧居多,产后1~2周多见,表现为寒战、高热,症状可持续数周或反复发作。局部检查不易与盆腔结缔组织炎鉴别。下肢血栓静脉炎,病变多在股静脉、腘静脉及大隐静脉,多继发于盆腔静脉炎,表现为弛张热,下肢持续性疼痛,局部静脉压痛或触及硬索状,使血液回流受阻,引起下肢水肿,皮肤发白,习称"股白肿"。病变轻时无明显阳性体征,彩色多普勒超声检查可协助诊断。

6.脓毒血症及败血症　感染血栓脱落进入血液循环可引起脓毒血症,随后可并发感染性休克和迁徙性脓肿(肺脓肿、左肾脓肿)。若病原体大量进入血液循环并繁殖形成败血症,表现为持续高热、寒战、全身明显中毒症状,可危及生命。

三、治疗

1.支持疗法　加强营养并补充足够维生素,增强全身抵抗力,纠正水、电解质失衡。病情严重或贫血者,多次少量输新鲜血或血浆,以增加抵抗力。取半卧位,利于恶露引流或使炎症局限于盆腔。

2.切开引流　会阴伤口或腹部切口感染,及时行切开引流术;疑盆腔脓肿可经腹或后穹窿切开引流。

3.胎盘胎膜残留处理　经有效抗感染同时,清除宫腔内残留物。患者急性感染伴发高热,应有效控制感染和体温下降后,再彻底刮宫,避免因刮宫引起感染扩散和子宫穿孔。

4.应用抗生素　未能确定病原体时,应根据临床表现及临床经验,选用广谱高效抗生素。然后依据细菌培养和药敏实验结果,调整抗生素种类和剂量,保持有效血药浓度。当中毒症状严重者,短期加用肾上腺皮质激素,提高机体应激能力。

5.肝素治疗　血栓静脉炎时,应用大量抗生素同时,可加用肝素钠,即150U/(kg·d)肝素加入5%葡萄糖液500ml静脉滴注,每6小时1次,体温下降后改为每日2次,连用4~7日;尿激酶40万U加入0.9%氯化钠注射液或5%葡萄糖注射液500ml,静脉滴注10日。用药期间监测凝血功能。口服双香豆素、阿司匹林等,也可活血化瘀中药治疗。

6.手术治疗　子宫严重感染,经积极治疗无效,炎症继续扩展,出现不能控制的出血、败血症或脓毒血症时,应及时行子宫切除术,清除感染源,抢救患者生命。

四、护理措施

1.一般护理 保持病室安静、清洁、空气新鲜，并注意保暖。保持床单及衣物、用物清洁。保证产妇获得充足休息，加强营养，给予高蛋白、高热量、高维生素易消化饮食，以增强抵抗力。鼓励产妇多饮水，保证足够的液体摄入。对病人出现高热、疼痛、呕吐时按症状进行处理，解除或减轻病人的不适，取半卧位，以利于恶露引流。

2.心理护理 产妇及家属了解病情和治疗护理情况，增加治疗信心，以解除产妇及家属疑虑。

3.病情观察 密切观察产后生命体征的变化，尤其体温，每4小时测1次。观察是否有恶心、呕吐、全身乏力、腹胀、腹痛等症状。同时观察记录恶露的颜色、性状与气味，子宫复旧情况及会阴伤口情况。

4.治疗配合 根据医嘱进行支持治疗。配合做好脓肿引流术、清宫术、后穹窿穿刺术等的术前准备及护理。注意抗生素使用的间隔时间，维持血液中的有效浓度。严重病例有感染性休克或肾功能衰竭者应积极配合抢救。

5.做好健康教育 减轻产妇的心理压力。

五、出院指导

教会产妇自我观察，会阴部要保持清洁干净，及时更换会阴垫；防止感染扩散。产褥期结束返院复查。

第二篇　儿科疾病健康教育

第三章　新生儿疾病健康教育

第一节　正常新生儿护理

新生儿期主要是从母亲子宫内到外界生活的适应期，由于这段时期新生儿各系统脏器功能发育尚未成熟，免疫功能低下，体温调节功能较差，因而易感染，护理起来必须细心、科学、合理。着重从以下几个方面给予指导：

一、温度和光线

1.新生儿对外界温差的变化不适应，适宜的室内温度应保持在 25℃~28℃，盛夏要适当降温，而冬天则需要保暖，同时注意通风。

2.室内的光线不能太暗或太亮，有些家长认为新生儿感光较弱，害怕刺激眼睛，常常喜欢挂上厚重的窗帘，其实这是不宜的，应让宝宝在自然的室内光线里学会适应，而避免阳光直射眼部。

二、衣服和尿布

1.新生儿的内衣（包括尿布）应以柔软且易于吸水的棉织品为主，最好不要用化纤或印染织品；衣服的颜色宜浅淡，便于发现污物，并防止染料对新生儿皮肤的刺激；衣服尽量宽松，不妨碍肢体活动且易穿易脱；由于新生儿头部散热较大，气候寒冷或室温较低时应该戴小帽子，同样要柔软舒适。

2.尿布用柔软吸水性好的棉织品，做到勤洗勤换，通常白天要换 4 次以上，晚上应换 2 次以上，每次更换时均应清洗小屁股，并外涂适量护肤油剂；尿不湿则选择质量较好且透气性能好的，在家里时尽量用尿片，出门或睡觉时则用"尿不湿"；注意尿片或尿不湿包裹不宜太紧，以便四肢自由伸展。

三、睡眠和睡姿

1.睡姿影响呼吸，且新生儿头颅比较软，良好的睡姿有利于头颅的发育。建议有个舒适、厚度为 1~2cm 的小枕头，中间稍微下陷，两头微起。

2.最好的睡姿是仰卧或侧卧，以避免压迫胸肺部，建议在喂养后多采取侧睡，以免溢奶或呛咳造成窒息；在采取仰卧位时，应当经常变换体位；足月儿因活动力较强，出生头几天可以适当采取俯卧，以利呼吸道分泌物流出，防止呕吐物倒流入气管，但俯卧必须拿去枕头，头侧向一面，此时要有家长在一旁监护。

3.新生儿通常每天要睡 18~20 个小时，但未满月的宝宝不宜长时间睡眠，家长应该每隔 2~3 个小时唤醒一次，以方便喂养。

四、哺乳和喂养

1.新生儿喂养是门很大的学问。专家的观点是出生后母乳喂养越早越好，一般为出生后半小时左右。如果妈妈暂时没有分泌乳汁，也要尽量让新生儿吮吸乳头，以促进乳汁分泌，并增进母婴的感情，利于母体因分娩造成的产后伤口的愈合。

2.母乳喂养时应采取"竖抱位"即头部略抬起，这是最理想、最符合自然规律的喂奶方式。在这种姿势下新生儿和母亲相对而视，还可增加相互间的亲密感；母亲喂奶前应先洗手并将乳头清洗干净，母亲如有呼吸道疾病喂养时应戴口罩，如乳房上皮肤有破裂或炎症，应咨询医生后根据具体情况决定是否继续哺乳。

3.哺乳的时候最好是一边乳房吸空喂饱，下一次再换另一侧乳房，以防残奶淤积在乳房内，如一侧乳房喂饱后仍有多余的乳汁，则最好将其挤掉，以促进乳房的正常泌乳并避免乳汁淤积或继发感染。

4.人工喂养尽量不要直接喂服新鲜奶，因为其中所含的蛋白质等营养成分不适合新生儿；混合喂养（母乳喂养和代乳品喂养相结合）时，应先以母乳喂养为主。

5.人工喂养时奶嘴孔大小应适中并注意温度，奶嘴喂奶时尽量不要让宝宝吸进空气，以免吐奶，而喂完之后可轻拍宝宝背部，以免积气。此外要对奶瓶、奶嘴严格煮沸消毒。

6.喂养不需太讲究定时，母乳喂养原则为按需哺乳，即宝宝饿了即喂；人工喂养一般情况下 3 小时左右喂一次，每次以吃饱吃好为原则：即宝宝吃奶后不哭不吵，且体重正常增长。

五、预防感染

护理新生儿时，要注意卫生，在每次护理前均应洗手，以防手上沾染的细菌带到新生儿细嫩的皮肤上发生感染，如护理人员患有传染性疾病或带菌者则不能接触新生儿，以防新生儿受染。如新生儿发生传染病时，必须严格隔离治疗，接触者隔离观察。产母休息室在哺乳时间应禁止探视，以减少新生儿受感染的机会。

六、皮肤护理

出生不久的新生儿，在脐带未脱落前，尽量不用盆浴，而采用干洗法为新生儿擦身。

脐带脱落后，则可给予盆浴，宜用无刺激性的婴儿专用香皂，浴后要用干软的毛巾将身上的水吸于，并可在皮肤皱褶处涂少许香粉，注意避免结块。每次换尿布后一定要用温热毛巾将臀部擦干净，有时因尿液刺激使臀部皮肤发红，这时可涂少许无菌植物油或维生素 AD 滴剂。

七、五官护理

应注意面部及外耳道口、鼻孔等处的清洁，但勿挖外耳道及鼻腔。由于口腔黏膜细嫩、血管丰富，极易擦伤而引起感染，故不可经常用劲擦洗口腔，更不可用针、特别是不洁针去挑碾牙龈上的小白点——上皮小珠（俗称"马牙"或"板牙"），以防细菌由此处进人体内而引起败血症。

第二节　新生儿黄疸

一、定义

新生儿黄疸是指新生儿时期，由于胆红素代谢异常，引起血中胆红素水平升高，而出现以皮肤、黏膜及巩膜黄染为特征的病症，是新生儿最常见的临床问题。本病有生理性和病理性之分。

二、临床表现

（一）生理性黄疸

轻者呈浅黄色局限于面颈部，或波及躯干，巩膜亦可黄染。于生后 2～3 天内出现黄疸，4～5 天达高峰；一般情况良好，足月儿在 2 周内消退，早产儿可延迟到 3～4 周。血清胆红素上限足月儿 12mg/dl，早产儿 15mg/dl

1.黄疸色泽：轻者呈浅黄色，重者颜色较深，但皮肤红润黄里透红。

2.黄疸部位：多见于躯干、巩膜及四肢近端。

3.足月儿一般情况好，无贫血、肝脾肿大，肝功能正常，不发生核黄疸。

4.早产儿生理性黄疸较足月儿多见，可略延迟 1～2 天出现，黄疸程度较重消退也较迟，可延至 2～4 周。

（二）病理性黄疸

常有以下特点：出现早，生后 24 小时内出现；程度重，足月儿大于 12mg/dL，早产儿大于 15mg/dL；进展快，血清胆红素每天上升超过 5mg/dL；持续时间长，或退而复现。

1.黄疸程度　除面部、躯干外，还可累及四肢及手、足心。

2.黄疸颜色　未结合胆红素升高为主，呈橘黄或金黄色；结合胆红素升高为主，呈暗绿色或阴黄。

3.伴随表现　溶血性黄疸多伴有贫血、肝脾大、出血点、水肿、心衰。感染性黄疸多伴发热、感染中毒症状及体征。梗阻性黄疸多伴有肝脾大，大便色发白，尿色黄。

4.全身症状　重症黄疸时可发生，表现反应差、精神萎靡、厌食。肌张力低，继而易激惹、高声尖叫、呼吸困难、惊厥或角弓反张、肌张力增高等。

三、护理措施

1.观察皮肤颜色，根据皮肤黄染的部位、范围和深度，估计血清胆红素增高的程度，判断其转归。

2.光照疗法的护理：

（1）检查蓝光灯管，保证照射效果。

（2）保持暖箱内适宜的温湿度：30～32℃（早产儿32～35℃，适度55%～65%）。

（3）脱去患儿衣裤，全身裸露，遮盖眼睛及会阴部。

（4）监测患儿体温，控制体温在36.5～37.3℃，如患儿持续出现发热，体温大于38.5℃需停止光疗，等体温恢复正常后再进行照射。

（5）保持患儿皮肤清洁干燥，及时更换尿布，清洗臀部，防止出现红臀。

（6）应采用左、右侧卧位与平俯卧位交替，保持舒适体位，使皮肤最大面积接受蓝光照射。

（7）密切观察病情变化：观察患儿一般状况及生命体征；黄疸部位和程度的变化；有无出现光疗副作用，如发热、腹泻、绿色稀便、皮疹等，若光疗中皮肤呈青铜色，血及尿液呈暗灰色，应停止光疗。

（8）维持水、电解质平衡：及时补充水分，定期检测电解质，预防低钙血症。

3.提早喂养，刺激肠道蠕动，促进大便和胆红素排出。

4.观察体温、脉搏、呼吸及有无出血征象，患儿哭声、吸吮力、肌张力的变化，以判断有无核黄疸发生。

5.遵医嘱给予补液和白蛋白治疗，纠正酸中毒，防止胆红素脑病的发生。

四、出院指导

1.保持室内空气新鲜，阳光充足，温湿度适宜，夏冬季可借助空调或取暖器调节。相对湿度55%～65%为宜。定时通风，一般每日二次，避免对流风。减少人员探视，预防交叉感染。

2.注意保暖：包被穿衣适中，防低温或过热。

3.合理按需喂养，提倡母乳喂养，保持大便通畅。

4.若"母乳性黄疸"需暂停母乳喂养72小时；期间予人工喂养，注意奶具消毒。

5.注意观察小儿皮肤黄染程度，黄染过重者需中药利胆退黄、光疗治疗。

6.注意观察小儿反应、哭声、吃奶及大便情况，发现异常及时报告医护人员。

7.注意小儿个人卫生，定时更换内衣，做好皮肤护理。

8.抱孩子适当户外活动，多晒太阳，适量补充维生素、微量元素。

9.足月新生儿黄疸一般2周内消退，若小儿皮肤黄疸加深或退而复现，需及时就诊。

第三节　新生儿肺炎

一、定义

新生儿肺炎是指不同病原体及其他因素所引起的肺部炎症，是新生儿期常见的疾病，占新生儿死亡原因5%～20%。由于新生儿呼吸系统发育不完善，易发生感染，分泌物不易排出，易引起呼吸道阻塞、肺不张、通气换气受限。

二、临床表现

（一）呼吸系统的表现

1.发热：热型不一，多为不规则热。

2.咳嗽：初为刺激性干咳，后有痰，早产儿表现为口吐泡沫。

3.气促：呼吸可达每分钟40～80次，重症表现为鼻翼煽动、口鼻发绀、三凹症、点头呼吸、喘息、听诊有哮鸣音。

4.肺部固定的中细湿啰音，呼吸音粗糙。

（二）循环系统表现

轻度缺氧可致心率增快；重症肺炎可合并心肌炎（面色苍白、心动过速、心率不齐）、心衰（呼吸困难加重，呼吸超过60次/分，心率超过180次/分，心音低钝、奔马律，肝脏迅速增大，尿少或无尿）。

（三）神经系统表现

精神萎靡、烦躁不安或嗜睡。

（四）消化系统表现

食欲减退、呕吐、腹泻、腹胀。

三、护理措施

1.休息：室内温度在18℃～20℃，相对湿度为60%。保持室内空气新鲜，衣着舒适保持干燥。

2.维持正常体温，保证热量供给。喂奶后托起患儿协助排气，取头高、右侧卧位，防止溢乳。喂奶后 30min 密切观察患儿病情变化。重症患儿可鼻饲，并根据不同日龄、体重、对液量的具体要求静脉补液。

3.保持呼吸道通畅

（1）翻身和体位引流，经常变换体位可减少肺部淤血，促进炎症吸收。

（2）超声波雾化吸入，可使痰液变稀薄利于咳出。

（3）胸部叩击：通过产生有节律的叩打，对呼吸道及肺部直接震动，使附着管壁的痰液松动脱落。在新生儿呼气时用腕部的力量轻叩肺部，叩击时注意观察患儿的呼吸、心率、皮肤及口唇是否紫绀，胃管喂养后 30min 内不能进行此操作。在喂养或吸痰前 30min～45min 改变体位后再叩击，叩击前可适当提高氧浓度 10%～15%，对于用呼吸机的危重患儿 48h～72h 内及肺出血、体重低于 1.0kg 的早产儿不能进行此操作。

（4）吸痰的护理：痰多患儿根据医嘱每次体位引流、拍背、超声波雾化吸入后给予吸痰。吸痰时注意无菌操作，先吸引口腔内分泌物再吸引鼻腔内分泌物，以免患儿在喘息和哭叫时将分泌物吸入肺部。吸痰的压力为 100mmHg，每次吸痰时间不超过 15 秒。

（5）吸氧的护理：中、重度缺氧患儿进行经皮血氧饱和度监测。中度缺氧采用鼻导管吸氧，氧流量 0.5～1L/min；或面罩给氧，氧流量 2～4L/min，以维持血氧饱和度在 90% 左右；出现呼吸衰竭时应使用呼吸机支持。

4.补充营养及水分：给予足量的维生素和蛋白质，婴儿哺喂时应耐心，每次喂食须将头部抬高或抱起，以免呛入气管发生窒息。进食确有困难者，可按医嘱静脉补充营养或鼻饲喂养。

5.密切观察病情：当患儿出现烦躁不安、面色苍白、呼吸加快>60 次/分、心率>180 次/分、心音低钝，是心力衰竭的表现，应及时报告医师，并减慢输液速度，遵医嘱应用强心剂。

四、出院指导

1.保持室内空气新鲜，阳光充足，温湿度适宜，夏冬季可借助空调或取暖器调节。相对湿度 55%～65% 为宜。定时通风，一般每日 2 次，避免对流风。

2.注意观察小儿面色，有呼吸困难及紫绀及时报告医护人员。

3.静脉给药注意控制输液速度、输液量，防止急性心衰、肺水肿。如需口服用药需根据医嘱，不可随意增减。请勿在小儿哭闹时喂药，以免误吸入气管。

4.以母乳喂养为佳，少量多餐。人工喂养奶嘴孔大小要适宜。喂好后将小儿竖直，头伏于母亲肩上，轻拍其背部以排出咽下的空气避免溢奶和呕吐。

5.多怀抱小儿，注意保暖，避免着凉，衣着以小儿的手足温暖而不出汗为宜

6.少去公共场所，减少探视，避免接触呼吸道感染者。

第四节　新生儿硬肿症

一、定义

又称寒冷损伤综合征，主要由受寒引起，出现低体温和多器官功能损伤，严重者出现皮肤和皮下脂肪变硬和水肿。

二、临床表现

1.低体温　多发生在寒冷季节，出生 3 日内或早产儿多见。体核温度（肛温）降至35℃以下，重症 30℃以下。

2.皮肤硬肿　紧贴皮肤组织不能移动，水肿者有轻度凹陷。

3.多器官功能损害　心音低钝、心率缓慢、循环障碍表现。严重者出现休克、DIC、急性肾衰和肺出血等。

三、护理措施

1.复温　肛温≥30℃者，将患儿置于已预热的中性暖箱中，一般在 6～12 小时内恢复正常体温。肛温≤30℃的患儿一般置于箱温比肛温高 1～2 度的暖箱中进行外加热，每小时提高箱温 1～1.5 度，箱温不超过 34 度，在 12～24 小时内恢复正常体温。

2.合理喂养　经口喂养，吸吮无力者鼻饲或静脉补充营养。

3.保证液体供给　严格控制补液速度，应用输液泵。

4.预防感染　做好消毒隔离，加强皮肤护理，经常更换体位。

5.观察病情　生命体征及硬肿的范围变化。

四、出院指导

1.保持室内空气新鲜，阳光充足，温湿度适宜，夏冬季可借助空调或取暖器调节。相对湿度 55%～65% 为宜。定时通风，一般每日 2 次，避免对流风。减少人员探视，预防交叉感染。

2.注意保暖：保持适宜的温度与湿度，冬季可借助空调或取暖器调节室温，包被穿衣适中，防止受凉，维持正常体温。低体温或体温不升者需置暖箱保暖复温。

3.合理耐心喂养，提倡母乳喂养，保证足够的热卡摄入；如为人工喂养，注意奶具的消毒。

4.合理使用抗生素预防和治疗感染。

5.注意观察患儿面色、反应、哭声、吃奶情况，发现异常及时报告医护人员。

6.做好皮肤护理，经常更换体位，防止体位性水肿。

7.保持皮肤黏膜完整性，防止皮肤破损引起感染。

第五节　新生儿气胸

一、定义

新生儿气胸是指任何原因引起的肺泡过度充气，肺泡腔压增高或肺泡腔与间质间产生压力阶差及临近组织压迫，导致肺泡壁破裂而产生，此病是新生儿急危重症之一，其发病急，进展快，常表现为突发的呼吸困难，面色紫绀，若处理不及时可危及生命。国外有报道气胸是脑瘫的高危因素之一。

二、临床表现

呼吸急促、呻吟、呼吸困难、面色苍白或发绀、胸廓饱满或双侧不对称。

三、护理措施

（一）一般护理

对于保守治疗的患儿，抬高床头 15～30°。保暖、镇静，避免患儿哭闹。维持基础代谢，常规监测心率、呼吸、血压、SpO_2，动态监测血气指标。遵医嘱头罩或面罩吸氧，调节氧流量 3L/min，维持适宜的吸氧湿度与温度。24 小时维持补液严格控制滴速。合理喂养，对吸吮或吞咽能欠佳予鼻饲喂养，保证患儿的能量摄入，做好基础护理。

（二）观察病情变化

新生儿在出生 24 小时内应密切观察，一旦发现有呼吸急促、呻吟、面色发绀表现，立即通知医生胸片确诊气胸行高浓度吸氧治疗。

（三）胸腔穿刺的护理

对闭合性气胸抽气治疗。备好麻醉药品和穿刺包，配合医生做好抽气，防止穿刺针脱落，保证各管道紧密连接。

（四）胸腔闭式引流的护理：

1.水封瓶与负压吸引器紧密连接，引流瓶液面低于胸腔出口 60～100cm，观察引流瓶长管内的水柱波动 4～6 cm，咳嗽时有无气泡溢出，长管要没入无菌生理盐水中 3～4 cm并保持直立；

2.定时挤压引流管；

3.保持引流口敷料清洁干燥，每天换药一次；

4.定时翻身拍背，防止坠积性肺炎。

5.做好口腔护理皮肤护理。

6.拔管：在气体停止排出 24h 后，可遵医嘱予夹管观察 24～48h，X 线检查胸膜腔内气体引流彻底后，可拔管。拔管后继续做好伤口换药，保持伤口清洁，防止感染。

（五）高频机械通气护理

是一种以低通气压力和潮气量，高频率来维持气体交换的通气方式，为治疗气胸患儿的首选通气模式。

四、出院指导

1.耐心讲解本病的相关知识，减轻家长的焦虑情绪。

2.告知家长积极配合治疗的重要性。

3.出院患儿定期复查。

第六节　新生儿颅内出血

一、定义

主要因缺氧或产伤引起，早产儿发病率较高，是新生儿早期的重要疾病与死亡原因，预后较差。

二、临床表现

1.意识形态改变　如激惹、过度兴奋或表情淡漠、嗜睡、昏迷等。

2.眼症状　如凝视、斜视、眼球上转困难、眼震颤等。

3.颅内压增高表现　如脑性尖叫、前囟隆起、惊厥等。

4.呼吸改变　出现呼吸增快、减慢、不规则或暂停等。

5.肌张力改变　早期肌张力增高以后减低。

6.瞳孔　不对称、对光反应差。

7.其他　黄疸和贫血。

三、护理措施

1.严密观察病情，注意生命体征神态瞳孔的变化。保持病室温度在 22℃～24℃，湿度 55％～65％。绝对静卧，抬高头部，减少噪音，护理操作要轻、稳、准，尽量减少对患儿移动和刺激，静脉穿刺最好使用留置针，减少反复穿刺，避免头皮穿刺输液，以防止加重颅内出血。

2.维持体温的恒定。体温过高时应予物理降温的方法，可用解开包被松开衣服，还可头部枕凉水袋。宜平卧保持头正中位，避免头偏向一侧，以免压迫颈动脉而造成意外。

3.不能进食者，应给予鼻饲。少量多餐，每日 4～6 次，保证患儿热量及营养物质的供给。密切观察病情变化，注意观察皮肤弹性、黏膜湿润的程度。

4.准确记录 24h 出入量。

5.合理用氧　维持血氧饱和度 85%～95%。

6.保持呼吸通畅，改善呼吸功能，及时清除呼吸道分泌物。

7.遵医嘱给予维生素 K_1、酚磺乙胺（止血敏）、血凝酶控制出血，贫血患儿可输少量新鲜血浆或全血，静脉应用维生素 C 改善毛细血管的通透性。

四、出院指导

1.讲解颅内出血的严重性，可能会出现的后遗症。

2.给予安慰，减轻家长的焦虑，鼓励坚持治疗和随访，如有后遗症时，尽早带患儿进行功能训练和智力开发，减轻脑损伤影响。

3.遵医嘱服用脑复康、脑活素等营养神经细胞的药物，协助脑功能恢复。

4.教会家长给患儿功能训练的技术，增强战胜疾病的信心 。

第七节　新生儿缺氧缺血性脑病

一、定义

是由于各种围生期因素引起的缺氧和脑血流减少或暂停而导致胎儿和新生儿的脑损伤，是新生儿窒息后的严重并发症，病情重，病死率高，少数幸存者可产生永久性神经功能缺陷如智力障碍、癫痫、脑性瘫痪等。

二、临床表现

1.轻度　主要表现为兴奋、激惹、肢体及下颏可出现颤动，肌张力正常。

2.中度　表现为嗜睡、反应迟钝、肌张力减低、肢体自发动作减少，可出现惊厥。

3.重度　意识不清，常处于昏迷状态，肌张力低下，肢体自发动作消失，惊厥频繁，反复呼吸暂停，前囟张力高，拥抱反射、吸吮反射消失。

三、护理措施

1.密切监护患儿的呼吸血压、心率、血氧饱和度，减少搬动头部，以免加重脑组织受损及出血。

2.观察患儿的神志、瞳孔、前囟张力、抽搐等症状及药物反应。

3.合理氧疗，保持呼吸道通畅，根据病情变化调节氧流量和氧浓度。轻度 HIE 可面罩、头罩给氧，重度 HIE　可考虑气管插管及机械辅助通气。

4.更换体位，以维持充足换气，引流气道分泌物。

5.注意皮肤护理，保持脐部、臀部皮肤的清洁干燥。

6.加强口腔护理。

四、出院指导

1.向家长耐心讲解病情，取得理解，讲解康复治疗的必要性及重要性。

2.早期康复干预方面的知识：0 ~ 2 岁小儿的脑处于快速发育的敏感期，可塑性极强，因此可给予如新生儿抚触、各种感知刺激、穴位按摩及各种动作训练，促进脑功能的恢复。

3.出生 28 天后每月用高压氧进行治疗，5 天为一疗程，每月 1 个疗程，连用 2 ~ 3 个疗程，以促进患儿的恢复并减轻后遗症，提高生活质量。

4.对怀疑有功能障碍者，将其肢体固定于功能位。

5.根据婴儿情况，给予合理喂养，宜少量多次，逐渐增加奶量，保证热能的供给。

6.恢复期指导家长掌握康复干预的措施，得到配合并坚持定期随访。

第八节　新生儿肺透明膜病

一、定义

由于缺乏肺表面活性物质所致进行性加重的呼吸窘迫和呼吸衰竭，多见于早产儿。

二、临床表现

呼气性呻吟、吸气三凹征、发绀，呼吸窘迫进行性加重、呼吸暂停、呼吸衰竭、心音减弱。

三、护理措施

1.保持呼吸道通畅：头稍后仰，使气道伸直，及时清除口咽部分泌物。

2.供氧：面罩吸氧、CPAP、呼吸机支持、应用肺表面活性物质。

3.维持酸碱平衡：呼吸性酸中毒以改善通气为主，代谢性酸中毒常用 5% 碳酸氢钠溶液治疗，剂量根据酸中毒情况而定。

4.预防感染：应用青霉素或头孢菌素等抗生素预防和治疗肺部感染。

5.保暖。

6.合理喂养：不能吸吮者给予鼻饲法或静脉补充营养，维持水电解质平衡。

四 、 出院指导

1.耐心讲解本病的相关知识，减轻家长的焦虑。

2.让家属了解治疗的过程和进展，取得最佳的配合。

3.教会家长居家照顾的相关知识，为患儿出院打下基础。

4.指导家长掌握新生儿护理和喂养的正确方法。 合理耐心喂养，提倡母乳喂养，保证足够的热卡摄入；如为人工喂养，注意奶具消毒。

5.保持室内空气新鲜，阳光充足，温湿度适宜，夏冬季可借助空调或取暖器调节。相对湿度 55%～65%为宜。定时通风，一般每日二次，避免对流风。

第九节　　新生儿腹泻

一 、 定义

又称腹泻病，是指由多种病原、多种因素引起的以大便次数增多和大便性状改变为特点的消化道综合征，严重者可引起水电解质和酸碱平衡紊乱。

二 、 临床表现

1.轻型　食欲缺乏，溢乳或呕吐，大便次数增多，成黄色或黄绿色，有酸味，粪便不多，每天 10 次内，无脱水症状。

2.重型　腹泻频繁，次数≥10 次，伴有呕吐，严重者吐咖啡样物，腹胀，大便黄绿色水样或蛋花汤样，量多，含水分多，可有少量粘液或血便；水电解质酸碱平衡紊乱症状（脱水、代酸、低钾）；全身中毒症状（发热、烦躁或萎靡嗜睡进而昏迷、休克）。

三 、 护理措施

1.调整饮食。

2.维持水电解质及酸碱平衡口服补液盐， 静脉补液。

3.控制感染。

4.保持皮肤完整性 避免尿布皮炎的发生。

5.密切观察病情。

四 、 出院指导

1.向家长解释病因，并发症相关的治疗措施，舒缓紧张情绪。

2.指导合理喂养，提倡母乳喂养，避免夏季断奶。

3.注意饮食卫生，食物新鲜。食具定期消毒。

4.适当户外活动。

5.避免滥用抗生素。

第十节　早产儿

一、定义

胎龄未满37周，体重在2500g以下，身长小于47cm，头围在33cm以下的活产婴儿称为早产儿或未成熟儿。其器官功能和适应能力较足月儿为差，应给予早产儿特殊护理。凡因胎盘功能不足等因素而出生体重减轻到该胎龄正常体重第10百分位以下或较平均数低两个标准差以下者称为小于胎龄儿（小样儿，成熟不良儿）。亦把出生体重2500g以下的统称为低体重儿，把出生体重低于1500g者称为极低体重儿，其中都包括早产儿和小于胎龄者。

二、临床表现

1.早产儿越早产则皮肤越薄嫩、组织含水量多、有凹陷性压痕、色红、皮下脂肪少、肌肉少、指甲短软，同时躯干部的胎毛越长、头部毛发则越少且短，头较大，囟门宽，耳壳平软与颅骨相贴，胸廓软，乳晕呈点状，边缘不突起，乳腺小或不能摸到。腹较胀，阴囊发育差。男性早产儿的睾丸常在外腹股沟中，在发育过程中渐降至阴囊内。女性越早产者则其小阴唇越分开而突出。手足底皱痕少。

2.体温调节：困难且不稳定，利用其产热的作用受到限制，肌肉少，张力低，不能改变姿态以缩小失热的面积。另一方面，由于汗腺发育不成熟，出汗功能不全，亦容易发生体温过高。

3.抵抗力弱：对各种感染的抵抗力极弱，即使轻微的感染也可酿成败血症等严重后果。

4.早产儿的呼吸快而浅，并且常有不规则间歇呼吸或呼吸暂停。哭声很小，常见青紫。

5.早产儿吮奶及吞咽能力均弱，贲门括约肌松弛，易致呛咳、吐、泻及腹胀。

6.当外伤、缺氧、感染、凝血机能受碍，往往易出血而且较重。脑部血管尤易受伤而出血。有时亦可出现原因不明的肺出血。

7.早产儿对胆红素的结合和排泄不好，其生理性黄疸维持的时间较足月儿为长，而且较重。

8.由于早产儿的肝脏不成熟，肝功能不全，凝血酶原第Ⅴ因子、第Ⅶ因子、第Ⅹ因子等均较足月儿为低，故凝血机制不健全，容易出血。

9.铁及维生素 A、D 的储存量减少，易得该种营养缺乏症。

10.肝糖原变成血糖的功能减低，因而在饥饿时血糖易于过低而发生休克。合成蛋白质的功能不好，可因血浆蛋白低下而形成水肿。

11.由于肾小球、肾小管不成熟，肾小球滤过率低，尿素、氯、钾、磷的清除率也低，蛋白尿较为多见。早产儿出生后体重下降较剧，并且易因感染、呕吐、腹泻和环境温度的改变而导致酸碱平衡失调。

12.中枢未成熟，哭声微弱，活动少，肌张力低下，神经反射也不明显，咳嗽、吮吸、吞咽等反射均差。

13.早产儿体重增长的倍数较足月儿为大，1 岁时足月儿的体重大致等于初生时的 3 倍，1501～2000g 早产儿 1 岁时的体重可达初生时的 5 倍半，1001～1500g 者可达 7 倍。

14.早产儿通过母体胎盘来的 IgG 量少，自身细胞免疫及抗体 IgA、D、E、G、M 合成不足，补体水平低下，血清缺乏调理素，故对感染的抵抗力较弱，容易引起败血症。

三、护理措施

（一）环境

早产儿与足月儿应分室居住，室内温度应保持在 24℃～26℃，晨间护理时，提高到 27℃～28℃，相对湿度 55%～65%。病室每日紫外线照射 1～2 次，每次 30min.每月空气培养一次。室内还应配备婴儿培养箱、远红外辐射床、微量输液泵、吸引器和复苏抢救设备。

（二）保暖

应根据早产儿的体重及病情，给予不同的保暖措施，一般体重小于 2000g 者，应尽早置婴儿培养箱保暖。婴儿培养箱的温度与患儿的体重有关，体重越轻箱温越高。体重大于 2000g 应放在婴儿保暖箱外保暖，维持体温在 36.5℃～37℃。因头部面积占体表面积 20.8%，散热量大，头部应戴绒布帽，以降低耗氧和散热量；各种操作应集中，并在远红外辐射床保暖下进行，没有条件者，采取简易保暖方法，并尽量缩短操作时间。每日测体温 6 次，注意体温的变化，如发现异常，及时通知医生。

（三）合理喂养

出生体重在 1500g 以上而无青紫的患儿，可生后 2～4h 喂 10%葡萄糖水 2ml/kg，无呕吐者，可在 6～8h 喂乳。出生体重在 1500g 以下或伴有青紫者，可适当延迟喂养时间。喂乳量应根据消化及吸收能力而定，以不发生胃内潴留及呕吐为原则。最好母乳喂养，无法母乳喂养者早产儿以配方乳为宜。吸吮无力及吞咽功能不良者。可用滴管或鼻饲喂养，必要时，静脉补充高营养液。喂养后，患儿宜取右侧位，并注意观察有无青紫、溢乳和呕吐的现象发生。准确记录 24h 出入量。每日晨起空腹测体重一次，并记录，以便分析、调整营养的补充。

（四）维持有效呼吸

早产儿出生后吸入空气时，动脉氧气压（PaO_2）<50mmHg 或经皮氧饱和度（$TcSO_2$）<85% 以下者，为有缺氧症状，应给予氧疗及呼吸支持方式，吸入氧的浓度、时间应根据缺氧程度及用氧方法而定，使血液中氧含量维持在 PaO_2 在 50～80mmHg，或 $TcSO_2$ 在 90%～95%。若持续吸氧时，吸氧的时间最好不超过 3d 或在血气监测下用氧，防止氧疗并发症的发生。

（五）连续 3d 补充维生素 K，预防出血症。

（六）预防感染

应加强口腔、皮肤及脐部的护理，脐部未脱落者，可采用分段沐浴，沐浴后用 2.5% 碘酒和 75% 酒精消毒局部皮肤，保持脐部皮肤清洁干燥。脐带脱落后每日沐浴 1～2 次，每日口腔护理 1～2 次。制定严密的消毒隔离制度，工作人员接触患儿前后均应洗手，严禁非本室人员入内。如人流量超过正常时，应及时进行空气及有关用品消毒，确保空气及仪器物品洁净，防止交叉感染的发生。

（七）密切观察病情

护理人员应具有高度的责任感与娴熟的业务技能，加强巡视，正确喂养，及早发现病情变化及时报告医师，做好抢救准备。

四、出院指导

1.防止感染　除专门照看孩子的人（母亲或奶奶）外，最好不要让其他人走进早产儿的房间，更不要把孩子抱给外来的亲戚邻居看。专门照看孩子的人，在给孩子喂奶或做其他事情时，要换上干净清洁的衣服（或专用的消毒罩衣），洗净双手。母亲患感冒时应戴口罩哺乳，哺乳前应用肥皂及热水洗手，避免交叉感染。

2.注意保暖　在家庭护理中，室内温度要保持在 24～28 度，室内相对湿度 55%～65% 之间，如果室内温度达不到，可以考虑用暖水袋给孩子保温，但千万注意安全。婴儿体温应保持在 36～37℃。

3.精心喂养　早产儿更需要母乳喂养。早产母亲的奶更利于早产儿的消化吸收，还能提高早产儿的免疫能力，对抗感染有很大作用。哺乳前应用毛巾将乳房擦干净，一次喂奶大多需要 30～40 min。人工喂养着请注意奶具的清洁及消毒，使用早产儿专用配方奶粉喂养，喂奶后将宝宝抱起轻拍背部，使吸入的空气溢出，然后放于床上，头偏向一侧，喂奶后半小时内请勿剧烈晃动宝宝。

4.婴儿抚触　抚触给孩子带来的触觉上的刺激会在孩子大脑形成一种反射，这时孩子的眼睛、手脚跟着活动起来，当这种脑细胞之间的联系和活动较多时，就促进了孩子智力的发育。还有一个好处是孩子可以减少哭闹，可以更好地睡眠。而腹部的按摩，可以使孩子的消化吸收功能增强。

5.不要对早产儿感到失望 早产儿的后天发育,因出生时体重和以后的发育状况不同,不能一概而论。发育特别好的低体重儿,在 1 年之内即可达到正常儿的水平。特殊情况的早产儿,在 5 年内才能达到正常儿的水平。

6.照料早产儿的新型方法 在何塞·法贝拉妇产科医院主持这项护理计划的苏科鲁医生说,自 1999 年以来,他们采用"袋鼠法"取代传统的暖箱对早产儿进行护理,早产儿的夭折率显著降低了 30%。她指出,这种护理早产儿的优点是:早产儿的心跳和体温能够保持平衡,因母体温度比暖箱温度变化小;母婴皮肤的接近有助于哺乳期的延长;由于同母亲的接近,减少哭闹次数,有助于婴儿体重的增加;而且经济实惠,减少开支。其做法简单,只需用棉布将婴儿包裹在母体胸前,使两者的皮肤紧贴在一起即可。参与护理的不仅局限于母亲,父亲或其他亲属也可以,而且经实验证明,父亲的效果也很好。

第十一节 新生儿窒息

一、定义

新生儿窒息是指由于产前、产时或产后的各种病因,使胎儿缺氧而发生宫内窘迫或娩出过程中发生呼吸、循环障碍,导致生后 1 分钟内无自主呼吸或未能建立规律呼吸,以低氧血症、高碳酸血症和酸中毒为主要病理生理改变的疾病。新生儿窒息是出生后最常见的紧急情况,必须积极抢救和正确处理,以降低新生儿死亡率及预防远期后遗症。

二、临床表现

1.胎儿宫内窒息早期有胎动增多,胎儿心率增快≥160 次/分,晚期胎动减少,甚至消失,胎儿心率变慢或不规则,羊水被粪染污染,呈黄绿色或墨绿色。

2.Apgar 评分是一种简易的临床评价刚出生婴儿窒息程度的方法。通过对呼吸、心率、皮肤颜色、肌张力、对刺激的反应等五项指标评分,以区别新生婴儿窒息程度。五项指标每项 2 分,共 10 分,8～10 分为正常,4～7 分为轻度窒息。0～3 分为重度窒息。

3.各器官受损表现

(1)心血管系统轻症时有心脏传导系统及心肌损害;严重者出现心源性休克和心衰。

(2)呼吸系统易发生羊水或胎粪吸入综合征,肺出血和持续肺动脉高压。低体重儿常见肺透明膜病及呼吸暂停等。

(3)肾脏损害较多见,出现尿少、蛋白尿、血尿素氮及肌酐增高等急性肾功能衰竭。肾静脉栓塞时可见肉眼血尿。

(4)中枢神经系统主要表现为缺氧缺血性脑病和颅内出血。

(5)代谢方面常见低血糖、低钠及低钙血症等电解质紊乱。

（6）胃肠道可发生应激性溃疡及坏死性小肠结肠炎等。缺氧导致肝葡萄糖醛酸转移酶活力降低，使黄疸加重。

三、护理措施

（一）维持自主呼吸

1.复苏　积极配合医生，按A、B、C、D、E程序进行复苏。A是通畅气道：①保暖；②减少散热；③安置体位；④清除呼吸道。B是建立呼吸：①触觉刺激；②复苏囊加压给氧；③喉镜下经喉气管插管。C是恢复循环：胸外心脏按压。D是药物治疗：①建立有效的静脉通路；②保证药物应用。E是评价。

2.加强监护　患儿取侧卧位，严密监测各项生命体征变化，并记录。

（二）保暖

可将患儿置于远红外保暖床上，病情稳定后，置暖箱中或用暖水袋保暖，维持体温36.5～37℃。

（三）预防感染

严格执行各种无菌操作，勤洗手，保持环境清洁。

（四）安慰家长

耐心细致地解答病情，介绍有关疾病知识，减轻家长恐惧心理。

四、出院指导

1.留意患儿的一般情况　精神状况、反应、面色、哭声、食欲、大小便和皮肤颜色等等。

2.做好日常护理　注意保暖，保证卫生整洁，注意室内通风湿度等，预防患儿感冒。

3.合理喂养　患儿恢复后可喂养母乳或奶粉，注意喂养的频率。

4.定期检查　观察宝宝的发育情况，定期检查，发现情况及时治疗。

第十二节　新生儿败血症

一、定义

新生儿败血症是新生儿时期一种严重的感染性疾病。当病原体侵入新生儿血液中并且生长、繁殖、产生毒素而造成的全身性炎症反应。新生儿败血症往往缺乏典型的临床表现，但进展迅速、病情险恶成为新生儿败血症的特点。

二、临床表现

可分为早发型和晚发型。早发型多在出生后7天内起病，感染多发生于出生前或出生时，病原菌以大肠杆菌等 G-杆菌为主，多系统受累、病情凶险、病死率高。晚发型在出生 7 天后起病，感染发生在出生时或出生后，病原体以葡萄球菌、肺炎克雷伯菌常见，常有脐炎、肺炎等局部感染病灶，病死率较早发型相对低。

新生儿败血症的早期临床表现常不典型，早产儿尤其如此。表现为进奶量减少或拒乳、溢乳、嗜睡或烦躁不安、哭声低、发热或体温不升，也可表现为体温正常、反应低下、面色苍白或灰暗、神萎、体重不增等非特异性症状。

出现以下表现时应高度怀疑败血症发生：

（一）黄疸

有时可为败血症惟一表现。表现为生理性黄疸消退延迟、黄疸迅速加深、或黄疸退而复现，无法用其他原因解释。

（二）肝脾肿大

出现较晚，一般为轻至中度肿大。

（三）出血倾向

皮肤黏膜瘀点、瘀斑、紫癜、针眼处流血不止、呕血、便血、肺出血、严重时发生 DIC。

（四）休克

面色苍灰，皮肤花纹，血压下降，尿少或无尿。

三、护理措施

（一）维持正常体温

1.体温过高者，调节环境温度，解开包被，补充足够水分或温水浴。新生儿不宜用退热剂、酒精擦浴、冷盐水灌肠等刺激性强的降温措施，以防体温不升。体温过低者，置温箱或采用暖水袋保暖，使体温恢复正常范围。体温不稳定者，2~4 小时测体温 1 次，待体温平稳后每 4 小时测体温 1 次。

2.按医嘱静脉输入有效抗生素，以控制感染。护士应熟悉所用抗生素的药理作用、剂量、用法、副作用及配伍禁忌。如氨基糖苷类药物可产生耳毒性和肾毒性，现已少用；头孢三嗪类和头孢他啶类以影响凝血机制，使用时要观察有无出血；用青霉素类药物，要现用现配，确保疗效。因治疗败血症疗效较长，故应保护血管，有计划交换穿刺部位。

（二）保护性隔离

避免交叉感染，当体温过高时，可调节环境温度，打开包被等物理方法或多喂水来降低体温，新生儿不宜用药物、酒精擦浴、冷盐水灌肠等刺激性强的降温方法。体温不升时，及时给予保暖措施；降温后，30min 复测体温一次，并记录。

（三）保证营养供给

喂养时要细心，少量、多次给予哺乳，保证机体的需要。吸吮无力者，可鼻饲喂养或结合病情考虑静脉营养。

（四）清除局部病灶的护理

如脐炎、鹅口疮、脓疱疮、皮肤破损等，促进皮肤病灶早日痊愈，防止感染 继续蔓延扩散。脐部有感染者，用3%过氧化氢清洗后再涂2%碘酊，每日2次；皮肤小脓疱，可用无菌针头刺破（刺破前、后用酒精消毒），拭去脓性分泌物；口腔黏膜破溃、鹅口疮，颈部、腋下、腹股沟等皮肤皱褶处有破损感染时，应给予及时处理。

（五）营养不足的护理

坚持母乳喂养，少量多次，耐心喂哺。不能进食者可鼻饲或静脉高营养，必要时输注血浆或白蛋白，以保证营养供应并维持水、电解质平衡。每天测体重1次，作为观察疗效和喂养情况的评估标准。

（六）病情观察

1.观察有无化脓性脑膜炎的表现，如面色青灰、哭声低微、频繁呕吐、脑性尖叫、前囟饱满、两眼凝视、面肌小抽动等。

2.观察生命体征，注意有无呼吸气促、口周发绀、口吐白沫等肺炎的表现。观察有无面色青灰、皮肤发花、四肢厥冷、脉速、皮肤黏膜出血点等休克或弥散性血管内凝血（DIC）症状和体征。如出现上述并发症表现时，随时与医生联系，对患儿重新评估，按相应并发症护理。

四、出院指导

1.向家长讲解本病的预防和护理知识，保持皮肤黏膜和口腔的清洁，预防交叉感染。

2.指导家长如孩子发生脐部、皮肤、呼吸道和消化道感染时，应及时就医。

3.指导家长掌握新生儿护理和喂养的正确方法。

第十三节　新生儿脐炎

一、定义

新生儿脐炎是由于断脐时或出生后脐部处理不当，脐残端被细菌入侵、繁殖所引起的急性炎症，或是脐带创口未愈合受爽身粉等异物刺激引起脐部慢性炎症而形成肉芽肿。

二、临床表现

脐带根部发红，或脱落后伤口不愈合，脐窝湿润、流水，这是脐带发炎的最早表现。以后脐周围皮肤发生红肿，脐窝有浆液脓性分泌物，带臭味，脐周皮肤红肿加重，或形成局部脓肿，败血症，病情危重会引起腹膜炎，并有全身中毒症状。发热，不吃奶，精神不好，烦躁不安等。慢性脐炎时局形成脐部肉芽肿，为一小樱红色肿物突出、常常流粘性分泌物，经久不愈。

三、护理措施

1.入院后在脐部护理及使用抗生素之前采集脐部分泌物做培养和药敏试验，同时采集血培养标本。

2.脐部护理

（1）轻症局部可用 3% 过氧化氢溶液清洗后，再用 5% 聚维酮碘液消毒，一天 2 次。

（2）重症在轻症处理基础上再辅以抗生素溶液局部湿敷，常用红霉素或头孢唑啉。若有波动感应及时切开。

（3）慢性肉芽肿可予电灼或硝酸银烧灼。

（4）保持脐部清洁干燥，避免尿液污染脐部，沐浴后及时做脐部护理。

3.观察病情：监测体温，观察脐部红肿、脓性分泌物好转与进展情况，如出现体温异常、少吃、少哭、少动等可能为败血症；腹胀、腹肌紧张、腹部触痛可能为腹膜炎。

四、出院指导

1.脐炎已治愈且脐残端已脱落、脐凹干燥则不必再处理。

2.若出院后脐部残端未脱落或虽已脱落但脐部仍潮湿或仍有轻度红肿、渗液则应继续做好脐部护理。

3.脐部护理前操作者洗净双手，用 3% 过氧化氢溶液清洗脐部，再涂以 5% 聚维酮碘溶液。如脐部有红肿、渗脓可再涂红霉素软膏或百多邦软膏或用浸有 1% 红霉素溶液棉球湿敷，最后覆盖无菌纱布，每天 2~3 次。

4.脐部护理用的棉签、纱布必须无菌。

5.要注意保持脐部清洁、干燥，洗澡时避免水浸湿脐部，洗澡完毕立即用双氧水、聚维酮碘溶液护理脐部。

6.避免爽身粉进入未愈合的脐部。

7.勤换尿布，尿布不能盖过脐部，以防尿液污染脐部。

第四章　免疫系统疾病健康教育

第一节　过敏性紫癜

一、定义

又称舒-亨综合征，是一种以小血管为主要病理改变的全身性血管炎综合征。多发生于学龄前和学龄期儿童，多见于2~8岁小儿，男孩发病率高于女孩，四季均有发病，但春秋两季居多。

二、临床表现

1.皮肤紫癜　病程中反复出现，多见于下肢和臀部，对称分布，伸侧较多，分批出现，严重者延及上肢和躯干，初期为紫红色，大小不等，高出皮肤，压之不褪色，数日后为暗紫色，最终成棕褐色而消退，伴有荨麻疹，多形红斑血管性水肿。

2.消化道症状　约2/3的患儿以阵发性腹痛为主，常位于脐周或下腹部，伴有恶心、呕吐或便血，偶尔发生肠套叠、肠梗阻、肠穿孔及出血坏死性肠炎。

3.关节症状　约1/3患儿出现膝、踝、肘等关节肿痛，活动受限。

4.肾脏症状　约30%~60%有肾脏损害表现，多数患儿出现血尿、蛋白尿及管型尿，伴血压增高和浮肿，少数有肾病综合征表现，但大多数能恢复，少数发展为慢性肾炎，极少数死于肾功能衰竭。

5.其他症状　中枢神经系统病变是本病潜在威胁之一，患儿偶可因颅内出血导致惊厥、失语、瘫痪、昏迷。

三、护理措施

（一）皮肤的护理

1.观察皮疹的形态，数量，部位，是否反复出现。

2.皮疹有痒感，应保持皮肤清洁，防擦伤，防小儿抓伤，如有破溃及时处理，防止出血和感染。

3.除去可能存在的各种致敏原，遵医嘱使用止血药、脱敏药。

（二）关节痛的护理

对关节型病例应观察疼痛及肿胀情况，保持患肢功能位置，协助患儿采取舒适体位，做好日常生活护理。

（三）腹痛的护理

患儿腹痛时应卧床休息，观察有无绞痛、呕吐、血便，注意大便形状及大便次数，禁止腹部热敷及以防出血。

（四）饮食护理

勿食致敏性食物，以清淡易消化食物为主。

（五）心理护理

过敏性紫癜可反复发作或并发肾损害，给患者及家属带来不安和痛苦，应根据具体情况尽量予以解释，树立战胜疾病的信心。

（六）其他

限制活动量，急性期绝对卧床休息，避免劳累，避免情绪波动及精神刺激，尽量少去公共场所，减少细菌病毒的感染机会，如无特殊情况，患儿一年内不可接种任何疫苗。

四、健康指导

1.过敏性紫癜可反复发作或并发肾损害，给患儿和家长带来不安和痛苦，应根据具体情况予以解释，教会家长患儿观察病情。

2.指导尽量避免接触各种可能的过敏原。

3.注意休息，避免劳累。

4.避免情绪波动，防止昆虫叮咬。

5.注意保暖，防止感冒。

6.注意饮食，禁食生葱、生蒜、辣椒等刺激性食品，肉类、海鲜、牛奶、鸡蛋等高动物蛋白食物，合理调配饮食。

7.做好出院指导，嘱出院后必须定期来院复查，及早发现肾脏并发症。

第二节　川崎病

一、定义

又名皮肤黏膜淋巴综合征，是一种以全身中、小动脉炎性病变为主要病理改变的急性发热性出疹性疾病。

二、临床表现

（一）主要表现

1.发热（稽留热或弛张热）。

2.皮肤表现（皮疹、水肿、脱皮）。

3.黏膜表现（双眼球结膜充血、口唇红肿、草莓舌）。

4.颈淋巴结肿大。

（二）心脏表现

1.于病后 1～6 周可出现心肌炎、心包炎和心内膜炎。

2.于 2～4 周发生冠状动脉瘤。

（三）其他表现

间质性肺炎、无菌性脑膜炎、消化系统症状、关节疼痛和肿胀。

三、护理措施

1.降低体温　卧床休息，发热患儿应绝对卧床休息，降低机体耗氧量，保护心脏，注意观察体温变化及伴随症状。

2.饮食　给予清淡高热量、高蛋白、高维生素的流质或半流质，供给充足的水分。

3.皮肤及口腔护理　密切观察皮肤及口腔黏膜的病变情况，保持清洁。

4.心血管系统的护理　注意观察患儿血管损害症状，如面色苍白、精神萎靡、脉搏加快等，一旦发现及时通知医生。

5.心理护理　多给家长精神安慰。

四、健康教育

1.急性期患儿应绝对卧床休息，会发生持续高热，须随时注意体温变化，一般采取物理降温，鼓励多饮水，给予营养丰富、清淡易消化的流质或半流质饮食。

2.抗生素治疗无效，尽早采用阿司匹林和丙种球蛋白，以控制炎症，预防或减轻冠状动脉病变的发生，严重者可考虑使用皮质激素。告知用药的必要性、注意事项及副作用。

3.注意保持患儿皮肤及口腔黏膜的清洁，冷敷可促进舒适，随时用生理盐水棉球擦拭唇部。

4.眼睛可用盐水或硼酸溶液洗眼，房间避免强光。

5.手脚指趾关节红肿厉害可使用热敷减轻疼痛，搬动时须有支托。

五、出院指导

1.建议患儿 3～6 个月内不要接种疫苗，因为疾病本身和丙种球蛋白的治疗影响免疫系统。

2.无心脏受累的患儿在体育活动和日常生活中没有任何限制,但曾有过冠状动脉瘤的患儿有关在青春期参加竞技性体育活动的问题应该咨询儿科心脏病医生。

3.川崎病的病因尚不清楚,大量的流行病学及临床观察表明,川崎病是由感染因素引起的,避免患儿到空气污染或有化学污染的场所。

4.定期复查血常规和血沉,直至恢复正常,必要时复查心电图及心脏彩超。

5.无冠状动脉病变的患儿于出院后 1.3.6 个月及一年全面检查一次,有冠脉扩张者长期随访直至消退。

第五章　感染性疾病健康教育

第一节　手足口病

一、定义

手足口病是由肠道病毒引起的传染病，引发手足口病的肠道病毒有 20 多种（型），其中以柯萨奇病毒 A16 型（Cox A16）和肠道病毒 71 型（EV 71）最为常见。多发生于 5 岁以下儿童，表现口痛、厌食、低热、手、足、口腔等部位出现小疱疹或小溃疡，多数患儿一周左右自愈，少数患儿可引起心肌炎、肺水肿、无菌性脑膜脑炎等并发症。个别重症患儿病情发展快，导致死亡。目前缺乏有效治疗药物主要对症治疗。

二、临床表现

手足口病主要发生在 5 岁以下的儿童，潜伏期：多为 2~10 天，平均 3~5 天

（一）普通病例表现

急性起病，发热、口痛、厌食、口腔黏膜出现散在疱疹或溃疡，位于舌、颊黏膜及硬腭等处为多，也可波及软腭、牙龈、扁桃体和咽部。手、足、臀部、臂部、腿部出现斑丘疹，后转为疱疹，疱疹周围可有炎性红晕，疱内液体较少。手足部较多，掌背面均有。皮疹数少则几个多则几十个。消退后不留痕迹，无色素沉着。部分病例仅表现为皮疹或疱疹性咽峡炎。多在一周内痊愈，预后良好。部分病例皮疹表现不典型，如单一部位或仅表现为斑丘疹。

（二）重症病例表现

少数病例（尤其是小于 3 岁者）病情进展迅速，在发病 1~5 天左右出现脑膜炎、脑炎（以脑干脑炎最为凶险）、脑脊髓炎、肺水肿、循环障碍等，极少数病例病情危重，可致死亡，存活病例可留有后遗症。

1.神经系统表现　并发中枢神经系统疾病时表现：精神差、嗜睡、易惊、头痛、呕吐、谵妄甚至昏迷；肢体抖动，肌阵挛、眼球震颤、共济失调、眼球运动障碍；无力或急性弛缓性麻痹；惊厥。查体可见脑膜刺激征，腱反射减弱或消失，巴氏征阳性。合并有中枢神经系统症状以 2 岁以内患儿多见。

2.呼吸系统表现 并发肺水肿表现：呼吸浅促、呼吸困难或节律改变，口唇发绀，咳嗽，咳白色、粉红色或血性泡沫样痰液；肺部可闻及湿啰音或痰鸣音。

3.循环系统表现 并发心肌炎表现：面色苍灰、皮肤花纹、四肢发凉，指（趾）发绀；出冷汗；毛细血管再充盈时间延长。心率增快或减慢，脉搏浅速或减弱甚至消失；血压升高或下降。

三、护理措施

（一）一般护理

本病如无并发症，预后一般良好，多在一周内痊愈。主要为对症治疗护理。

1.首先隔离患儿，接触者应注意消毒隔离，避免交叉感染。

2.对症治疗，做好口腔护理。

3.衣服、被褥要清洁，衣着要舒适、柔软，经常更换。

4.剪短宝宝的指甲，必要时包裹宝宝双手，防止抓破皮疹

5.臀部有皮疹的宝宝，应随时清理其大小便，保持臀部清洁干燥。

6.可服用抗病毒药物及清热解毒中草药，补充维生素 B、C 等。

（二）重症护理

1.密切监测病情变化，尤其是脑、肺、心等重要脏器功能；危重病人特别注意监测血压、血气分析、血糖及胸片。

2.注意维持水、电解质、酸碱平衡及对重要脏器的保护。

3.有颅内压增高者给予相应处理。

4.出现低氧血症、呼吸困难等呼吸衰竭征象者，宜及早进行机械通气治疗。

5.维持血压稳定。

其他重症处理：如出现 DIC、肺水肿、心力衰竭等，应给予相应处理。

四、健康指导

1.饭前便后、外出后要用肥皂或洗手液等给儿童洗手，不要让儿童喝生水、吃生冷食物，避免接触患病儿童。

2.看护人接触儿童前、替幼童更换尿布、处理粪便后均要洗手，并妥善处理污物。

3.婴幼儿使用的奶瓶、奶嘴使用前后应充分清洗。

4.本病流行期间不宜带儿童到人群聚集、空气流通差的公共场所，注意保持家庭环境卫生，居室要经常通风，勤晒衣被。

5.儿童出现相关症状要及时到医疗机构就诊。患儿不要接触其他儿童，父母要及时对患儿的衣物进行晾晒或消毒，对患儿粪便及时进行消毒处理；轻症患儿不必住院，宜居家治疗、休息，以减少交叉感染。

6.每日对玩具、个人卫生用具、餐具等物品进行清洗消毒。

7.托幼单位每日进行晨检，发现可疑患儿时，采取及时送诊、居家休息的措施；对患儿所用的物品要立即进行消毒处理。

8.患儿增多时，要及时向卫生和教育部门报告。根据疫情控制需要当地教育和卫生部门可决定采取托幼机构或小学放假措施。

第二节　麻疹

一、定义

麻疹是由麻疹病毒所致的小儿常见的急性呼吸道传染病，以发热、咳嗽、流涕、结膜炎、口腔麻疹黏膜斑及全身皮肤斑丘疹为主要表现。主要通过飞沫直接传播，人群普遍易感，病人是唯一传染源，出疹前 5 天至出疹后 5 天均具有传染性，如合并肺炎传染性可延长至出疹后 10 天。本病以冬春季为多，6 个月至 5 岁小儿发病率最高。一般终生免疫。

二、临床表现

（一）典型表现

1.潜伏期　平均 10 天，接受过免疫者可延长至 3～4 周，潜伏期末可有低热、全身不适。

2.前驱期（出疹前期）　从发热至出疹，常持续 3～4 天，表现类似上呼吸道感染症状：①发热见于所有病例，多为中度以上发热（39～40℃）；②咳嗽、流涕、流泪、咽部充血等，以眼症状突出，结膜充血、眼睑水肿、畏光流泪、下眼睑边缘有一条明显充血横线（Stimson 线），对诊断麻疹极有帮助。③麻疹黏膜斑，在出疹前 24～48 小时出现，直径约 0.5～1.0mm 灰白色小点，周围有红晕，开始仅见于第一臼齿相对应的颊黏膜上，但在一天内很快增多，可累及整个颊黏膜并蔓延至唇部黏膜，黏膜疹在皮疹出现后即逐渐消失可留有暗红色小点；④偶见皮肤荨麻疹，隐约斑疹或猩红热样皮疹，在出现典型皮疹时消失；⑤部分病例可有一些非特异症状，如全身不适、食欲减退、精神不振等，婴儿可有消化系统症状：如呕吐、腹泻等。

3.出疹期　多在发热后 3～4 天出现皮疹，体温可突然升高至 40～40.5℃。皮疹初见于耳后发际、渐延及面、颈、躯干、四肢及手心足底，2～5 天出齐。皮疹为淡红色充血性斑丘疹，大小不等，压之褪色，可融合成暗红色，疹间皮肤正常。此期全身中毒症状及咳嗽加剧，肺部可闻及少量湿罗音，全身淋巴结及肝脾肿大。

4.恢复期　出疹 3～5 天后皮疹开始消退，消退顺序与出疹时相同；在无合并症发生的情况下，食欲、精神等其他症状也随之好转，体温减退，皮肤颜色发暗。疹退后，皮肤可有麦麸样脱屑及浅褐色色素沉着，7~10 天消退。

（二）非典型表现

见于有一定免疫力或者免疫力低下的患者。有免疫力者皮疹不典型，临床症状轻，病程 10~14 天。免疫力低下，体弱多病者表现为重型麻疹，持续高热伴中毒症状，死亡率高。

三、护理措施

（一）心理指导

向患儿家长介绍麻疹的相关知识，介绍患儿病情，并解释治疗用药的作用、疗程、及对疾病痊愈的重要性，协助医护人员鼓励患儿克服痛苦，配合治疗。

（二）饮食指导

1.告知患儿家属给予营养丰富，清淡易于消化的饮食，如豆浆、牛奶、米粥、挂面、蒸蛋糕等。多饮热水及热汤，以便加速体内毒素排出，利于透疹。

2.少食多餐，避免生冷、干硬、油腻食物及刺激性调料品。恢复期可给予牛奶、鸡蛋、鲜肉等营养丰富的高蛋白，高维生素饮食。

3.发热的护理：

（1）降低环境温度，开窗通风，但应避免对流风。

（2）绝对卧床休息至皮疹消退、体温正常。如无并发症，体温在 39.5~40℃以上，酌情给小剂量退热剂以防惊厥。出疹期忌冷敷及用酒精擦浴，以免刺激皮肤影响皮疹诱发及体温骤降引起的末梢循环障碍。

4.皮肤的处理：保持床褥干燥、松软，内衣勤换洗，切记紧衣厚被"捂汗发疹"，用新鲜芫荽洗净煎水，擦洗四肢、胸背、手心、足心以助透疹。脱屑可引起皮肤瘙痒，要勤剪患儿指甲，以防其抓伤皮肤引起继发感染。

5.口腔、眼、耳、鼻咽部的护理：可用生理盐水或 2%硼酸溶液含漱 2~3 次/天，口唇干裂者局部涂润唇膏；避免强光刺激眼睛，发现结膜炎时，每天用生理盐水或硼酸溶液冲洗 2~3 次，冲洗后滴入眼药水；防止呕吐物或眼泪等流入耳道，引起中耳炎；麻疹患者鼻腔分泌物较多，易形成鼻痂堵塞鼻腔，影响呼吸，发现有鼻痂应用温水轻轻擦拭，避免强行抠出损伤黏膜。

四、健康指导

1.做好麻疹的宣传工作，让家属了解接种麻疹疫苗的重要性。

2.在家注意房间通风换气，患儿衣被及玩具暴晒 2 小时，流行期间不带易感儿童去公共场所。呼吸道隔离至出疹后 5 天，有并发症的延长至出疹后 10 天。

3.养成规律生活的习惯，少食多餐，营养均衡，增强机体抵抗力。

第三节　水痘

一、定义

水痘是由水痘-带状疱疹病毒感染所引起的传染性较强的儿童常见急性传染病。临床以轻度发热，全身性分批出现的皮肤黏膜斑疹、疱疹和结痂并存为特点，全身中毒症状轻，预后良好，病后可获终身免疫。主要通过空气飞沫传播，人群普遍易感，水痘病人是唯一传染源，出疹前 1 天至疱疹全部结痂时均具有传染性，且传染性极强，感染者也可通过直接接触疱液，污染的用具而感染，孕妇分娩前患水痘可感染患儿，在出生后 2 周左右发病。以冬、春季高发，1～6 岁儿童多见，传染后可获得终身免疫。

二、临床表现

（一）潜伏期

该病潜伏期为 12～21 天，平均 14 天。

（二）前驱期

可无症状或仅有轻微症状，全身不适，乏力，咽痛，咳嗽，年长儿前驱期症状明显，体温可达 38.5℃，持续 1～2 天迅速进入出疹期。

（三）出疹期

发热第 1 天就可以出疹，其皮疹特点：

1.皮疹按斑疹、丘疹、疱疹、脓疱、结痂的顺序演变。连续分批出现，同一部位可见不同性状的皮疹。

2.皮疹呈向心性分布，躯干部皮疹最多，四肢皮疹少，手掌和足底更少。皮疹的数目多少不一，皮疹愈多，全身症状愈重。

3.水痘病变浅表，一般预后不留瘢痕。有继发化脓感染者，皮肤受损累及真皮层，可留瘢痕。

三、护理措施

（一）心理指导

1.患儿出现的皮疹有痒感，会有烦躁不安的情绪，因此要多关心患儿，转移患儿的注意力。

2.向患者或患者家属讲解疾病的相关知识以及愈后情况。

（二）饮食指导

1.患病期间，应忌油腻、姜、辣椒等刺激性食物，忌吃燥热和滋补性的食物，忌食鱼虾蛋等发物（韭菜，咸鹅，鲫鱼等）。

2.给予清淡、易消化及营养丰富的流质和半流质饮食，减轻胃肠道负担，如绿豆汤、银花露、小麦汤、粥、面片、龙须鸡蛋面等。

3.注意饮食卫生。

4.指导患儿多饮水。

（三）休息运动指导

1.患病期间嘱患儿卧床休息，保持被褥清洁，不宜过厚，患儿穿的衣物应柔软而宽松，并经常换洗，应勤剪指甲或带手套以免皮肤挠伤，可用温水洗浴。

2.康复期可适量活动。

3.生活要有规律。

（四）用药指导

1.高热者可给予物理降温或适量退热剂，非甾体抗炎药有增加细菌感染的可能，故不宜用。

2.皮质激素类及免疫抑制剂因其抑制机体免疫功能，可使病毒感染扩散和加重，一般忌用。

3.水痘患儿即使发烧，也不要服用阿司匹林退烧，以免引起 Reye 综合征。

4.局部应用炉甘石洗剂涂抹或用 5％碳酸氢钠湿敷或洗拭或口服息斯敏类抗过敏药物可有止痒效果。

（五）疾病指导

1.向患儿及其家属解释本病的病因、临床表现，争取患儿及其家属的配合。

2.预防水痘的关键在于接种水痘减毒活疫苗。

3.预防感染的传播，采取呼吸道隔离至疱疹全部结痂或出疹后 7 日止。

四、 健康指导

1.室内温度适宜，衣服宽大柔软、被褥整洁不宜过厚、勤换洗，以免造成患儿不适增加痒感。

2.保持患儿双手清洁，剪短其指甲也是很重要的。

3.家属应该做好患儿的"隔离"工作。患者的居室、被服和用具分别采用通风、紫外线照射、阳光曝晒或煮沸等措施进行消毒，不要混合使用餐具、生活用品。

4.给予清淡、易消化饮食，供给足够水分。

5.发现患儿高热不退、咳嗽，或呕吐、头痛、烦躁不安、嗜睡等，应考虑可能发生肺炎、脑炎等并发症，此时应立即就医，不可有一刻的延误。

第四节　百日咳

一、定义

百日咳是由百日咳杆菌所致的急性呼吸道传染病，多见于婴幼儿。此病的临床特征为咳嗽逐渐加重、呈典型的阵发性痉挛性咳嗽，在阵咳终末出现深长的鸡鸣样吸气性吼声。病程可长达 2~3 月，故名百日咳。传染源：患者是此病唯一的传染源。从发病前 1~2 天至病程 6 周内，均有传染性，以发病初 2~3 周内传染性最强。传播途径：主要通过飞沫传播，传播范围一般在患者周围 2.5 米以内。由于百日咳杆菌在外界环境中生存能力较弱，故很少通过衣物、玩具、书籍等媒介物传播。人群易感性：人群对百日咳普遍易感，但幼儿（5 岁以下）发病率最高。母体无足够的保护性抗体传给胎儿，故 6 个月以下婴幼儿发病较多。病后可获持久免疫力，以冬春季多见。

二、临床表现

临床表现轻重随病原、患者年龄和免疫状态不同而异。典型患者的全病程为 6~8 周，可分为以下 3 期：

1.卡他期（痉咳前期）　约 1~2 周，此病初起类似一般上呼吸道感染症状，如低热、流涕、喷嚏及轻微咳嗽等。上述症状逐渐缓解，而咳嗽不减，且日渐加重，以夜间为甚。此期传染性最强，治疗效果也最好。

2.痉咳期　持续 2~4 周或更久，突出表现为阵发性痉挛性咳嗽。咳嗽成串出现，每次咳嗽连续十几至数十声，直至咳出粘稠痰液或将胃内容物吐出为止。紧接着急骤深长吸气，发出鸡鸣样吸气声。每次阵咳发作可持续数分钟，每日可达数次至数十次，日轻夜重。阵咳时患儿往往面红耳赤，两眼圆睁、口唇发绀，大小便失禁。少数病人痉咳频繁可出现眼睑浮肿、眼结膜及鼻黏膜出血，舌外伸常被下门齿损伤舌系带而形成溃疡。婴儿由于声门狭小，痉咳时可发生呼吸暂停，并可因脑缺氧而抽搐，甚至死亡。

3.恢复期　约 2~3 周，咳嗽发作次数减少，程度减轻，不再出现阵发性痉咳，逐渐痊愈。但在遇到冷空气、浓烟等刺激，或有上呼吸道感染时，可以反复出现阵发性痉咳，但强度减弱。

三、护理措施

1.预防　隔离患者，特别是对卡他期和痉咳初期病人更具有重要意义。呼吸道隔离至痉咳后 3 周，呼吸道分泌物，呕吐物及其污染的物品随时消毒，衣被暴晒。对密切接触的易感者检疫 21 天，可给予红霉素每日 50 毫克/kg，分 4 次口服，连续 10 天进行预防。

即使接受过预防接种的 7 岁以下的儿童也最好给予红霉素预防。

2.抗生素治疗　常用的抗生素有红霉素、氯霉素或复方新诺明等。

3.痉咳的护理　减少引起痉咳的诱发因素，痉咳发作时，协助侧卧、坐起或抱起，轻拍背部，协助排痰，随时擦拭口鼻分泌物。痉咳频发伴窒息或抽搐者应专人守护，及时吸痰，给氧，痰稠频咳者给予雾化吸入。夜间痉咳影响睡眠可遵医嘱服用镇静剂。

4.饮食护理　痉咳常导致呕吐，为保证小儿营养供应，须给予营养丰富、易消化、无刺激性、较粘稠的食物，少量多餐，痉咳后进食，喂食不可过急，食后少动，以免引起呕吐。

5.密切观察患儿的病情变化　若出现持续高热、气促、肺部啰音而阵发性痉咳停止，提示为并发肺炎；若出现意识障碍、反复惊厥、瞳孔和呼吸的改变，提示百日咳脑病的表现。惊厥时用安定、复方氯丙嗪或苯巴比妥等药物止惊，痉咳、痰液粘稠发生痰阻窒息时立即吸痰或人工辅助呼吸。

四、健康指导

1.自动免疫　生后 2~3 个月起，开始接种百日咳菌苗。连续肌肉注射 3 次，1 年后注射 1 次做强化，4~6 岁时第二次强化，以求保持长期稳定的免疫力。

2.被动免疫　没有接受过自动免疫的体弱幼儿，可肌注百日咳高价免疫蛋白，方法同自动免疫。

3.患儿隔离　从发病起计算 40 天，从痉咳出现 30 天为隔离期，10 岁以下的易感患儿与传染源有密切接触后，应检疫 21 天，检疫期满，即应开始做全程的百日咳菌疫苗。

第五节　猩红热

一、定义

为 A 组溶血性链球菌感染引起的急性呼吸道传染病，中医称之为"烂喉痧"。本病一年四季都有发生，尤以冬春之季发病为多，发病多见于小儿，尤以 5~15 岁居多。

二、临床表现

1.前驱期　畏惧寒冷，发热是大多数患者的表现，严重者体温可上升到 39~40 度。头晕头痛、食欲不振、喉咙疼痛等症状也随之出现，全身感到不适。婴儿可能伴有谵妄和惊厥。在扁桃体的上方，可能观察到点片状的分泌物。软腭也发生出血性水肿。并且有红色斑疹或出血点，其大小有如米粒。一般会比皮疹更早出现。

2.出疹期　皮疹，猩红热的最重要体征之一。是在发病之后的一至两天内出现。皮疹从耳后、颈部、上胸部开始出现，蔓延到胸部下方、背部以及四肢。最典型的是全身皮肤充血，然后针帽大小的点状充血性红疹密集而均匀地散布在全身各处。并且消退后还会反复出现。"鸡皮样"丘疹、血疹等偶有出现。患者会感到异常瘙痒。患者面部也会变得潮红，有少量的点疹分布，在病情出现时，会有舌头白苔、乳头红肿等等，特别是舌尖周围的地方，最为显著，被称为"草莓舌"。在 2~3 天后，白苔会渐渐脱落，但是乳头仍然是呈突起状。

3.恢复期　是猩红热渐渐消退的时候，在出诊部位，退疹后一周内会开始脱皮，脱皮的顺序与出疹的顺序一致，也就是现出疹的部位会先脱皮。躯干的部位则多为糠状脱皮，与其他部位不同。在手掌和脚底比较厚皮的地方，多数会有大片膜状脱皮，甲端皲裂样脱皮是其中的典型表现。脱皮的时间一般会持续 2~4 周。如果情况比较严重的话，可能会有偶尔的脱发，但只是暂时性的。白细胞和中性粒细胞的数量在这段时间会大幅度增加。

三、护理措施

（一）发热护理

1.急性期病人绝对卧床休息 2~3 周以减少并发症。高热时给予适当物理降温，但禁忌用冷水或酒精擦浴。

2.急性期应给予营养丰富的含大量维生素且易消化的流质、半流质饮食，恢复期给软食，鼓励并帮助病人进食。提供充足的水分，以利散发及排泄毒素。

3.遵医嘱及早使用青霉素 G，并给溶菌酶含片或用生理盐水、稀释 2~5 倍的朵贝尔液漱口，每天 4~6 次。

（二）皮肤护理

观察皮疹及脱皮情况，保持皮肤清洁，可用温水清洗皮肤（禁用肥皂水），剪短患儿指甲，避免抓破皮肤。脱皮时勿用手撕扯，可用消毒剪刀修剪，以防感染。

1.预防并发症

（1）隔离患儿：呼吸道隔离至症状消失后一周，连续咽拭子培养 3 次阴性后即接触隔离。有化脓性并发症者应隔离至治愈为止。

（2）切断传播途径：室内通风换气或用紫外线照射进行消毒，病人鼻咽分泌物须以 2%~3%氯胺或漂白粉澄清液消毒。被病人分泌物所污染的物品，如食具、玩具、书籍、衣服、被褥等，可分别采用消毒液浸泡、擦拭、蒸煮或日光暴晒等。

（3）保护易感人群：对密切接触者需医学观察 7 天，并可口服磺胺类药物或红霉素 3~5 天以预防疾病发生。

四、健康教育

1.出疹期皮肤瘙痒，不用肥皂等刺激皮肤，可用温水轻轻擦洗，不可抓挠；疹退后皮肤脱屑，可涂抹凡士林或液体石蜡，大片脱皮时用消毒剪刀减去，不可强行撕剥，以免引起感染。同时注意口腔的清洁，餐前餐后用生理盐水漱口，口唇干裂者，可涂石蜡油或甘油。

2.给予营养丰富的高维生素易消化食物，如咽痛时给予流质和半流质食物（稀饭、少油食物如粥、面汤、蛋汤、牛奶、碎菜等。发热时给予清淡饮食，并鼓励孩子多饮水，以加速毒素的排出，减少中毒性并发症的发生。

3.定时测量体温，注意小孩的尿量，观察咽部有无肿痛，耳道有无流脓，孩子有无浮肿，血尿，关节肿痛等。

4.患儿在家休息，不要与其他儿童接近、隔离期限自发病之日起，不少于7天。如有化脓性并发症者，应隔离至炎症痊愈。患儿居室要经常开窗通风换气，每天不少于3次，每次15分钟。患儿的痰、鼻涕要吐或移在纸里烧掉。用过的脏手绢要用开水煮烫。日常用具可以暴晒，至少30分钟。食具煮沸消毒。患儿痊愈后，要进行一次彻底消毒，玩具、家具要用肥皂水或来苏水擦洗一通，不能擦洗的，可在户外暴晒1~2小时。

第六节　流行性腮腺炎

一、定义

流行性腮腺炎简称流腮，俗称痄腮，是儿童和青少年期常见的呼吸道传染病。它是由腮腺炎病毒引起的急性、全身性感染，以腮腺肿痛为主要特征，有时亦可累及其他唾液腺。常见的并发症为病毒脑炎、睾丸炎、胰腺炎及卵巢炎。腮腺炎病毒属副黏液病毒科。病人是传染源，通过直接接触、飞沫、唾液的吸入为主要传播途径。接触病人后2~3周发病。四季均有流行，以冬、春季常见。

二、临床表现

潜伏期8~30天，平均18天。起病大多较急，无前驱症状。有发热、畏寒、头痛、肌痛、咽痛、食欲不佳、恶心、呕吐、全身不适等，数小时腮腺肿痛，逐渐明显，体温可达39℃以上。流行性腮腺炎前驱症状较轻，主要表现为一侧或两侧以耳垂为中心，向前、后、下肿大，肿大的腮腺常呈半球形边缘不清，表面发热，有触痛。7~10天消退。本病为自限性疾病，一般预后良好。

腮腺肿痛最具特征性。一般以耳垂为中心，向前、后、下发展，状如梨形，边缘不清；局部皮肤紧张，发亮但不发红，触之坚韧有弹性，有轻触痛，张口、咀嚼（尤其进酸性饮食）时刺激唾液分泌，导致疼痛加剧；通常一侧腮腺肿胀后 1～4 天累及对侧，双侧肿胀者约占 75%。颌下腺或舌下腺也可同时被累及。10%～15% 的患儿仅有颌下腺重大，舌下腺感染最少见。重症者腮腺周围组织高度水肿，使容貌变形，并可出现吞咽困难。腮腺管开口处早期可有红肿，挤压腮腺始终无脓性分泌物自开口处溢出。咽及软腭可有肿胀，扁桃体向中线移动。腮腺肿胀大多于 3～5 天到达高峰，7～10 天逐渐消退而回复正常。腮腺肿大时体温升高多为中度发热，5 天左右降至正常。病程 10～14 天。

三、护理措施

1.减轻疼痛　急性期应给予富有营养的流质或半流质软食。忌酸、辣、硬而干燥的食物，以免引起唾液分泌增多，肿痛加剧。采用局部冷敷或中药敷于患处，减轻腮腺肿痛。

2.降温　鼓励患儿多饮水，注意休息，以利于控制体温。采用头部冷敷，温水或乙醇浴进行物理降温，服用适量退热剂及早期抗病毒治疗。

3.病情观察　脑膜脑炎多在腮腺肿大后 1 周左右发生，应密切观察。注意观察睾丸有无肿大、触痛，有无睾丸鞘膜积液和阴囊皮肤水肿，可用丁字带托起阴囊或局部冰袋冷敷止痛。

四、健康指导

1.单纯腮腺炎患儿一般在家隔离治疗。应指导家长安排好患儿休息与饮食，做好患儿退热及用药护理。学会观察病情，发现异常及时就医。

2.隔离患儿：采取呼吸道隔离至腮腺肿大完全消退后 3 天止。接触者检疫 3 周。

3.对易感患儿接种腮腺炎减毒疫苗或腮腺炎–麻疹–风疹三联疫苗可产生抗体。

第六章　消化系统疾病健康教育

第一节　腹泻病

一、定义

是由多病原、多因素引起的以大便次数增多和大便性质改变为特点的一组临床综合征。一年四季均可发病，但夏秋季发病率最高，严重者可引起脱水和电解质紊乱，并可造成小儿营养不良、生长发育障碍和死亡。

二、临床表现

（一）轻型

起病可缓可急，以胃肠道症状为主，食欲不振，偶有溢乳或呕吐，大便次数增多（3～10次/天）及性状改变；无脱水机全身酸中毒症状，多在数日内痊愈，常有饮食因素及肠道外感染引起。在佝偻病或营养不良患儿，腹泻虽轻，但常迁延，可继发其他疾病。患儿可表现为无力、苍白、食欲低下。大便镜检可见少量白细胞。

（二）重型

常急性起病，也可由轻型逐渐加重、转变而来，除有较重的胃肠道症状外，还有较明显的脱水、电解质紊乱和全身中毒症状（发热、烦躁、精神萎靡、嗜睡甚至昏迷、休克）。多由肠道内感染引起。

1.胃肠道症状　常有呕吐，严重者可呕吐咖啡色液体，食欲低下，腹泻频繁，大便每日十至数十次，多为黄色水样或蛋花样便，含有少量黏液，少数患儿也可有少量血便。

2.脱水　由于吐泻丢失液体和摄入量不足，使液体总量尤其是细胞外液量减少，导致不同程度脱水，由于腹泻患儿丧失的水分和电解质的比例不同，可造成等渗、低渗或高渗性脱水，以前两者多见。

3.代谢性酸中毒　一般与脱水程度平行。轻者无明显表现，重者可有面色灰白、口唇樱红、呼吸深快、精神萎靡、烦躁不安、甚至昏迷。根据血 CO_2CP 分为轻度（13～18mmol/L）、中度（9～13mmol/L）、重度（<9mmol/L）。

4.低钾血症　多见于急性腹泻脱水部分纠正后，或慢性腹泻和营养不良伴腹泻者。临床表现为精神萎靡，肌张力降低、腱反射减弱、腹胀、肠鸣音减弱，心率加快、心音低钝；血清钾<3.5mmol/L；心电图示 T 波增宽、低平、倒置，出现 U 波及心律失常。

5.低钙血症和低镁血症　活动性佝偻病患儿脱水酸中毒纠正后出现惊厥，应考虑低钙的可能，当用钙剂无效时，应考虑低镁的可能。血镁正常值为 0.74～0.99mmol/L（1.8～2.4mg/dl），<0.58mmol/L（1.4mg/dl）可出现惊厥或手足搐搦。

三、护理措施

感染性腹泻应注意隔离，防止交叉感染；注意观察入量及出量（大便、小便及呕吐）情况，并及时准确地记录；注意掌握静脉补液的速度；注意臀部护理，防治尿布疹和臀部感染；按时喂水及口服补液盐并给予家长指导。

（一）饮食方面

1.减少进食量，以减轻肠道负担，应多补充营养丰富的流质或半流质饮食，同时多补充水分，以防脱水和酸中毒。

2.用牛奶喂养的婴儿腹泻，要根据腹泻、呕吐、食欲和消化的情况，确定饮食治疗的方法。如病情较重，每日腹泻超过 10 次，并伴有呕吐、应暂停牛奶，禁食 4～6h，禁食应保证充足的水分供应，可喂些葡萄糖淡盐水、米汤等。

3.无论病情轻重，辅助食品一律停止添加。

（二）生活习惯、环境方面

1.鼓励母乳喂养，尤以生后 4～6 个月和第一个夏季最重要，应避免夏季断奶。

2.人工喂养时要注意饮食卫生和水源清洁。养成良好的卫生习惯，做好奶瓶和餐具消毒，每次喂食前用开水洗烫食具，每日煮沸消毒一次。

3.母乳和人工喂养都应按时添加辅食，切忌几种辅食同时添加。

4.每次给婴儿换尿布后、喂奶前、给婴儿冲奶前、给婴儿喂饭前、给婴儿做饭前都要洗手。洗手方法：要使用肥皂和流动水。婴儿腹泻时，及时将排泄物处理干净。要彻底干净地处理好腹泻婴儿的大便，阻断再感染途径。

5.冰箱内放置的食物（冬季保存时间不能超过 72 小时，夏季保存时间不能超过 24 小时）必须煮沸后食用。

6.在常温下放置的剩奶，不能超过 4 个小时，夏季不能喝常温放置的剩奶和放置 24 小时以上的白开水。

7.果汁要即做即吃。开始添加辅食时，从小剂量开始，逐渐增加，一种一种地添加辅食，等到适应后，再加另一种辅食。添加新辅食后，只要出现腹泻，马上停止，待腹泻消失后再试着重新添加，但添加的剂量，要比上次减少一半。注意：不要同时停止其他已经添加的辅食。

8.千万不要给孩子嚼饭，这可以导致婴儿腹泻。

9.有的妈妈担心饭热烫着孩子，喜欢用舌头尖舔一舔，试试温度，这是不好的习惯，还有的妈妈喜欢啄一下奶嘴，尝一尝奶的温度，这更不好。成人口腔内的细菌对于婴儿来说，可能就是致病菌。

（三）特殊情况

1.病毒性肠炎多由双糖酶缺乏，不宜用蔗糖。

2.注意臀部护理,每次大便后应清洗,保持会阴部及臀部干燥清洁,局部涂鞣酸软膏。

3.避免长期使用抗菌素，以免肠道菌群失调而引起金黄色葡萄球菌或霉菌性肠炎。

四、健康教育

腹泻在用药治疗的同时要补充水分和电解质，可以喝点淡盐水或者服用口服补液盐。如果是因为受凉引起的腹泻，要注意腹部保暖，不可贪凉，吃冰箱中的水果要有节制，取出来不要立即吃。消化不良性的腹泻应服用一些含有消化酶的制剂。这种腹泻并非肠道细菌感染所致，如果服用抗生素不仅无效，还会破坏原来肠道菌群的平衡，甚至可能继发真菌性肠炎、伪膜性肠炎等。如患者有慢性胰腺炎、胆囊炎病史，应考虑是否脂肪性腹泻，要在医生指导下用药。

饮食调理：对于轻度或者重度急性腹泻患者，在最初的一两天内。都应该少食多餐，应该多吃一些清淡、富有营养，容易消化的食物，特病情好转后逐步过渡到正常饮食；红枣、淮山药，粟子、薏米、扁豆，糯米，莲子肉有健脾厚肠止泻的作用，可以适当多吃。饮食宜选易消化，少渣滓的，如鸡蛋面糊、豆浆，豆腐脑等，并忌生冷食物。

注意忌口：腹泻患者不要吃生大蒜，大蒜性寒，会加重腹泻不要吃奶制品，腹泻时吃奶制品会使病情加重，因为在腹泻时肠道内乳糖酶流失，无法分解奶制品中的乳糖。

用手掌根从腹部外围下方开始，按逆时针方向缓慢推揉至右下腹，约3～5分钟，再在肚脐周围，脐下按摩3～5分钟，直到产生热感为止，每天坚持数次。

用热毛巾盖住肚脐，也可以改善腹泻这种方法方便简单。

第二节　胃炎

一、定义

由各种物理性、化学性或生物性有害因子引起的胃黏膜或胃壁炎性病变。

二、临床表现

1.急性胃炎　发病急骤，轻者仅有食欲不振、腹痛、恶心、呕吐，严重者可出现呕血、黑便、脱水、电解质及酸碱平衡紊乱。有感染者常伴有发热等全身中毒症状。

2.慢性胃炎　常见症状为反复发作、无规律性的腹痛，疼痛经常出现于进食过程中或餐后，多数位于上腹部、脐周，部分患儿不固定，轻者为间歇性隐痛或钝痛，严重者为剧烈绞痛。常伴有食欲不振、恶心、呕吐、腹胀，继而影响营养状况及生长发育。胃黏膜糜烂出血者伴呕血、黑便。

三、护理措施

1.保证患儿休息。

2.饮食：暂停原饮食，给予清淡、易消化流质或半流质饮食，少量多餐，必要时可停食1~2餐，停服刺激性药物。

3.对症护理：呕吐后做好口腔清洁护理，腹痛时给予心理支持，轻轻按摩腹部，分散注意力，减轻疼痛。有脱水者纠正水、电解质失衡。出血严重时按上消化道出血护理。

4.注意观察腹痛程度、部位，有无呕血、便血，消化道出血者应严密监测血压、脉搏、呼吸、末梢循环，注意出血量，警惕失血性休克的发生。

5.心理护理：耐心解释症状与疾病的关系，减轻患儿和家长的恐慌，同时给予心理支持。

四、健康教育

1.饮食指导：初期给予清淡易消化半流质饮食、软食，少量多餐，逐渐过渡到正常饮食。避免食用浓茶、咖啡、过冷过热等刺激性食物。

2.注意饮食卫生，保证食物新鲜，饭前便后洗手。

3.避免滥用口服药物。

第三节　胃食管反流病

一、定义

指胃内容物，包括从十二指肠流入胃的胆盐和胰酶等反流入事关甚至口咽部，分生理性和病理性两种。

二、临床表现

（一）呕吐

婴幼儿以呕吐为主要表现。多数患儿于生后第一周即出现呕吐，另有部分患儿于生后6周内出现症状。年长儿以反胃、反酸、嗳气等症状多见。

（二）反流性食管炎

1.烧心　见于有表达能力的年长儿，位于胸骨下段，饮用酸性饮料可使症状加重，服用抗酸剂症状减轻。

2.咽下疼痛　婴幼儿表现为喂奶困难、烦躁、拒食，年长儿诉吞咽时疼痛。

3.呕血和黑便。

（三）Barrette 食管

（四）食管外症状

1.相关的呼吸系统疾病如呼吸道感染、哮喘、窒息和呼吸暂停。

2.营养不良。

3.其他如声音嘶哑、中耳炎、鼻窦炎、反复口腔溃疡、龋齿等。

三、护理措施

1.重视对家长的宣教。

2.合理的喂养方式　少食多餐，进奶后将患儿竖抱，拍背排出胃内咽入的气体。

3.禁食、胃肠减压。

4.用药护理及病情观察。

5.呕吐及呼吸道的护理。

6.保持大便的通畅。

四、健康教育

1.忌用或少用刺激性食品

2.低脂饮食，少吃和不吃油炸食品。饮食中可适当增加蛋白质食物，如瘦肉、牛奶、豆制品、鸡蛋清等。

3.少吃甜食、避免生冷、坚硬或粗糙的食物，以免引起食道炎反复，晚餐不要吃的过多，睡前 4 小时内不宜再进食，防止加重症状。

4.睡眠时低枕、床头抬高 20 ㎝。

第四节　婴儿肝炎综合征

一、定义

指一组婴儿期（包括新生儿期）起病，具有黄疸、肝脏病理体征（肝肿大、质地异常）和肝功能损伤（主要为血清谷丙转氨酶升高）的临床综合征，又称婴儿肝病综合征。

二、临床表现

主要表现为黄疸。亦可出现其他症状，如发热、呕吐、腹胀等。尿色呈黄色或深黄色，染尿布，大便由黄转为淡黄，也可能发白。可有家族肝病史或遗传病史。

三、护理措施

1.消化道隔离　同病种患者可住在同一病室，但患者之间必须实施床边隔离，病室内保持空气流通。

2.休息和体位　尽量卧床休息，避免患儿哭闹，以减少消耗，应取平卧位，一切操作应集中，避免打扰患儿休息。

3.饮食护理　给予高热量、高蛋白质、高维生素、易消化的饮食，鼓励患儿多饮水。

4.用药护理　注意观察用药后的反应。

5.心理护理　关心体贴患儿，消除孤独、紧张、恐惧心理。

6.遵医嘱　进行皮肤护理，注意保暖，预防感冒。

四、健康教育

1.定期洗澡更衣，以保持皮肤清洁，减少皮肤瘙痒。

2.指导家长学会黄疸的观察。

3.指导科学合理饮食喂养。

4.出院后定期门诊复查肝功能。

第七章　呼吸系统疾病健康教育

第一节　急性上呼吸道感染

一、定义

急性上呼吸道感染简称上感，又称普通感冒。是包括鼻腔、咽或喉部急性炎症的总称。广义的上感不是一个疾病诊断，而是一组疾病，包括普通感冒、病毒性咽炎、喉炎、疱疹性咽峡炎、咽结膜热、细菌性咽-扁桃体炎。狭义的上感又称普通感冒，是最常见的急性呼吸道感染性疾病，多呈自限性，但发生率较高。成人每年发生 2～4 次，儿童发生率更高，每年 6～8 次。全年皆可发病，冬春季较多。

二、临床表现

起病较急，潜伏期 1～3 天不等，随病毒而异，肠病毒较短，腺病毒、呼吸道合胞病毒等较长。主要表现为鼻部症状，如喷嚏、鼻塞、流清水样鼻涕，也可表现为咳嗽、咽干、咽痒或灼热感，甚至鼻后滴漏感。发病同时或数小时后可有喷嚏、鼻塞、流清水样鼻涕等症状。2～3 天后鼻涕变稠，常伴咽痛、流泪、味觉减退、呼吸不畅、声嘶等。一般无发热及全身症状，或仅有低热、不适、轻度畏寒、头痛。体检可见鼻腔黏膜充血、水肿、有分泌物，咽部轻度充血。并发咽鼓管炎时可有听力减退等症状。脓性痰或严重的下呼吸道症状提示合并鼻病毒以外的病毒感染或继发细菌性感染。如无并发症，5～7 天可痊愈。

三、护理措施

1.休息　病情较重或年老体弱者应卧床休息，忌烟、多饮水，室内保持空气流通。

2.解热镇痛　如有发热、头痛、肌肉酸痛等症状者，可选用解热镇痛药，如复方阿司匹林、对乙酰氨基酚、吲哚美辛（消炎痛）、去痛片、布洛芬等。咽痛可用各种喉片如溶菌酶片、健民咽喉片，或中药六神丸等口服。

3.减充血剂　鼻塞，鼻黏膜充血水肿时，可使用盐酸伪麻黄碱，也可用 1% 麻黄碱滴鼻。

4.抗组胺药　感冒时常有鼻黏膜敏感性增高，频繁打喷嚏、流鼻涕，可选用马来酸氯苯那敏或苯海拉明等抗组胺药。

5.镇咳剂　对于咳嗽症状较明显者，可给予右美沙芬、喷托维林等镇咳药。

四、健康指导

1.避免诱因，避免受凉、淋雨、过度疲劳；避免与感冒患者接触，避免脏手接触口、眼、鼻。年老体弱易感者更应注意防护，上呼吸道感染流行时应戴口罩，避免在人多的公共场合出入。

2.增强体质，坚持适度有规律的户外运动，提高机体免疫力与耐寒能力是预防本病的主要方法。

3.免疫调节药物和疫苗，对于经常、反复发生本病以及老年免疫力低下的患者，可酌情应用免疫增强剂。目前除流感病毒外，尚没有针对其他病毒的疫苗。

第二节　幼儿急疹

一、定义

幼儿急疹又称婴儿玫瑰疹，是婴幼儿常见的急性出疹性疾病。多见于 2 岁以内的婴幼儿，尤以 1 岁以内最多，潜伏期一般 8～15 天，以冬春季发生较多。

二、临床表现

临床特征为高热 3～5 天，然后骤然退热并出现皮疹，即"热退疹出"。幼儿急疹的潜伏期是 8～15 天。发病之前孩子没有明显的异常表现，突发高热，体温可高达 40～41℃，并持续 3～5 天。此间服用退热剂后体温可短暂降至正常，然后又会回升。高热持续 3～5 天后，热度骤降，同时皮肤出现玫瑰红色斑丘疹，直径约 2～5 毫米，用手按压，皮疹会褪色，撒手后颜色恢复到玫瑰红色。皮疹主要散于颈项、躯干，偶见出现于面部和四肢，很少出现融合。发疹后 24 小时内皮疹出齐，经 3 天左右自然隐退，其后皮肤不留任何痕迹。

三、护理措施

1.休息　最好让患儿多卧床休息，居室内要安静、舒适，空气要新鲜、流通，被子不能盖得太厚太多，以免内热难消。

2.高热护理　高热时物理降温，可给宝宝洗温水浴，或者用温水擦身。适当应用含有"扑热息痛"或"布洛芬"成分的婴幼儿退烧药，一旦出现惊厥应给予苯巴比妥钠或水合氯醛，可适当补液。另外，酒精浴容易对患儿柔嫩的皮肤造成刺激，皮肤发红与皮疹又难以鉴别，建议少用为好。

3.饮食指导　1周岁以内小儿饮食一定要有规律，在能添加副食后要注意蔬菜的摄入。只有饮食规律、丰富、正常，才能促使宝宝更好的发育成长。宝宝身体强壮后，抵抗疾病的能力自然就会增强。

4.多饮水　让患儿多喝水，以温开水为佳，不要喝甜水，保证体内水分充足，才利于药物降温。

5.皮肤护理　对于发疹，只需要观察即可，但要注意保持孩子皮肤的清洁，避免继发感染。不要让患儿搔抓皮疹，以免抓破皮肤造成感染。也不要乱涂药，尽量不刺激皮肤。可以正常洗澡，不穿过多的衣服，发热出汗时，可用温热的湿毛巾或柔软的干毛巾给孩子擦拭，这样既可散热又很舒适。

四、健康指导

1.预防　1周岁以内的宝宝发育不完全，抵抗疾病的能力差，所以不要带孩子去串门或公共场所。因为公共场所人多，细菌及病毒在空气中的密度相对比较高，这样小儿染上疾病的可能性会大大增加。

2.治疗　幼儿急疹是典型的病毒感染，而且预后良好，很少出现其他并发症，所以不必使用抗生素，治疗主要以针对高热和皮疹的护理为主，可适当地服用双黄连口服液、银翘解毒颗粒、小儿清热解毒口服液等中成药。

第三节　急性喉炎

一、定义

急性喉炎是喉黏膜的急性卡他性炎症，常继发于急性鼻炎、鼻窦炎、急性咽炎，为整个上呼吸道感染的一部分，也可单独发生。有时大声喊叫，过度用嗓、剧烈咳嗽，也可引起急性喉炎，若发生于儿童，病情较为严重。

二、临床表现

一般全身症状不明显，轻者仅有声嘶、声音粗涩、低沉、沙哑、以后可逐渐加重，甚至可完全失音，喉部疼痛和全身不适，个别患者可有发烧、畏寒等症状，其他症状为咳嗽、多痰、咽喉部干燥、刺痒、异物感、喉部肿胀严重者，也可出现吸气性呼吸困难，但成人极少发生。

三、护理措施

1.保持室内适宜的温湿度，空气新鲜，避免过多人员流动，向家长做好解释工作。

2.给予患儿氧气吸入、雾化治疗，减少刺激，避免激惹哭闹增加呼吸困难程度，必要时可遵医嘱给予镇静剂，如水合氯醛或非那根等。

3.平卧，肩下垫高，头向后仰气道伸展开。

4.保持呼吸道通畅，痰黏稠不易吸出者应配合雾化治疗，急性期每小时1次，平稳期每日3~6次。

5.密切观察病情变化，根据喉鸣、三凹症、青紫及烦躁不安的表现判断喉源性呼吸困难的程度，采取相应的护理措施。当患儿出现呼吸急促、喉喘鸣、鼻翼煽动及三凹症、烦躁不安、出汗、脉搏快、口周发绀，应给予氧气吸入并立即进行紧急气管切开。

四、健康指导

1.急性喉炎多继发于上呼吸道感染，减少感冒有利于避免喉炎的发生。

2.平时加强户外活动，多见阳光，增强体质，提高抗病能力。

3.注意气候变化，及时增减衣服，避免感寒受热。

4.在感冒流行期间，尽量减少外出，以防传染。

5.生活要有规律，饮食有节律，起居有常，夜卧早起，避免着凉，在睡眠时，避免吹对流风。

6.保持口腔卫生，养成晨起、饭后和睡前刷牙漱口的习惯。

7.适当多吃水果、干果，以增强咽喉的保养作用。

第四节　支气管炎

一、定义

支气管炎是指气管、支气管黏膜及其周围组织的慢性非特异性炎症。支气管炎主要原因为病毒和细菌的反复感染形成了支气管的慢性非特异性炎症。

二、临床表现

急性支气管炎症状：急性支气管炎起病较快，开始为干咳，以后咳粘痰或脓性痰。常伴胸骨后闷胀或疼痛、发热等全身症状，多在3~5天内好转，但咳嗽、咳痰症状常持续2~3周才恢复。而慢性支气管炎则以长期、反复逐渐加重的咳嗽为突出症状，伴有咳痰。咳痰症状与感染与否有关，时轻时重。还可伴有喘息，病程迁延。

（一）慢性支气管炎症状

1.咳嗽　长期反复逐渐加重的咳嗽是本病的突出表现。轻者仅在冬春季节发病，尤以清晨起床前后最明显，白天咳嗽较少。夏秋季节，咳嗽减轻或消失。重症患者则四季均咳，冬春加剧，日夜咳嗽，早晚尤为剧烈。

2.咳痰　一般痰呈白色粘液泡沫状，晨起较多，常因粘稠而不易咯出。在感染或受寒后症状迅速加剧，痰量增多，粘度增加，或呈黄色脓性痰或伴有喘息。偶因剧咳而痰中带血。

3.气喘　当合并呼吸道感染时，由于细支气管黏膜充血水肿，痰液阻塞及支气管管腔狭窄，可以产生气喘（喘息）症状。病人咽喉部在呼吸时发生喘鸣声，肺部听诊时有哮鸣音。这种以喘息为突出表现的类型，临床上称之为喘息性支气管炎；但其发作状况又不像典型的支气管哮喘。

4.反复感染　寒冷季节或气温骤变时，容易发生反复的呼吸道感染。此时病人气喘加重，痰量明显增多且呈脓性，伴有全身乏力、畏寒、发热等。

（二）毛细支气管炎症状

毛细支气管炎常常在上呼吸道感染2～3天后出现持续性干咳和发作性喘憋，常伴中、低度发热。病情以咳喘发生后的2～3天为最重。咳喘发作时呼吸浅而快，常伴有呼气性喘鸣音即呼气时可听到像拉风箱一样的声音，每分钟呼吸60～80次，甚至更快，心率快可达到每分钟160～200次，同时有明显的鼻翼扇动。严重的患儿可出现口周、口唇及指甲紫绀，可合并心力衰竭、脱水、代谢性酸中毒及呼吸性酸中毒等酸碱平衡紊乱。

三、护理措施

1.注意休息，保持空气新鲜，避免再次受凉。

2.给予高热量、清淡、易消化食物。发热病人多饮水。

3.痰液黏稠或刺激性咳嗽的病人可用生理盐水雾化吸入。

四、健康指导

1.遵照医嘱给药，积极控制感染。

2.戒烟：慢性支气管炎患者不但要戒烟，而且还要避免被动吸烟。

3.促使排痰：急性期患者在使用抗菌药物的同时，应用镇咳、祛痰药物。帮助危重病人定时变换体位，轻轻按摩病人胸背，可以促使痰液排出。

4.保持良好的家庭环境卫生，室内空气新鲜，有一定湿度，控制和消除各种有害气体和烟尘，戒除吸烟的习惯，注意保暖。

5.加强体育锻炼，增强体质，提高呼吸道的抵抗力。

6.在气候变化和寒冷季节，注意及时添减衣服，避免受凉感冒，预防流感。

第五节 哮喘

一、定义

哮喘表现为反复发作性支气管广泛阻塞引起的呼气性呼吸困难伴有哮鸣音。是一种以嗜酸性粒细胞、肥大细胞反应的气道慢性炎症和气道高反应性疾病。

二、临床表现

哮喘患者的常见症状是发作性的喘息、气急、胸闷或咳嗽等症状，少数患者还可能以胸痛为主要表现，这些症状经常在患者接触烟雾、香水、油漆、灰尘、宠物、花粉等刺激性气体或变应原之后发作，夜间和清晨症状也容易发生或加剧。很多患者在哮喘发作时自己可闻及喘鸣音。症状通常是发作性的，多数患者可自行缓解或经治疗缓解。

三、护理措施

1.呼吸困难者给氧，遵医嘱给予鼻导管持续吸氧，注意湿化后给氧。

2.哮喘发作时指导病人勿讲话及进食，缓解时给予营养丰富、富含维生素的清淡流质或半流质饮食，多吃水果、蔬菜，多饮水。

3.遵医嘱使用支气管解痉药物和抗炎药物。

4.为病人调整舒适的体位，鼓励病人缓慢的深呼吸。

5.哮喘发作时陪伴在病人身边，解释病情，消除紧张情绪。必要时遵医嘱给药，注意禁用吗啡和大量镇静药，以免抑制呼吸。

6.协助病人排痰，指导病人有效咳嗽，给病人拍背鼓励其将痰咳出。痰液粘稠时多饮水。

四、健康指导

1.在明确过敏原后应避免与其再接触。

2.不宜在室内饲养猫、犬等小动物。

3.平时应注意患者的体格锻炼。

4.加强营养，避免精神刺激。

5.避免感冒和过度疲劳。

第六节　肺炎

一、定义

肺炎是指终末气道、肺泡和肺间质的炎症，可由疾病微生物、理化因素、免疫损伤、过敏及药物所致。细菌性肺炎是最常见的肺炎，也是最常见的感染性疾病之一。

二、临床表现

多数起病急骤，常有受凉淋雨、劳累、病毒感染等诱因，约1/3患病前有上呼吸道感染。病程7~10天。

1.寒战与高热　典型病例以突然寒战起病，继之高热，体温可高达 39℃~40℃，呈稽留热型，常伴有头痛、全身肌肉酸痛、食量减少。抗生素使用后热型可不典型，年老体弱者可仅有低热或不发热。

2.咳嗽与咳痰　初期为刺激性干咳，继而咳出白色粘液痰或带血丝痰，经 1~2 天后，可咳出粘液血性痰或铁锈色痰，也可呈脓性痰，进入消散期痰量增多，痰黄而稀薄。

3.胸痛　多有剧烈侧胸痛，常呈针刺样，随咳嗽或深呼吸而加剧，可放射至肩或腹部。如为下叶肺炎可刺激隔胸膜引起剧烈腹痛，易被误诊为急腹症。

4.呼吸困难　由于肺实变通气不足、胸痛以及毒血症而引起呼吸困难、呼吸快而浅，病情严重时影响气体交换，使动脉血氧饱和度下降而出现紫绀。

5.其他症状　少数有恶心、呕吐、腹胀或腹泻等胃肠道症状。严重感染者可出现神志模糊、烦躁、嗜睡、昏迷等。

三、护理措施

1.根据病情，及时测量血压、体温、脉搏和呼吸。

2.观察精神症状，是否有神志模糊、昏睡和烦躁等。

3.观察有无休克早期症状，如烦躁不安、反应迟钝、尿量减少等。

4.注意痰液的色、质、量的变化。

5.密切观察各种药物作用和副作用。

6.高热护理见高热护理常规。

7.胸痛、咳嗽、咳痰可采取对症处理。

8.给予高营养饮食，鼓励多饮水，病情危重高热者可给清淡易消化半流质饮食。

9.注意保暖，尽可能卧床休息。

四、健康指导

1.平时注意防寒保暖，遇有气候变化，随时更换衣物，以防感冒。

2.戒烟，避免吸入粉尘和一切有毒或刺激性气体。

3.加强体育锻炼，增强体质。

第七节　支原体肺炎

一、定义

支原体肺炎是由肺炎支原体引起的肺炎，曾称原发性非典型性肺炎。起病缓慢，有发热、阵发性刺激性咳嗽、少量黏液性或黏液脓性痰（偶有血痰）。肺部体征多不明显，但易引起肺外多系统受累，也可威胁生命或死亡。好发于儿童或青少年，约占肺炎总数的15%~30%，流行年可高达40%~60%；一般预后良好，为自限性疾病。

二、临床表现

1.潜伏期　6~35天，平均3周。

2.症状和体征　病情轻重不一，可以从无症状到严重的间质性肺炎。典型病例表现：起病缓慢，病初仅有头痛(69.8%)及乏力,2~3天后症状逐渐加重，出现发热、寒战(56%)，随即发生咽痛（52.7%）、肌痛（41.8%）及咳嗽（10%的患者无咳嗽）。初始为干咳，后为顽固痉挛性剧咳，日轻夜重，甚至影响睡眠，剧咳可导致面部水肿、胸闷、胸痛、头晕、头痛、干咳无痰或咳后有白色黏液痰或脓痰，有时带血丝或咯血。少数患者出现胸骨后疼痛。发热见于80%以上的患者，热型不定，体温常在39℃左右，热程约1~2周。

3.肺部体征　多不明显，大龄儿在整个病程中肺部常无任何阳性体征。少数患者仅在一周末时出现肺部体征，主要为肺部可闻哮鸣音及干湿啰音、胸膜摩擦音。晚期部分患者皮肤可出现斑丘疹、多形性红斑、结节性红斑。

三、护理措施

1.积极给予心理疏导，使患者能够保持良好的精神状态，树立战胜疾病的信心。家人需多陪伴病人，给予生活上的照顾。

2.注意观察呼吸次数及深浅情况，如出现口唇紫绀，呼吸困难时应取半卧位，给予氧气吸入，有条件可静滴强的松或地塞米松等，以缓解症状。

3.每天观察体温变化，轻度发热可予以30%酒精或温水擦浴，推拿涌泉穴、合谷穴、曲池穴等；重者可用激素、抗生素静滴。中药降温可用柴胡注射液、炎琥宁、清开灵等。

4.注意咳嗽的变化和伴随症状,对有痰不易咳出者,可轻拍背部,由下往上帮助排痰。

5.保持室内清洁，空气新鲜，室内温度一般在 18～20℃为宜，湿度以 60%～65%为佳。

6.注意定时更换衣服、床单、被褥。保持口腔清洁，增加抗病能力，预防交叉感染。

四、健康指导

1.忌辛辣食物　辛辣食品性质温热，而肺炎又属热病，两热相加，使病情加重。

2.忌油腻食物　食物应以高营养、清淡、易消化为宜。

3.水果要适量也要选择品种　多数水果对本病有益，但不宜吃甘温的水果，如桃、杏、李子、橘子等，以免助热生痰，不利于疾病的康复。

第八节　间质性肺炎

一、定义

间质性肺病是以弥漫性肺实质、肺泡炎和间质纤维化为病理基本改变，以活动性呼吸困难、X 线胸片示弥漫阴影、限制性通气障碍、弥散功能（DLCO）降低和低氧血症为临床表现的不同类疾病群构成的临床病理实体的总称。

二、临床表现

1.ILD 通常不是恶性的，也不是由已知的感染性致病源所引起的。虽然此疾病存在着急性期，但起病常隐袭，病程发展呈慢性经过，机体对其最初反应在肺和肺泡壁内表现为炎症反应，导致肺泡炎，最后炎症将蔓延到邻近的间质部分和血管，最终产生间质性纤维化，导致瘢痕产生和肺组织破坏，使通气功能降低，炎症也可累及气管、毛细支气管，往往伴机化性肺炎，也是间质性肺炎的一种表现。这一组疾病有许多共同的特点，包括类似的症状，X 线征象及肺功能检查特点。继发感染时可有黏液浓痰，伴明显消瘦、乏力、厌食、四肢关节痛等全身症状，急性期可伴有发热。

2.体征　呼吸急促、发绀、双肺中下部可闻及 Velcro 啰音（连续、高调的爆裂音），有杵状指趾，其中 Velcro 啰音最具特征性。

3.分类　间质性肺病的分类未统一，按发病的缓急可分为急性、亚急性及慢性。

三、护理措施

1.学习和练习放松　学会放松有助于控制因气短而产生的恐惧；身体和精神放松可以避免因肌肉紧张而消耗过多的氧气。

2.氧疗　如果氧不充足，肺脏血管会收缩变窄，导致肺动脉高压和肺心病。补充氧能减少血管和右心的张力，减轻气短感受，改善睡眠等。

3.避免感染　每年注射流感疫苗，能降低因流感引发的并发症的发生率及住院次数。另外，肺炎疫苗也可以用于预防特定细菌引起的间质性肺炎。

4.规律运动，保持体型。

四、健康指导

1.要保证有足够的休息，还要注意保暖，避免受寒，预防各种感染。

2.要有舒适的居住环境。房间要安静，保持清洁卫生，空气要清新、湿润、流通，避免烟雾、香水、空气清新剂等带有浓烈气味的刺激因素，也要避免吸入过冷、过干、过湿的空气。

3.饮食方面：以清淡、易消化的流质或半流质为主，多吃瓜果蔬菜，多饮水，避免食用辛、酸、麻、辣、油炸的食物及蛋、鱼、虾等易诱发哮喘的食物。

4.精神上应保持愉快乐观的情绪，防止精神刺激和精神过度紧张。

5.远离外源性过敏原，诸如：一些花草（尤其对花粉过敏者）、用羽毛或陈旧棉絮等易引起过敏的物品填充的被褥、枕头、鸟类、动物（宠物或实验饲养者）、木材（红杉尘、软木加工）、蔗糖加工、蘑菇养殖、奶酪、酿酒加工、发霉稻草暴露、水源（热水管道、空调、湿化器、桑拿浴）以及农业杀虫剂或除莠剂等。

第九节　大叶性肺炎

一、定义

大叶性肺炎，又名肺炎球菌肺炎，是由肺炎双球菌等细菌感染引起的呈大叶性分布的肺部急性炎症。常见诱因有受凉、劳累或淋雨等。属于中医"风温"、"肺胀"等范畴。是由肺炎双球菌引起的急性肺实质炎症。好发于青壮年男性和冬春季节。

二、临床表现

1.起病急骤，伴有寒战、高热、胸痛、咳嗽、咳铁锈色痰。病变广泛者可伴气促和发绀。

2.部分病例有恶心、呕吐、腹胀、腹泻。

3.重症者可有神经精神症状，如烦躁不安、谵妄等。亦可发生衰竭，并发感染性休克，称休克型（或中毒性）肺炎。

4.急性病容，呼吸急促，鼻翼煽动。部分患者口唇和鼻周有疱疹。

5.充血期肺部体征呈现局部呼吸活动度减弱，语音震颤稍增强，叩诊浊音，可听及捻发音。

实变期可有典型体征，如患侧呼吸运动减弱，语音共振、语颤增强、叩诊浊音或实音，听诊病理性支气管呼吸音；消散期叩诊逐渐变为清音，支气管呼吸音也逐渐减弱代之以湿性啰音。

三、护理措施

1.卧床休息，给予高热量、多维生素及易消化的饮食，鼓励病人多喝水或菜汤以补充水分。

2.全身应用大剂量抗生素如青霉素、氨苄青霉素等。

3.高热者可在头、腋下、腘窝等处放置冰袋或冷水袋，全身温水或酒精擦浴等物理降温处理，必要时口服解热药物如 APC、消炎痛等。

4.神志恍惚或昏迷者，及时清除口腔内异物，保持呼吸道通畅。

5.休克者应平卧，头稍低。

四、健康指导

1.注意预防上呼吸道感染，加强耐寒锻炼。

2.避免淋雨、受寒、醉酒、过劳等诱因。

3.积极治疗原发病，如慢性心肺疾病、慢性肝炎、糖尿病和口腔疾病等，可以预防大叶性肺炎。

第十节　喘憋性肺炎

一、定义

喘憋性肺炎，又称毛细支气管炎，是婴幼儿时期常见的一种病，其主要病原为合胞病毒。常发生在冬春季，起病急剧。

二、临床表现

临床表现以喘憋和阵发性喘憋加重为特征，有明显的呼吸道梗阻症状，表现为呼气性呼吸困难，呼气延长，鼻翼煽动，三凹征明显。喘憋性肺炎是婴幼儿常见疾病，属于呼吸道感染范畴。

三、护理措施

1.保持孩子居室的环境安静、整洁，室内要经常通风，保持房间温度在 20 摄氏度左右，湿度以 60% 为宜。

2.除遵医嘱药物治疗以外，有条件的可进行氧气雾化吸入，湿化气道，促进排痰，在雾化结束后，要轻轻拍打孩子背部，帮助痰液排出。

3.孩子喘憋发作时可抬高其头部与胸部，取半卧位，以减轻呼吸困难。如孩子唇周有发绀，说明缺氧，应及时给予吸氧。

4.补充水分，必要时静脉点滴补液；孩子的饮食以易消化并可补充多种维生素的流食为主。

5.避免在患儿居室内吸烟，否则会诱发喘憋或加重病情。

四、健康指导

1.保持居室环境安静舒适。

2.指导家长加强患儿的营养，增强体质，多进行户外活动。

3.养成良好的卫生习惯。

4.教会家属观察患儿呼吸频率、节律和神志变化的方法。

第十一节　呼吸衰竭

一、定义

呼吸衰竭简称呼衰，指各种原因引起的肺通气和（或）换气功能严重障碍，以致在静息状态下亦不能维持足够的气体交换，导致低氧血症（缺氧）伴或不伴高碳酸血症（二氧化碳潴留），进而引起一系列生理功能和代谢紊乱的临床综合征。

二、临床表现

1.呼吸困难　轻者仅感呼吸费力，重者呼吸窘迫，呼吸浅快，节律异常。

2.发绀　如口唇、指甲等处出现。发绀与缺氧程度不一定完全平行。贫血时，不出现发绀，而红细胞明显增多时轻度缺氧也可出现发绀。

3.精神-神经症状　急性呼衰可迅速出现精神紊乱、躁狂、昏迷、抽搐等症状。慢性呼衰随着 PaO_2 升高，出现先兴奋后抑制症状。兴奋症状包括烦躁不安、昼夜颠倒甚至谵妄。CO_2 潴留加重时导致肺性脑病，出现抑制症状，表现为表情淡漠、肌肉震颤。

4.循环系统表现　多数病人出现心动过速，严重缺氧和酸中毒时，可引起周围循环衰竭、血压下降、心肌损害、心率失常甚至心脏骤停。CO_2 潴留者出现体表静脉充盈、皮肤潮红、温暖多汗、血压升高；慢性呼衰并发肺心病时可出现体循环淤血等表现。因脑血管扩张，病人常有搏动性头痛。

5.消化和泌尿系统表现　严重呼衰时可损害肝、肾功能，并发肺心病时出现尿量减少。部分病人可引起应激性溃疡而发生上消化道出血。

三、护理措施

1.给予清淡、高热量、高维生素、易消化的半流质饮食，鼓励病人每天保持足够的饮水量，避免食用刺激性食物。

2.经常变换体位，以利于痰液排出。

3.密切观察患者的神志、血压、呼吸、尿量和皮肤色泽等，观察各类药物作用和副作用（尤其是呼吸兴奋剂），密切注意动脉血气分析和各项化验指标的变化。根据血气分析和临床情况合理给氧。密切观察给氧效果。

4.保持呼吸道通畅

（1）鼓励患者咳嗽、咳痰。

（2）危重患者每 2~3h 翻身拍背一次，帮助排痰。如建立人工气道患者，应加强湿化，必要时吸痰。

（3）神志清醒者可每日 2~3 次做超声雾化，喷雾吸入，每次 10~20min。

（4）病情危重者建立人工气道（气管插管或气管切开）并给予人工气道护理。

4.做好基础护理，使病人身心舒适。

四、健康指导

1.心理指导：告诉病人或其家属急性呼衰处理及时、恰当可以完全康复，相当一部分慢性呼衰病人经积极抢救是可以渡过危险期，增加病人及家属的治疗信心，减轻病人心理负担。

2.作息指导：急性期绝对卧床休息，可在床上活动四肢，勤翻身以防皮肤受损，保证充足的睡眠；缓解期可坐起并在床边活动，逐渐增加活动范围。

3.用药指导：应在医护人员指导下遵医嘱用药，使用药物过程中如出现恶心、面色潮红、烦躁、肌肉抽搐、心律失常、皮肤瘙痒、皮疹等应立即告诉医护人员。

4.指导病人进行有效咳嗽的训练，促使病人及时排除呼吸道内分泌物。

5.指导病人进行耐寒训练，如用冷水洗脸，条件允许可进行冬泳锻炼。

6.出院指导：慢性呼吸衰竭病人应注意继续家庭氧疗，遵医嘱用药，预防和及时处理呼吸道感染。禁止吸烟、喝酒及食用刺激性食物。定时到专科门诊复查，如出现发热、气促、紫绀等请及时就医。

第八章　心血管系统疾病健康教育

第一节　病毒性心肌炎

一、定义

小儿病毒性心肌炎，病毒侵犯心肌，引起心肌细胞变性、坏死和间质性炎症，称为病毒性心肌炎。

二、临床表现

发病前 1～3 周内有上呼吸道感染、腹泻、呕吐、腹痛、发热等前驱症状。随后出现面色苍白、乏力、多汗、厌食、胸闷、恶心、呕吐、上腹部不适；症状严重时可有水肿、气促、活动受限。突发心力衰竭、肺水肿、严重心律失常、心源性休克、心脑综合征。

检查患儿心脏大小正常或增大，心率增快或减慢、心音减弱，第一心音低钝，频发早搏，甚至胎心音或奔马律。个别病例心前区可听到Ⅰ-Ⅲ级收缩期杂音，心包摩擦音或心包积液体征。

三、护理措施

1.卧床休息至热退后 3～4 周，病情基本稳定后，逐渐增加活动量，但休息不得少于 6 个月。有心脏扩大的患儿，卧床休息半年至 1 年以上。

2.给以高热量、高蛋白、高维生素、清淡易消化、营养丰富的饮食，少量多餐，多食新鲜蔬菜及水果（含维生素 C），但不要暴饮暴食，以免胃肠道负担过重，机体抵抗力下降，易外感风寒，引发疾病。

3.遵医嘱给以营养心肌的药物，向患儿及家长讲明药物治疗的重要性，嘱患儿按时服药，坚持服药，不能因自觉症状好转，认为疾病痊愈，而放松治疗，使疾病复发。

4.保持大小便通畅，防止便秘发生。

5.保持情绪稳定,避免情绪紧张及激动,调动机体的免疫系统,发挥自身的抗病能力,使疾病得以恢复。

6.保护性隔离,应积极预防各种感染,避免去人多的公共场所,防止各种感染的发生。

四、健康指导

1.教会年长儿及其监护人正确观察面色、呼吸、脉搏的方法，异常时及早就医。

2.劳逸结合，根据心功能进行适当锻炼，以不出现心悸气促为宜。

3.保持患儿精神愉快，尽量满足合理要求，避免情绪激动。勿过度活动，建立有规律的生活制度。

4.天气变化时及时添减衣服，防止感冒发生。

5.饮食宜高热量、高蛋白、富含维生素易消化食品，注意饮食卫生。

6.适当饮水，多吃蔬菜、水果，预防便秘。

7.出院后 1 月、3 月、6 月、1 年分别到医院随访心电图。

第二节　暴发性心肌炎

一、定义

暴发性心肌炎（FMC）又称急性重症病毒性心肌炎，指心肌间质炎症渗出为主，肌纤维水肿，变性坏死，在 24 小时内病情急剧进展，恶化，造成休克、心衰、肺水肿，充血性心力衰竭，严重心率失常等情况。

二、临床表现

早期：极度乏力、头晕、心前区疼或压迫感、腹痛、烦躁、面色苍白、皮肤发凉发花、脉搏细弱、由奔马律、心律不齐、血压低脉压差低。晚期：神志不清、昏迷、面色仓灰、皮肤湿冷、发绀、脉搏触不到、血压明显下降或测不到。

三、护理措施

1.立即予心电监护，吸氧。

2.充分卧床休息。

3.大剂量维生素 C（Vit C）静脉滴注抗氧化、抗病毒、抗心力衰竭、抗心律失常等对症和支持治疗

4.环境安静，保证患病儿童皮肤、口腔以及床单的整洁性。

5.心理护理：耐心做好解释和安慰疏导工作，缓解其紧张情绪，使病人情绪稳定，以提高治疗效果。

四、出院指导

1.充分休息　心肌炎患者应至少休息 3～6 个月。

2.加强营养   进富含维生素的饮食，保证足够的蛋白质。

3.预防感冒。

4.定期复诊。

第三节   先天性心脏病

一、定义

先天性心脏病是先天性畸形中最常见的一类。在人胚胎发育时期（怀孕初期 2～3 个月内），由于心脏及大血管的形成障碍而引起的局部解剖结构异常，或出生后应自动关闭的通道未能闭合（在胎儿属正常）的心脏，称为先天性心脏病。

二、临床表现

先天性心脏病的种类很多，其临床表现主要取决于畸形的大小和复杂程度。复杂而严重的畸形在出生后不久即可出现严重症状，甚至危及生命。需要注意的是一些简单的畸形如室间隔缺损、动脉导管未闭等，早期可以没有明显症状，但疾病仍然会潜在的发展加重，需要及时诊治，以免失去手术机会。

主要症状有：

1.经常感冒、反复呼吸道感染，易患肺炎。

2.生长发育差、消瘦、多汗。

3.吃奶时吸吮无力、喂奶困难或婴儿拒食、呛咳，平时呼吸急促。

4.儿童诉说易疲乏、体力差。

三、护理措施

1.制定适合患儿活动量的生活制度根据患儿的病情不同区别对待。轻型无症状者应与正常儿童一样生活；有症状患儿应限制活动，避免情绪激动和剧哭，以免加重心脏负担；重型患儿应卧床休息，给予妥善的生活照顾。

2.预防感染向患儿及家长介绍自我保护，防止感染的知识，应避免与感染性疾病患者接触。病室要空气新鲜，随天气变化添减衣物，防止受凉。一旦发生感染应积极治疗。

3.供给营养需要给予高蛋白、高热量、高维生素饮食，以增强体质。适当限制食盐摄入，还要给予适量的蔬菜类粗纤维食品，以保证大便通畅。重型患儿喂养困难，应特别细心、耐心、少食多餐，以免导致呛咳、气促、呼吸困难等，必要时静脉补充营养。

4.察病情变化，防止并发症发生。

（1）注意心率、心律、脉搏、呼吸、血压及心杂音变化，必要时使用监护仪监测。

（2）防止法洛四联症患儿因哭闹、进食、活动排便等引起缺氧发作，一旦发生可立即置于膝胸卧位、吸氧，通知医师，并做好普萘洛尔、吗啡应用和纠正酸中毒等准备。

（3）青紫型先天性心脏病患儿，由于血液粘稠度高，暑天、发热、多汗、吐泻时体液量减少，加重血液浓缩，易形成血栓，造成重要器官栓塞的危险，因此应注意多饮水、必要时静脉输液。

（4）合并贫血者，可加重缺氧，导致心力衰竭，须及时纠正，饮食中宜补充含铁丰富的食物。

（5）合并心力衰竭者参阅本章心力衰竭护理。

5.做好患儿心理护理，建立良好护患关系，充分理解家长及患儿对检查、治疗、预后的期望心情。介绍疾病的有关知识、诊疗计划、检查过程、病室环境，消除恐惧心理，说服家长和患儿主动配合各项检查和治疗，使诊疗工作顺利进行。

四、健康指导

1.指导患儿及家长根据病情建立合理的生活制度和活动量，维持营养，增强抵抗力，防止各种感染，掌握观察病情变化的知识。

2.行扁桃体摘除术与拔牙时，给予足量的抗生素。防止发生感染性心内膜炎。

3.心功能较好者可按时预防接种。

4.休息与活动 若无并发症可正常活动，伴有心衰时按心功能状态决定活动量。鼓励患者做有氧运动，但避免雾天在户外运动。保证良好的睡眠质量与充足的睡眠时间。

5.定期心脏科门诊随访，按医嘱用药，在合适时间选择介入治疗。

第四节 心力衰竭

一、定义

心力衰竭（简称心衰）是常见急症，如不及时治疗，可危及生命。近年来心脏器械检查与实验技术的发展较快，心衰已由定性诊断向半定量诊断发展。由于对心衰发病机理、病理生理的研究逐步深入，治疗方法也有很大进展。

二、临床表现

（一）心肌功能障碍

1.心脏扩大。

2.心动过速。

3.第二心音低钝，重者可出现舒张期奔马律，但新生儿时期很少听到。

4.外周灌注不良，脉压窄，少部分患儿出现交替脉，四肢末端发凉。

（二）肺淤血

1.呼吸急促　重者有呼吸困难与发绀。新生儿与小婴儿吸乳时，多表现为气急加重、吸奶中断。

2.肺部啰音　肺水肿可出现湿啰音。肺动脉和左心房扩大压迫支气管，可出现哮鸣音。

3.咯泡沫血痰　系肺泡和支气管黏膜淤血所致，但婴幼儿少见。

（三）体循环淤血

1.肝脏肿大伴触痛，短时间内增大。

2.颈静脉怒张：可见颈外静脉膨胀（半坐位），肝、颈静脉回流征阳性。婴儿此体征不明显，但可见头皮静脉怒张等表现。

3.水肿：小婴儿水肿常为全身性，眼睑与骶尾部较明显，体重较快增长，但极少表现为周围凹陷性水肿。

三、护理措施

1.休息和饮食　卧床休息，烦躁不安者应使用镇静剂，如苯巴比妥、地西泮（安定）等。应吃含丰富维生素、易消化的食物，给予低盐饮食。严重心衰时应限制水入量，保持大便通畅。

2.供氧　应供给氧气，尤其是严重心衰有肺水肿者，对依靠开放的动脉导管而生存的先心病新生儿，如主动脉弓离断、大动脉转位、肺动脉闭锁等，供给氧气可使血氧增高而促使动脉导管关闭，危及生命。

3.体位　年长儿宜取半卧位，小婴儿可抱起，使下肢下垂，减少静脉回流。

4.维持水电解质平衡　心衰时易并发肾功能不全。进食差易发生水电解质紊乱及酸碱失衡。长期低盐饮食和使用利尿剂更易发生低钾血症、低钠血症，必须及时纠正。

四、健康指导

1.心情舒畅，避免精神紧张，保持情绪稳定。

2.限制液体的摄入。

3.低钠饮食，限制脂肪的摄入量。

4.热能和蛋白质不宜过高。

5.补充维生素。适当体力活动，以不疲劳为宜。

6.准确记录体重和每日出入水量，以保证出入水量平衡。

第九章　泌尿系统疾病健康教育

第一节　急性肾小球肾炎

一、定义

简称急性肾炎是一组不同病因所致的感染后免疫反应性肾小球疾病。临床表现为急性起病多有前驱感染、水肿、血尿、高血压，由多种原因引起，其中多发生于急性溶血性链球菌感染后。

二、临床表现

链球菌感染后 1~3 周发病，以上呼吸道或脓皮病为主，发病年龄以 5~14 岁多见，小于 2 岁者少见，男女比例为 2∶1。

（一）典型表现

1.血尿　起病时几乎都有血尿，其中肉眼血尿约占 30%~50%，呈浓茶色或烟灰水样，也可呈洗肉水样。

2.水肿、少尿　70%病例有水肿，晨起明显，轻者仅眼睑，面部水肿，重者全身水肿，呈非凹陷性，水肿时尿量明显减少，一般于 2~3 周内水肿随着尿量的增多而消退。

3.高血压　约 30%~80%患儿有高血压。

（二）严重表现

1.严重循环充血　表现为气促、发绀、频咳、端坐呼吸、咳粉红色泡沫样痰。

2.高血压脑病　表现为剧烈头痛、恶心、呕吐、视物模糊或一过性失明，严重者出现惊厥、昏迷。

3.急性肾衰竭　表现为少尿或无尿，一般持续 3~5 月，尿量逐渐增多后，病情好转。

三、护理措施

1.休息　一般起病 2 周内，应卧床休息，待水肿消退，血压降至正常，肉眼血尿消失后可下床轻微活动。

2.饮食　少尿时，限制水和钠盐的摄入。

3.病情观察

（1）水肿观察：注意水肿程度及部位，每日或隔日测体重1次。

（2）尿量及尿量观察：每日做好出入量记录，每周2次尿常规检查，若持续少尿提示可能有肾衰竭。

（3）并发症的观察：若突然出现血压升高、剧烈疼痛、呕吐、一过性失明、惊厥等，示高血压脑病配合抢救。若发现呼吸困难、青紫、颈静脉舒张、心率增快，需要警惕循环充血状态发生。

4.用药观察　如用利尿药观察尿量、水肿、血压变化，利血平降压时定时监测血压避免患儿突然起立，以防直立性低血压。

四、健康指导

1.向患儿及家长介绍本病为自限性疾病，预后良好。

2.注意休息，避免劳累。

3.锻炼身体，增强体质。

4.少去人多的公共场所，避免上呼吸道感染。

5.注意随天气变化增减衣服，预防感冒。

第二节　肾病综合征（NS）

一、定义

是一种由多种原因引起的肾小球基膜通透性增加，导致血浆内大量蛋白从尿中丢失的临床综合征。

二、临床表现

最基本的特征是大量蛋白尿、低蛋白血症、水肿和高脂血症，即所谓的"三高一低"，及其他代谢紊乱为特征的临床症候群。

三、护理措施

1.休息：严重水肿和高血压时需卧床休息，一般无需严格限制活动，根据病情适当安排文娱活动，以便患儿精神愉快。

2.饮食：保证热量，蛋白摄入控制在每日2g/kg左右为宜，明显水肿或高脂血症时短期限制盐的摄入。

3.皮肤护理：保持皮肤清洁干燥，避免擦伤和受压，定时翻身，臀部和四肢可垫上橡皮气垫或棉圈，有条件可使用气垫床，水肿的阴囊可用棉垫或吊带托起，皮肤破裂处应盖上消毒敷料以免感染。

4.严重水肿者应避免肌肉注射药物，因严重水肿常致药物滞留，吸收不良或注射后针孔药液外溢，导致局部溃烂感染，必须肌肉注射时，严格消毒，注射后按压时间稍长些，以防药液外渗。

5.观察浮肿变化，记 24 小时出入量，每天记录腹围、体重，每周送检尿常规 2 ~ 3 次。

四、健康教育

1.解激素治疗对 NS 的重要性，使患儿家长主动配合与坚持按计划用药。

2.注意安全，避免奔跑，患儿之间打闹，以防骨折。

3.预防感染，避免受凉，不去人群拥挤场所。

第十章 血液系统疾病健康教育

第一节 特发性血小板减少性紫癜（ITP）

一、定义

是一种原因不明的获得性疾病，以血小板减少、骨髓巨核细胞正常或增多，以及缺乏任何原因为特征。

二、临床表现

表现为散在的皮肤出血及其他轻的出血症状，如牙龈出血等，紫癜及瘀斑可出现在任何部位的皮肤或黏膜，但常见于上肢远端和下肢。

三、护理措施

1.急性发作期卧床休息，加强必要的防护，避免创伤而引起出血，避免剧烈运动及外伤，衣服应柔软、宽松，以免加重皮肤紫癜。

2.饮食以高蛋白、高维生素及易消化饮食为主，避免进食粗硬食物及油炸或有刺激的食物，有消化道出血时应进流食或冷流食。情况好转后，逐步改为少渣半流质、软饭、普食，同时要禁酒。

3.如有口腔黏膜与牙龈出血，应加强口腔护理，预防感染，定时以硼酸溶液漱口，如齿龈及舌体出现血泡，小血泡一般无须处理，大的影响进食的血泡，可用无菌气针抽吸积血，局部以纱布卷加压至出血停止。

4.春夏之际易发生此病，因此要注意避免受凉，感冒，以免诱发。

四、健康教育

1.慢性病人适当限制活动，血小板<$50*10^9$/L，勿做较强体力活动，可适当散步，预防各种外伤。

2.避免使用损伤血小板的药物，如阿司匹林、吲哚美辛、保泰松、右旋糖酐铁等。

3.指导病人预防损伤：不玩尖利的玩具和使用锐利工具，不做剧烈的、有对抗性的运动，常剪指甲，选用软毛牙刷等。教会家长识别出血和学会压迫止血的方法，一旦发现出血，立即到医院复查或治疗。

4.指导病人进行自我保护，服药期间不与感染病人接触，去公共场所时戴口罩，避免感冒以防加重病情或复发。

第二节　营养性缺铁性贫血

一、定义

营养性缺铁性贫血是由于体内铁缺乏导致血红蛋白合成减少所致。临床上以小细胞低色素性贫血、血清铁蛋白减少和铁剂治疗有效为特点。缺铁性贫血是小儿最常见的一种贫血，以婴幼儿发病率最高，严重危害小儿健康，是我国重点防治的小儿常见病之一。

二、临床表现

1.一般表现　皮肤黏膜逐渐苍白，以唇、口腔黏膜及甲床较明显。易疲乏，不爱活动。年长儿可诉头晕、眼前发黑、耳鸣等。

2.髓外造血表现　由于髓外造血，肝、脾可轻度肿大，年龄愈小，病程愈久，贫血愈重，肝脾肿大愈明显。

3.非造血系统症状

（1）消化系统症状：食欲减退，少数有异食癖（如嗜食泥土、墙皮、煤渣等）；可有呕吐、腹泻；可出现口腔炎、舌炎或舌乳头萎缩；重者可出现萎缩性胃炎或吸收不良综合征。

（2）神经系统症状：表现为烦躁不安或萎靡不振、精神不集中、记忆力减退，智力多数低于同龄儿。

（3）心血管系统症状：明显贫血时心率增快，严重者心脏扩大甚至发生心力衰竭。

（4）其他：因细胞免疫功能降低，常合并感染。可因上皮组织异常而出现反甲。

4.判断标准　世界卫生组织的标准

（1）新生儿：如果血红蛋白低于14.5克，就属于贫血；

（2）6个月～6岁的孩子，如果血红蛋白低于11克，就属于贫血；

（3）6岁～14岁的孩子，血红蛋白如果低于12克，就属于贫血。

三、护理措施

1.休息与环境　贫血未得到纠正前首先要指导患儿休息。血红蛋白<50g／L时，可在床上活动或床旁活动；当血红蛋白<20g／L时，须绝对卧床休息，以免晕厥跌倒。保持病室内环境温度适宜，每天通风换气、保持空气新鲜。

2.感染护理 与感染性疾病患儿分室居住，每天用紫外线消毒病室，减少探视人次，保持患儿个人卫生。严格执行无菌操作，预防院内感染。鼓励患儿多饮水，保持口腔清洁，口腔内感染的患儿用生理盐水漱口液于饭前、饭后、睡前交替漱口，严重感染者于口腔护理后用金达液敷于溃疡创面。肛周感染者每次便后用温水洗净肛门周围、患处用抗生素湿敷。保持皮肤清洁，勤换内衣裤。

3.饮食护理 合理搭配患儿的膳食，家长应了解动物血、黄豆、肉类含铁较丰富，是防治缺铁的理想食品；维生素 C、肉类、氨基酸、果糖、脂肪酸可促进铁吸收，可与铁剂或含铁食品同时进食；茶、咖啡、牛奶、蛋类、麦麸、植酸盐等抑制铁吸收，应避免与含铁多的食品同时进食。婴儿膳食种类较少，且多为低铁食品，应指导按时添加含铁丰富的辅食或补充铁强化食品，如铁强化牛奶、铁强化食盐。人乳含铁虽少，但吸收率高达 50%，一般食物铁的吸收率仅有 10%～22%，应提倡人乳喂养婴儿。指导家长对早产儿及低体重儿及早给予铁剂治疗。牛奶必须加热处理后才能喂养婴儿，以减少因过敏而致的肠道出血。

4.用药护理 口服铁剂易引起恶心、呕吐及胃部不适，饭后或者两餐之间服用可减少反应，利于吸收，如不能耐受可从小剂量开始。避免与牛奶、茶、咖啡、蛋类同时服用，因茶中鞣酸与铁结合形成不易吸收的物质，牛奶含磷高，影响铁的吸收。口服液体铁剂时需使用吸管，避免牙齿染黑，服药后漱口。口服铁剂期间大便会变黑色，是由于铁与肠内硫化氢作用而生成黑色的硫化铁所致。口服铁剂胃肠道反应严重无法耐受者，以及病情要求迅速纠正贫血者应考虑用注射铁剂。注射前应计算补铁剂总量，避免过量致铁中毒，经常更换注射部位，应深部肌内注射，以减少局部刺激，促进吸收。铁剂治疗 1周后血红蛋白开始上升，网织红细胞数量增多可作为有效指标，8～10 周血红蛋白达到正常之后仍需继续服用铁剂 1 个月，6 个月时再服铁剂 3～4 周，以补足体内储存铁。

四、健康指导

合理喂养是纠正贫血的重要途径，因母乳含铁量比牛奶高，且易吸收，应提倡母乳喂养。生后母乳喂养至少 6 个月。添加辅食要注意由少到多、由单种到多种、由简单到复杂，1 岁左右断奶后不宜吃过硬、过凉、刺激性强的食物，应多给富含铁的食物，如动物的心、肝、肾、血以及牛肉、蛋黄、菠菜、豆制品、黑木耳、红枣等，纠正偏食习惯。对体弱多病或生长发育过快的小儿应提倡科学喂养、合理安排膳食。定期去医院检查以便早发现、早治疗。指导家长培养小儿合理的饮食习惯，不偏食。注意饮食的搭配，用铁锅炒菜。向家长讲解治疗贫血药物的作用、副作用，按时足量服药，定期复查血象。

年长儿学习和活动过久，自感乏力、头晕等，因而会有心理压力，担心治疗效果及治疗对学习的影响，医务人员应主动与患儿沟通交流，通过宣教让年长儿了解本病的病因、病程、治疗和预防，解除思想压力，对有异食癖的患儿，应正确对待，不可过多指责。对恢复期患儿要加强教育、训练促进其智力及动作的发育。

第三节　白血病

一、定义

白血病是一类造血干细胞恶性克隆性疾病。克隆性白血病细胞因为增值失控、分化障碍、凋亡受阻等机制在骨髓和其他造血组织中大量增殖累积，并浸润其他非造血组织和器官，同时抑制正常造血功能。

二、临床表现

儿童及青少年急性白血病多起病急骤。常见的首发症状包括发热、进行性贫血、显著的出血倾向或骨关节疼痛等。起病缓慢者以老年及部分青年病人居多，病情逐渐进展。此外，少数患者可以抽搐、失明、牙痛、牙龈肿胀、心包积液、双下肢截瘫等为首发症状。

1.发热　是白血病最常见的症状之一，表现为不同程度的发热和热型。发热的主要原因是感染，其中以咽峡炎、口腔炎、肛周感染最常见，肺炎、扁桃体炎、齿龈炎、肛周脓肿等也较常见。耳部发炎、肠炎、肾盂肾炎等也可见到，严重者可发生败血症、脓毒血症等。发热也可以是急性白血病本身的症状，而不伴有任何感人迹象。

2.感染　病原体以细菌多见，疾病后期，由于长期粒细胞低于正常和广谱抗生素的使用，真菌感染的可能性逐渐增加。病毒感染虽少见但凶险，需加以注意。

3.出血　出血部位可遍及全身，以皮肤、牙龈、鼻腔出血最常见，也可有视网膜、耳内出血和颅内、消化道、呼吸道等内脏大出血。女性月经过多也较常见，可以是首发症状。

4.贫血　早期即可出现，少数病例可在确诊前数月或数年先出现骨髓增生异常综合征，以后再发展成白血病。病人往往伴有乏力、面色苍白、心悸、气短、下肢水肿等症状。贫血可见于各类型的白血病，老年病人更多见。

5.骨和关节疼痛　骨和骨膜的白血病浸润引起骨痛，可为肢体或背部弥漫性疼痛，亦可局限于关节痛，常导致行动困难。逾1/3患者有胸骨压痛，此征有助于本病诊断。

6.肝脏和淋巴结肿大　以轻、中度肝脾肿大为多见。ALL比AML肝脏重大的发生率高，慢性比急性白血病脾脏肿大更为常见，程度也更明显。

三、护理措施

1.合理安排休息，避免剧烈活动。对于刚患病的宝宝，病情往往较重，需要卧床休息；而经过化疗达到缓解期的孩子，则可以适当活动，但不要过于劳累。

2.注意保护性隔离，预防感染。

3.注意饮食营养卫生。饮食要给予高热量、高蛋白、富有营养且易消化的食物，鼓励孩子多饮水，常吃蔬菜、水果等富含维生素的食品。还要适当进食一些高纤维食物以保持大便通畅，避免因便秘而导致肛裂。

4.注意观察病情变化，定期随诊就医。在白血病治疗期间，宝宝应定期化疗。

5.做好心理护理，鼓励孩子增强战胜疾病的信心。注意避免对孩子造成语言和任何刺激。对于年龄较大的孩子，要注意交流的方式方法，鼓励孩子建立战胜疾病的信心。

四、健康指导

1.家庭居住环境要相对卫生、舒适，经常开窗通风，保持室内空气清新。应该让孩子到户外多呼吸新鲜空气，进行适当健身活动，但是要注意不去人多或封闭的公共场所。

2.避免接触呼吸道感染患者，如果家长患有感冒，应换其他家属陪护。

3.注意口腔及皮肤清洁，刷牙要用软毛刷，如果血小板较低，不要刷牙，而改用漱口水漱口。

4.要勤换内衣，衣被勤洗勤晒。注意保暖，根据气温变化随时增减衣服。

5.注意防止肛周部位感染，每日大便后可用温水擦洗肛周。

6.化疗期间在家休养时，如果出现发热、贫血加重或者出血倾向，应立即到医院治疗。

第十一章 神经系统疾病健康教育

第一节 病毒性脑炎

一、定义

是一组由各种病毒感染引起的软脑膜（软膜和蛛网膜）弥漫性炎症综合征，主要表现发热、头痛、呕吐和脑膜刺激征，是临床最常见的无菌性脑膜炎。大多数为肠道病毒感染，包括脊髓灰质炎病毒、柯萨奇病毒 A 和 B、埃可病毒等，其次为流行性腮腺炎病毒、疱疹病毒和腺病毒感染，疱疹性病毒包括单纯疱疹病毒及水痘带状疱疹病毒。

二、临床表现

通常急性起病，有剧烈头痛、发热、呕吐、颈项强直、典型的脑膜刺激征如 Kernig 征阳性，并有全身不适、咽痛、畏光、眩晕、精神萎靡、感觉异常、肌痛、腹痛及寒战等。部分患者可出现咽峡炎、视力模糊等症状。肠道病毒感染可出现皮疹，大多与发热同时出现，持续 4~10 天。柯萨奇 A5.9.16 病毒和 ECHO4.6.9.16.30 病毒感染，皮肤典型损害为斑丘疹，皮疹可局限于面部、躯干或涉及四肢，包括手掌和足底部。柯萨奇 B 组病毒感染可有流行性肌痛（胸壁痛）和心肌炎。临床神经系统损害症状较少见，偶尔发现斜视、复视、感觉障碍、共济失调、腱反射不对称和病理反射阳性。重者可出现昏睡等神经系统损害的症状。

三、护理措施

1.发热患儿及时给予降温处理。
2.保持病室安静，空气新鲜，定时通风，保证摄入足够的液体。
3.去除影响患儿情绪的不良因素，各种护理操作集中进行，提供保护性照顾。
4.进食者给予高热量、高蛋白、高维生素、易消化的流食或半流食，少量多餐。

四、健康教育

1.按时接种计划免疫。
2.注意锻炼身体，加强营养指导。

3.注意休息，避免过度劳累。

第二节 癫痫

一、定义

一种大脑神经元细胞异常过度放电而引起的一次性、反复发作的脑功能障碍。这种异常放电病人感觉不到，别人也看不出来，但可以通过脑电图记录下来。癫痫发作的特点是突发性及反复发作性，以一次性的抽搐（俗称抽风）或意识障碍为主要表现，临床发作可以多种多样。

二、临床表现

（一）早期症状

一般表现有易激惹、烦躁不安、情绪忧郁、心境不佳、常挑剔或抱怨他人的症状。

（二）癫痫的早期症状包括以下几种征兆

1.躯体感觉性先兆　包括刺痛、麻木、感觉缺失等。

2.视觉先兆　包括看见运动或静止的光点、光圈、火星、黑点、一团单色或彩色的东西等。

3.听觉先兆　包括听见铃声、鸟叫、虫叫、机器声等。

4.嗅觉先兆　包括闻到烧焦了的橡胶味、腥味、硫酸等刺鼻难闻的气味。

5.味觉先兆　包括口中有苦、酸、咸、甜、腻等不舒适味道。

6.情绪先兆　包括焦虑、不安、压抑、惊恐等，恐惧是最常见的一种。

7.精神性先兆　包括错觉、幻觉、看见了或感到了实际上不存在的东西和场景等。另外还有眩晕、上腹部不适、头部不适等。

三、护理措施

1.癫痫发作开始时，应立即扶病人侧卧，防止摔倒、碰伤。

2.然后解开其领带、胸罩、衣扣、腰带，以保持呼吸道通畅。

3.使其头侧立，让唾液和呕吐物尽量流出口外。

4.如有戴假牙者，取下假牙，以免误入呼吸道。

5.将手帕卷成团或用一双筷子缠上布条塞入其上下牙之间，防止舌咬伤，不要在患者口中或牙齿之间强行塞放木筷、勺子等物。

6.抽搐时，不要用力按压病人肢体，以免造成骨折或扭伤。

7.发作过后昏睡不醒，尽可能减少搬动，让病人适当休息。

8.已摔倒在地的病人，应检查有无外伤，如有外伤，应根据具体情况进行处理。

四、健康指导

1.不能骤减或停服药物，以免引起癫痫持续发作。

2.克服自卑感及恐惧心理，避免疲劳、紧张等诸因素刺激。

3.加强体质锻炼，起居有规律，忌烟、酒、茶、咖啡等刺激性食物。不要开车、游泳、夜间独自外出等，如有发作预兆，应立即卧倒，避免跌伤。

4.癫痫患者饮食注意

（1）癫痫患者宜忌食酒类、刺激性、油腻肥厚的食物，以免滋湿生痰，生热助火，加重病情。

（2）宜吃某些富含矿物质的食物，如：镁（大量存在于全麦面粉、小米、无花果、肉、鱼、坚果和豆类中）；锌（存在于肉、家畜内脏、麦芽、坚果、蟹、牡蛎和小扁豆中）和钙 （主要存在于牛奶和乳制品中），常吃此类食品可有效预防惊厥。

（3）宜吃混合色拉和生的水果，可减少发病的次数和降低发病的严重程度。

（4）癫痫的初起多属实证，身体壮实者，或属风痰壅盛者，饮食宜清淡而富有营养，多食米面、蔬菜。

（5）病症属虚或体质虚弱者，应偏于滋补肝肾、健脾助运、益气血之食品。可多吃瘦猪肉、猪心、猪肝、桂圆肉、莲子、枸杞等。

（6）可多食润肠通便的食物（如蜂蜜、香蕉、胡桃、杏仁、菠菜等），以保持大便通畅。

第三节　高热惊厥

一、定义

指小儿在呼吸道感染或其他感染性疾病早期，体温升高≥39℃时发生的惊厥，并排除颅内感染及其他导致惊厥的器质性或代谢性疾病。

二、临床表现

发病年龄多为6个月至4岁，亦可<6个月或>4岁。发热初期（24小时内，个别<48小时）体温升至≥39℃时，突然发生的惊厥。惊厥为全身性对称或部分性不对称发作，主要表现为突然发生的全身或局部肌群的强直性或阵挛性抽搐，双眼球凝视、斜视、发直或上翻，伴意识丧失。高热惊厥分为单纯性高热惊厥和复杂性高热惊厥两种。各年龄期（除新生儿期）小儿均可发生，以6个月至4岁多见，单纯性高热惊厥预后良好，复

杂性高热惊厥预后则较差。

三、护理措施

1.保持呼吸道通畅　惊厥发作时不可将患儿抱起,应立即将患儿平卧,即刻松开衣领,取头侧平卧位,及时清除患儿口鼻及咽喉部内分泌物,防止分泌物堵塞气管引起窒息,必要时吸氧、吸痰。

2.注意安全,加强防护　抽搐发作要注意防止碰伤及坠床,必要时约束肢体,上、下牙齿之间应放置牙垫,防止舌及口唇咬伤。对抽搐频繁者应设专人护理,减少不必要的刺激,室内光线不宜过强,并保持安静。治疗护理操作尽量集中进行,动作要轻柔敏捷,并严格执行无菌操作,避免交叉感染。

3.迅速建立静脉通道　是在抢救中保证给药,供给液体及营养的途径,是获得抢救成功的重要环节。最好选择粗直、弹性好的血管,行留置针穿刺,以保证点滴通畅不渗漏。对持续、频繁抽搐的患者,使用 20% 甘露醇,注意输入速度,应在 30min 内滴完,同时防止药液外渗。

4.高热护理　高热引起的惊厥,应立即使用退热剂。中枢性高热时给予物理降温,为预防脑水肿,以头部物理降温为主,采用冰帽,降低脑组织的代谢,减少耗氧量,提高脑细胞对缺氧的耐受性,利于脑细胞恢复。其次为枕下、腋下、腹股沟放置冰袋,忌擦胸前区及腹部,在冰袋外包裹薄巾,防止局部冻伤;亦可用 35℃～40℃温水擦浴。降温过程中应密切观察体温的变化,面色、四肢冷热及出汗情况,以防虚脱发生。降温后 30min测体温一次并及时记录。

四、健康教育

1.告知家长控制体温是预防惊厥的关键。
2.癫痫患儿应按时服药,不能随意停药。
3.强调定期门诊随访。

第四节　流行性脑膜炎

一、定义

是由脑膜炎双球菌引起的化脓性脑膜炎。致病菌由鼻咽部侵入血循环,形成败血症,最后局限于脑膜及脊髓膜,形成化脓性脑脊髓膜病变。

二、临床表现

1.上呼吸道感染期 大多数病人并不产生任何症状。部分病人有咽喉疼痛,鼻咽黏膜充血及分泌物增多。鼻咽拭子培养常可发现病原菌,但很难确诊。

2.败血症期 病人常无前驱症状,突起畏寒、高热、头痛、呕吐、全身乏力、肌肉酸痛、食欲不振及神志淡漠等毒血症症状。幼儿则有哭啼吵闹、烦躁不安、皮肤感觉过敏及惊厥等。少数病人有关节痛或关节炎、脾肿大常见。70%左右的病人皮肤黏膜可见瘀点或瘀斑。病情严重者瘀点、瘀斑可迅速扩大,且因血栓形成发生大片坏死。约 10%的患者常在病初几日在唇周及其他部位出现单纯疱疹。

3.脑膜炎期 大多数败血症患者于 24 小时左右出现脑膜刺激征,此期持续高热,头痛剧烈、呕吐频繁,皮肤感觉过敏、怕光、狂躁及惊厥、昏迷。血压可增高而脉搏减慢。脑膜的炎症刺激表现为颈后疼痛、颈项强直、角弓反张、克氏征及布氏征阳性。

婴儿发作多不典型,除高热、拒乳、烦躁及哭啼不安外,惊厥、腹泻及咳嗽较成人多见,脑膜刺激征可缺如。前囟突出,有助于诊断。但有时因呕吐频繁、失水仅见前囟下陷,造成诊断困难。

三、护理措施

1.发热的护理:监测体温、观察热型及伴随症状。出汗后及时更换衣物。体温>38.5℃时给予物理降温或药物降温,静脉补液,绝对卧床休息,室内保持安静,空气新鲜流通,避免强光刺激,以免诱发惊厥,调节室温在 18℃～20℃。

2.给予高热量、高维生素的流质或半流质饮食,供给足够水分,使用磺胺药时,每日饮水至少 2000ml 以上,每日或隔日检查尿常规。

3.观察生命体征变化,如面色苍白、口唇发紫、四肢厥冷、脉搏细速、血压下降、体温不升,为休克表现,应立即吸氧(氧流量 4～6 升/分),通知医生,协助抢救。

4.精神异常的护理:向患儿介绍环境,以减轻其不安与焦虑。明确环境中可引起患儿坐立不安的刺激因素,可能的话,使患儿离开刺激源。纠正患儿的错误概念和定向力错误。如患儿有幻觉,询问幻觉的内容,以便采取适当的措施。为患儿提供保护性的看护和日常生活的细心护理。

5.昏迷的护理:患儿取平卧位,一侧背部稍垫高,头偏向一侧,以便让分泌物排出;上半身可抬高 20～30°,利于静脉回流,降低脑静脉窦压力,利于降低颅内压;每 2 小时翻身 1 次,轻拍背促痰排出,减少坠积性肺炎,动作宜轻柔;密切观察瞳孔及呼吸,防止因移动体位致脑疝形成和呼吸骤停。保持呼吸道通畅、给氧,如有痰液堵塞,立即气管插管吸痰,必要时作气管切开或使用人工呼吸机。对昏迷或吞咽困难的患儿,应尽早给予鼻饲,保证热卡供应;做好口腔护理;保持镇静,因任何躁动不安均能加重脑缺氧，可使用镇静剂。

6.瘫痪的护理：做好心理护理，增强患儿自我照顾能力和信心。卧床期间协助患儿洗漱、进食、大小便及个人卫生等。使家长掌握协助患儿翻身及皮肤护理的方法。适当使用气圈、气垫等，预防褥疮。保持瘫痪肢体于功能位置。病情稳定后，及早督促患儿进行肢体的被动或主动功能锻炼，活动时要循序渐进，加强保护措施，防碰伤。在每次改变锻炼方式时给予指导、帮助。

7.注意皮肤的护理：定时更换体位，防止褥疮。

8.尿潴留者，按摩膀胱或局部热敷，必要时导尿，避免用力排尿以防诱发脑疝。

四、健康教育

1.要注意通风。尽量避免到人多拥挤，通风不畅的公共场所。

2.保持个人卫生，多晒太阳，饭前饭后勤洗手。

3.饮食要合理，避免过度劳累，注意休息与运动锻炼。

4.进行流脑疫苗接种。

5.加强疾病监测。做到早发现、早报告、早诊断、早治疗，就近住院治疗。

第五节　流行性乙型脑炎

一、定义

流行性乙型脑炎（简称乙脑）的病原体于 1934 年在日本发现，故名日本乙型脑炎。1939 年我国分离到乙脑病毒,解放后进行了大量调查研究工作,改名为流行性乙型脑炎。本病主要分布在亚洲远东和东南亚地区，经蚊传播，多见于夏秋季。临床上急起发病，有高热、意识障碍、惊厥、强直性痉挛和脑膜刺激征等，重型患者病后往往留有后遗症，属于血液传染病。

二、临床表现

起病急，有高热、头痛、呕吐、嗜睡等表现。重症患者有昏迷、惊厥、吞咽困难、意识障碍，和呼吸衰竭等症状。体征有脑膜刺激征、浅反射消失、深反射亢进、强直性瘫痪和阳性病反射等。

三、护理措施

1.高热护理　降温：物理降温、药物降温。

2.生活护理　口腔护理、皮肤护理、饮食护理。

3.密切观察 病情，及时发现意识改变、惊厥先兆、呼吸衰竭、脑疝等。

4.抽搐、惊厥病人的护理

（1）休息和体位：绝对卧床休息，尽量少搬动病人，避免诱发惊厥。遵医嘱给予镇静剂。呕吐时头偏向一侧。

（2）配合治疗用药：遵医嘱应用脱水剂及镇静、止惊药物。

（3）保持呼吸道通畅：吸痰，仰卧头偏向一侧，取下义齿。

（4）吸氧。

（5）防止舌咬伤和坠床。

（6）加强生活护理，安全护理，尤其意识障碍病人。

5.呼吸衰竭的护理 保持呼吸道通畅；准备好抢救物品和药品：如吸痰器、气管插管或气管切开包、呼吸兴奋剂等；配合予以脱水治疗同时应用呼吸兴奋剂。应用甘露醇脱水治疗时，注意观察呼吸、心率、血压、瞳孔、颅内压。如呼吸停止则气管切开，机械通气。

四、健康教育

1.按时接种计划免疫。

2.孩子远离家中小动物。

3.防蚊虫叮咬，积极采取灭蚊措施。

4.注意锻炼身体，加强营养指导。

第六节　中毒性脑病

一、定义

短期内大量接触损害中枢神经系统的毒物，引起中枢神经系统功能和器质性病变，可出现各种不同的临床表现。脑病理变化可有弥漫性充血、水肿、点状出血、神经细胞变性、坏死、神经纤维脱髓鞘，病变由大脑皮质向下扩展。

二、临床表现

既有高热不退者，也有仅为低热者。通常都有不同程度的头痛、呕吐、精神面色不好，困倦多睡。重者可有抽风、昏迷、肢体瘫痪、呼吸节律不整等表现。由于病毒的种类不同，脑病的表现也就多种多样。因毒物种类、个体反应等不同而异。潜伏期长短不等，短的可迅速发病，长者可达数日。苯、汽油、硫化氢等急性中毒发病较快，溴甲烷、四乙铅、有机汞、有机锡、碘甲烷等在中毒后，经数小时乃至数日的潜伏期后才出现症状。一般早期症状为头疼、头晕、乏力、恶心、呕吐、嗜睡等。也有的起病以精神症状为主，如出现癔病样表现，狂躁、幻觉、精神兴奋式抑制等。随着病变进展，患者有幻觉、意识障碍以及颅内压增高征象；头疼剧烈、呕吐频繁、躁动不安、昏迷、反复抽搐、去大脑强直、瞳孔改变、血压上升，脉搏呼吸变慢。小脑疝形成时，瞳孔不等大，呼吸不规则、呼吸突然停止。

三、护理措施

1.发热的护理：给予物理降温或药物降温，静脉补液，绝对卧床休息，室内保持安静，空气新鲜流通，避免强光刺激，调节室温在18℃~20℃。

2.给予高热量、高维生素的流质或半流质饮食，供给足够水分。

3.观察生命体征变化，如面色苍白、口唇发紫、四肢厥冷、脉搏细速、血压下降、体温不升，为休克表现，应立即吸氧（氧流量4~6升/分），通知医生，协助抢救。

4.昏迷的护理：患儿取平卧位，一侧背部稍垫高，头偏向一侧，以便让分泌物排出。每2小时翻身1次，轻拍背促痰排出，减少坠积性肺炎，动作宜轻柔。密切观察瞳孔及呼吸变化，防止因移动体位致脑疝形成和呼吸骤停。保持呼吸道通畅、给氧，如有痰液堵塞，应立即吸痰，必要时作气管切开或使用人工呼吸机。对昏迷或吞咽困难的患儿，应尽早给予鼻饲，保证热量供应。做好口腔护理；保持镇静，因任何躁动不安均能加重脑缺氧，可使用镇静剂。

四、健康教育

1.保持室内定时通风，空气新鲜。

2.进食者给予高热量、高蛋白、高维生素、易消化的流食或半流食，少量多餐。

3.注意锻炼身体，加强营养指导。

第七节 面神经炎

一、定义

是一种比较复杂的面部疾病，发病原因大多由面部受凉、物理性损伤或病毒入侵所致。

二、临床表现

面神经的发病之初表现为面神经发炎，此时还未形成明显的面部症状，随着病情的发展，患者会出现眼角下垂、口眼歪斜等典型症状表现。

1.中枢型　为核上组织（包括皮质、皮质脑干纤维、内囊、脑桥等）受损时引起，出现病灶对侧颜面下部肌肉麻痹。从上到下表现为鼻唇沟变浅，露齿时口角下垂（或称口角歪向病灶侧，即瘫痪面肌对侧），不能吹口哨和鼓腮等。多见于脑血管病变、脑肿瘤和脑炎等。

2.周围型　为面神经核或面神经受损时引起，出现病灶同侧全部面肌瘫痪，从上到下表现为不能皱额、皱眉、闭目、角膜反射消失、鼻唇沟变浅，不能露齿、鼓腮、吹口哨、口角下垂（或称口角歪向病灶对侧，即瘫痪面肌对侧）。多见于受寒、耳部或脑膜感染、神经纤维瘤引起的周围型面神经麻痹。此外还可出现舌前 2/3 味觉障碍，说话不清晰等。小儿面神经炎多为周围型。

三、护理措施

1.心理护理　患者多为突然起病，难免会产生紧张、焦虑、恐惧的情绪。耐心做好解释和安慰疏导工作，缓解其紧张情绪，使病人情绪稳定，以提高治疗效果。

2.护眼　由于眼睑闭合不全或不能闭合，瞬目动作及角膜反射消失，角膜长期外露，易导致眼内感染，损害角膜，因此眼睛的保护是非常重要的，减少用眼，外出时戴墨镜保护，同时滴一些有润滑、消炎、营养作用的眼药水，睡觉时可戴眼罩或盖沙块保护。

3.局部护理　热敷祛风：以生姜末局部敷于面瘫侧，每日 1/2 小时；温湿毛巾热敷面部，每日 2~3 次，并于早晚自行按摩患侧，按摩时力度要适宜、部位准确；只要患侧面肌能运动就可自行对镜子做皱额、闭眼、吹口哨、示齿等动作，每日 2~3 次，对于防止麻痹肌肉的萎缩及促进康复是非常重要的。此外，面瘫患者应注意不能用凉水洗脸，避免直接吹风，注意天气变化，及时添加衣物，防止感冒。

四、出院指导

1.避免空调、电扇直吹身体，感到有点凉了就要调整风向或关掉电器。遇到大风和寒冷的天气，出门时要轻拍、轻按面部、耳后、颈部的一些重要穴位，增加自己的御寒能力，必要时戴太阳镜和口罩，以防再受风寒，避免头朝风口窗隙久坐或睡眠。

2.防止面瘫最好的方法是平时要注意保持良好的心情，保证充足的睡眠，并适当进行体育运动，增强机体免疫力。

3.合理规律的学习、工作和生活，避免过度疲劳，增强机体抵抗力。

4.如果面部出现麻木等不适，应该及早就医。

5.面瘫的治疗需要一定的时间，不要情绪急躁。

6.按医嘱继续服药。

第十二章　儿科急救健康教育

第一节　误吸

一、定义

误吸是指进食（或非进食）时在吞咽过程中有数量不一的液体或固体食物（甚至还可包括分泌物或血液等）进入到声门以下的气道。

二、临床表现

当异物落入气管后会突然发生剧烈的刺激性呛咳、憋气、呼吸困难、气喘和声音嘶哑。由于气管或支气管被异物部分阻塞或全部阻塞，出现气急憋气，也可因一侧的支气管阻塞，而另一侧吸入空气较多，形成肺气肿，较大的或棱角小的异物（如大枣）可把大气管阻塞，短时间内即可发生憋喘死亡。

不同物体误吸后的临床表现：

1.误吸 pH<2.5 的酸性液体　量超过 0.4ml/kg 后会立即引起肺泡容量锐减，导致肺间质水肿、肺泡内出血、肺不张，气道内阻力增加，从而发生缺氧，这些改变发生在误吸后几小时内，最初是酸性物质对肺的直接反应，引起化学性肺炎，几小时后演变成炎症反应，可导致呼吸衰竭。

2.误吸非酸性液体　损害肺泡表面活性物质，导致肺泡塌陷，肺不张，发生缺氧。

3.误吸固体食物　导致气道梗阻，异物存留引起炎症反应，可发生肺不张和肺泡膨胀。由于气道梗阻可导致机体缺氧和高碳酸血症，如果混有酸性物质，后果更加严重。

三、现场急救

当幼儿发生异物呛入气管时，家长首先不可过于惊慌而不知所措，先鼓励幼儿自行咳嗽咳出异物，若不行可试用下列手法诱导异物排除：

（一）海姆立克急救法

由外科医生海姆立克教授发明,该急救方法利用肺部残留气体,形成气流冲出异物。具体步骤是：救护者站在患儿身后，从背后抱住其腹部，双臂围环其腰腹部，一手握拳，拳心向内按压于患儿的肚脐和肋骨之间的部位；另一手成掌捂按在拳头之上，双手急速用力向里向上挤压，反复实施，直至阻塞物吐出。

（二）推压腹部法

将患儿仰卧于桌子上，抢救者用手放在其腹部脐与到剑突之间，紧贴腹部向上适当加压，另一只手柔和地放在胸壁上，向上和向胸腔空内适当加压，以增加腹腔和胸腔内压力，反复多次，可使异物咳出。

（三）拍打背法

立位，抢救者站在儿童侧后方，一手臂置于儿童胸部，围扶儿童，另一手掌根在肩胛间区脊柱上给予连续、急促而有力地拍击，以利异物排出。

（四）倒立拍背法

适用婴幼儿，倒提其两腿，使头向下垂，同时轻拍其背部，通过异物的自身重力和呛咳时胸腔空内气体的冲力，迫使异物向外咳出。

若以上方法无效或情况紧急，应立即将患儿送医院，可在表面麻醉下或全身麻醉下用气管镜取出异物。但应注意在送往医院前一定不要吃饭喝水，以便医生能尽早手术。

（五）其他处理

1.皮质激素及抗生素的应用。

2.病人可能出现支气管痉挛，可考虑应用 β_2 阻滞剂，如特布他林（叔丁喘宁），异丙肾上腺素（酚丙喘宁）。为消除气管黏膜及黏膜下水肿，可喷雾吸入去氧肾上腺素稀释液。

四、健康教育

1.避免小儿在吃东西时哭闹、嬉笑、跑跳，吃饭要细嚼慢咽。

2.不要给幼儿吃炒豆子、花生、瓜子等不易咬嚼的食物。

3.不要给小儿强迫喂药。

4.在小儿的活动范围内应避免存放小物品，如小纽扣、图钉等，防止出现意外。

5.一旦发生误吸，家长应分秒必争送患儿到医院急救。在去医院的途中，家长可以将小孩头向下抱起，不断地拍背和压腹，争取将异物排出。千万不能喝水，否则水可能吸入气管，后果更严重。

6.3 岁内的小儿最好不要吃果冻，切忌边吃边玩。

第二节 窒息

一、定义

人体的呼吸过程由于某种原因受阻或异常，所产生的全身各器官组织缺氧，二氧化碳潴留而引起的组织细胞代谢障碍、功能紊乱和形态结构损伤的病理状态称为窒息。当人体内严重缺氧时，器官和组织会因为缺氧而广泛损伤、坏死，尤其是大脑。

二、临床表现

呼吸极度困难，口唇、颜面青紫、心跳加快而微弱，病人处于昏迷或半昏迷状态，紫绀明显，呼吸逐渐变慢而微弱，继而不规则，到呼吸停止，心跳随之减慢而停止。瞳孔散大，对光反射消失。

三、护理措施

立即清除呼吸道阻塞　因噎食吸入食物或胃内容物所致窒息，必须尽快设法使呼吸道恢复通畅，使病人尽早脱离缺氧状态，这是提高抢救成功率的关键环节，可采取如下措施：

1.掏取咽喉部堵塞物，迅速撑开口腔以手指掏出。

2.冲击病人呈仰卧位，以双手在剑突下向上用力按压；若为坐位或立位抢救者在病人身后用双手或其他硬物顶于剑突下，向上猛然冲击，这种方法利用胸腔里的气流压力，把堵在咽喉气管的堵塞物冲出来。

3.引流：立即把病人置于头低45°～90°体位，使吸入物顺体位流出。

4.拍背做体位引流时，自下向上轻拍双侧肩胛间区内，促使气管内异物排出。

5.抽吸：用粗导管插入咽喉部吸引气管内吸入物，同时刺激咽喉部引出咳嗽反射，有利于异物排出。

6.穿刺：病人呼吸突然停止应用环甲膜穿刺。

7.气管插管或切开：必要时行气管插管或切开，清除吸入物。

8.抢救时应充分高流量给氧，直到缺氧状态缓解，然后留置导管持续给氧。

9.呼吸兴奋剂应用：病人呼吸功能恢复后，呼吸减慢减弱时可应用呼吸兴奋剂。

四、健康指导

1.不要将窗帘的绳索绕在脖子上玩。

2.不把保鲜膜、塑料袋盖在脸上或套在脖子上。

3.不可以把小玩具放入耳鼻口中。

4.不要给婴儿吃各种坚果、花生、果冻等大块的食物。

5.嘴里含着东西不要嬉笑打闹，吃果冻要注意。

6.不要给小儿强迫喂药。

7.在小儿的活动范围内应避免存放小物品，如小纽扣、图钉等物品，防止出现意外。

8.若孩子发生窒息现象时，家长应分秒必争送孩子到医院急救。在去医院的途中，家长可以将小孩头向下抱起，不断地拍背和压腹，争取将异物排出。千万不能喝水，否则水可能吸入气管，后果更严重。

第三节　有机磷中毒

一、定义

急性有机磷农药中毒（AOPP）是指有机磷农药短时大量进入人体后造成的以神经系统损害为主的一系列伤害，临床上主要包括急性中毒患者表现的胆碱能兴奋或危象，其后的中间综合征（IMS）以及迟发性周围神经病（OPIDPN）。

二、临床表现

（一）胆碱能神经兴奋及危象

1.毒蕈碱样症状　主要是副交感神经末梢兴奋所致的平滑肌痉挛和腺体分泌增加。临床表现为恶心、呕吐、腹痛、多汗、流泪、流涕、流涎、腹泻、尿频、大小便失禁、心跳减慢和瞳孔缩小、支气管痉挛和分泌物增加、咳嗽、气急，严重患者出现肺水肿。

2.烟碱样症状　乙酰胆碱在横纹肌神经肌肉接头处过度蓄积和刺激，使面、眼睑、舌、四肢和全身横纹肌发生肌纤维颤动，甚至全身肌肉强直性痉挛。患者常有全身紧束和压迫感，而后发生肌力减退和瘫痪。严重者可有呼吸肌麻痹，造成周围性呼吸衰竭。此外由于交感神经节受乙酰胆碱刺激，其节后交感神经纤维末梢释放儿茶酚胺使血管收缩，引起血压增高、心跳加快和心律失常。

3.中枢神经系统症状　中枢神经系统受乙酰胆碱刺激后有头晕、头痛、疲乏、共济失调、烦躁不安、谵妄、抽搐和昏迷等症状。

（二）中间综合征

中间综合征（IMS）是指有机磷毒物排出延迟、在体内再分布或用药不足等原因，使胆碱酯酶长时间受到抑制，蓄积于突触间隙内，高浓度乙酰胆碱持续刺激突触后膜上烟碱受体并使之失敏，导致冲动在神经肌肉接头处传递受阻所产生的一系列症状。一般在急性中毒后1~4天急性中毒症状缓解后，患者突然出现以呼吸肌、脑神经运动支支配的肌肉以及肢体近端肌肉无力为特征的临床表现。患者发生颈、上肢和呼吸肌麻痹。累及颅神经者，出现睑下垂、眼外展障碍和面瘫。肌无力可造成周围呼吸衰竭，此时需要立即呼吸支持，如未及时干预则容易导致患者死亡。

（三）有机磷迟发性神经病

有机磷农药急性中毒一般无后遗症。个别患者在急性中毒症状消失后2-3周可发生迟发性神经病，主要累及肢体末端，且可发生下肢瘫痪、四肢肌肉萎缩等神经系统症状。

目前认为这种病变不是由胆碱酯酶受抑制引起的，可能是由于有机磷农药抑制神经靶酯酶，并使其老化所致。

（四）其他表现

敌敌畏、敌百虫、对硫磷、内吸磷等接触皮肤后可引起过敏性皮炎，并可出现水疱和脱皮，严重者可出现皮肤化学性烧伤，影响预后。有机磷农药滴入眼部可引起结膜充血和瞳孔缩小。

三、护理措施

1.迅速清除毒物：立即使病人脱离现场，除去被污染的衣物，用清水或肥皂水清洗病人污染的皮肤、毛发。口服中毒者应用清水、1∶5000 高锰酸钾（对硫磷忌用）或2％碳酸氢钠（敌百虫忌用）反复洗胃，然后用硫酸镁导泻。眼部污染者可用生理盐水或2％碳酸氢钠彻底清洗。

2.在清除毒物的同时及早使用抗胆碱药——阿托品。新型抗胆碱药物——长托宁。胆碱酯酶复能剂——氯磷定。

3.口服中毒者应用消化道吸附剂及持续胃肠减压

（1）应用活性炭研成粉末用温水冲服或鼻饲，以吸附毒物。

（2）禁饮食及持续胃肠减压 口服中毒者部分毒物可进入肝脏，可经胆汁再次排入肠道此措施可防止毒物的再吸收。

（3）注意：患者多不配合，用药后烦躁，增加脱管危险，故胃管应妥善固定，必要时适当约束。

四、健康指导

1.家长保管好有机磷农药，放到孩子不易发现取到的地方。

2.将裹有农药的食品放到隐蔽的地方。

3.农忙时期加强孩子的看护，避免误服。

4.加强中小学生农药安全的宣传教育，以免误服。

第四节　溺水

一、定义

淹溺又称溺水，是人淹没于水或其他液体介质中并受到伤害的状况。水充满呼吸道和肺泡引起缺氧窒息；吸收到血液循环的水引起血液渗透压改变、电解质紊乱和组织损害；最后造成呼吸停止和心脏停搏而死亡。

二、临床表现

1.淹溺患者表现神志丧失、呼吸停止及大动脉搏动消失，处于临床死亡状态。

2.近乎淹溺患者临床表现个体差异较大，与溺水持续时间长短、吸入水量多少、吸入水的性质及器官损害范围有关。可有头痛或视觉障碍、剧烈咳嗽、胸痛、呼吸困难、咳粉红色泡沫样痰。溺入海水者口渴感明显，最初数小时可有寒战、发热。

3.体征表现为皮肤发绀，颜面肿胀，球结膜充血，口鼻充满泡沫或泥污。常出现精神状态改变，烦躁不安、抽搐、昏睡、昏迷和肌张力增加。呼吸表浅、急促或停止。肺部可闻及干湿啰音，偶尔有喘鸣音。心律失常、心音微弱或消失。腹部膨隆，四肢厥冷。有时可发现头、颈部损伤。

三、急救措施

1.淹溺者被救上岸后的当务之急就是迅速进行身体情况检查（意识检查、呼吸心跳检查、外伤检查），以确认患者的状态，根据不同的情况采取相应的急救措施。

2.对意识清醒患者的救援　保暖措施：除了炎热的夏季，在其他季节抢救溺水患者时都应采取保暖措施。脱去患者的湿衣服，擦干身体表面的水，换上干衣服，以减少体表水分蒸发带走热量。有条件时可用毛毯等物包裹身体保暖，还可充分按摩四肢，促进血液循环，并可酌情给予热饮料。千万不要给患者饮酒，那样会促进热量的流失。进一步检查患者：询问溺水原因、有无呛水，同时观察患者口唇、面色等。送患者去医院。

3.对意识丧失但有呼吸心跳患者的救援　除保暖外，应采取的措施主要是供氧，最好使用呼吸机通过面罩高流量供氧。对于呼吸微弱同时有发绀表现的患者实施呼吸支持，如无呼吸机及面罩时可采取人工呼吸。对呼吸正常的患者要保持呼吸道通畅，同时应使患者成为稳定侧卧位，防止患者因呕吐物造成呼吸道堵塞。

4.对无心跳呼吸的患者的救援　立即做心肺复苏。

四、健康指导

1.加强对孩子的看护，年纪稍大的孩子要加强水危险教育，避免去开放性的水域附近玩耍。

2.没有水的低洼地带在突然遭遇暴雨时会容易形成临时的水洼，对孩子进行这方面的提醒教育。

3.在公共游泳场所时要遵守相关规定，不私自进入禁区，不去不规范的公共游泳场所游玩。

4.如果在水里发生呛水时应保持冷静，应时刻知道自己的口鼻是否在水平面之上，以避免在呛咳时再次吸入水分。此时应克制咳嗽感，先在水面上闭气静卧片刻，再把头抬出水面，边咳嗽调整呼吸动作，待气管内的水分被排除后就会恢复正常。

第五节　急性一氧化碳中毒

一、定义

一氧化碳（CO）是无色、无味、无臭、无刺激性，从感观上难以鉴别的气体。一氧化碳主要由含碳化合物燃烧不完全所产生。一般人常在无意中发生中毒而自己不知道，每年总有一些病例在被发现时，常因中毒太深而无法挽救。因此，应予以重视。

二、临床表现

急性一氧化碳中毒的主要表现

1.最初的症状，可出现头晕、头痛、恶心、呕吐、心悸、乏力、嗜睡等，医学上称为轻度中毒，此时如能及时脱离中毒环境，吸入新鲜空气，症状可迅速缓解。

2.反应迟钝、除头晕、头痛、恶心、呕吐、心悸、乏力、嗜睡外，可出现面色潮红、口唇呈樱红色，脉搏增快，昏迷，瞳孔对光反射、角膜反射及腱反射迟钝，呼吸、血压可发生改变。医学上称为中度中毒，此时如能及时抢救，亦可恢复。

3.出现深昏迷，各种反射减弱或消失，肌张力增高，大小便失禁。医学上称为重度中毒，此时可发生脑水肿、肺水肿、休克、应激性溃疡、大脑局灶性损害，受压部位可出现类似烫伤的红肿、水疱，甚至坏死。

三、急救措施

当发现或怀疑有人为一氧化碳中毒时，应立即采取下述措施：

1.立即打开门窗通风　迅速将患有转移至空气新鲜流通处，卧床休息，保持安静并注意保暖。

2.确保呼吸道通畅　对神志不清者应将头部偏向一侧，以防呕吐物吸入呼吸道引起窒息。

3.迅速送往有高压氧治疗条件的医院　因为高压氧不仅可以降低碳氧血红蛋白的半衰期，增加一氧化碳排出和清除组织中残留的一氧化碳外，并能增加氧的溶解量，降低脑水肿和解除细胞色素化酶的抑制。

第六节　急性中毒

一、定义

急性中毒（acute intoxication）是指毒物短时间内经皮肤、黏膜、呼吸道、消化道等途径进入人体，使机体受损并发生器官功能障碍。急性中毒起病急骤，症状严重，病情变化迅速，不及时治疗常危及生命，必须尽快作出诊断与急救处理。

急性中毒是儿科的常见急症之一，儿童以食入毒物中毒最多见，年龄多见于 1~5 岁。原因是由于年幼儿有一定的活动能力，但认知能力和生活经验不足，对某些毒物和药物的危害缺乏认识。文献报道中，年龄小于 5 岁的中毒群体虽发病率较高，但大多属于无意中毒，其摄入的中毒物质剂量不大、毒物种类单一，其病死率低于青少年患者或成人患者。而后者有相当部分在存在精神抑郁或心理障碍情况下自伤性服毒，其服毒剂量通常较大，病死率相对较高。

二、临床表现

1.皮肤黏膜　灼伤（强酸、强碱）、发绀（亚硝酸盐）、黄疸（鱼胆）

2.眼　瞳孔散大（阿托品）、瞳孔缩小（吗啡）、视神经炎（见于甲醇中毒）

3.神经系统　昏迷、谵妄（见于阿托品中毒）、肌纤维颤动（见于有机磷）、惊厥（见于有机氯、异烟肼）、瘫痪（见于三氧化二砷）、精神失常（见于一氧化碳、阿托品）

4.呼吸系统　呼吸气味：酒味、苦杏仁（氰化物）、蒜味等；呼吸加快：水杨酸类、甲醇；呼吸减慢：催眠药、吗啡；肺水肿：磷化锌、有机磷等；

5.循环系统　心律失常：如洋地黄，茶碱类；心跳骤停：如洋地黄，茶碱类是直接作用于心肌；窒息性毒物导致缺氧；钡盐、棉酚导致低钾。

6.泌尿系统　急性肾衰。

7.血液系统　溶血性贫血：砷化氢；白细胞减少和再障：氯霉素、抗肿瘤药；出血：阿司匹林、氯霉素；血液凝固 ：敌鼠、蛇毒

8.严重并发症　出现致死性的心力衰竭和休克可并发严重心律失常、肺水肿、呼吸肌麻痹以及呼吸衰竭。肾脏损害，出现血尿、蛋白尿、急性肾功能衰竭、高血压、氮质血症等。神经系统出现抽搐、瘫痪、昏迷、中枢性呼吸衰竭。引起贫血、溶血，诱发 DIC、广泛出血。在度过急性中毒急性期后部分患者可遗留后遗症，如腐蚀性毒物中毒引起的消化道变形和狭窄，影响正常饮食；脑部中毒损害或严重缺氧后发生精神运动功能障碍等。

急性中毒伴有下列表现时，提示病情危重 ：①深昏迷；②休克或血压不稳定；③高热或体温不升；④呼吸衰竭；⑤心力衰竭或严重心律失常；⑥惊厥持续状态；⑦肾功能衰竭；⑧弥漫性血管内凝血（DIC）；⑨血钠高于 150mmol/L 或低于 120mmol/L。对于这些患者，应常规监测肝、肾等各脏器功能，为病情判断和支持处理提供依据。

三、急救措施

（一）立即将患者脱离中毒现场：

1.如为接触或吸入性中毒，应立即将中毒者迁离中毒场所，脱去污染衣服，以温开水

洗净皮肤表面的毒物。

2.如有创面，应将创面洗净，敷药、包扎。

（二）清除体内尚未被吸收的毒物：

1.清除胃肠道尚未被吸收的毒物

（1）催吐：适应症：神志清楚而能合作者。禁忌症：昏迷、惊厥、进食强腐蚀剂、煤油、汽油等患者忌用；年老体弱、妊娠、高血压、心脏病、门脉高压等患者慎用。方法：用手指或压舌板或用500ml凉开水加食盐60g灌服，连服3~4次，后刺激咽后壁，使患者呕吐，反复多次。亦可用急救稀涎散（白矾10g、皂角9g）煎水至250ml，口服；或用0.2%~0.5%硫酸铜100ml~200ml口服，以催吐。

（2）洗胃：适应症：昏迷和不合作者，应尽早进行，一般服毒后6小时再洗胃效果不佳；禁忌症：腐蚀性毒物（如强酸或强碱）中毒者忌用；方法：胃管法、注射器法和洗胃机洗胃法。洗胃液可用绿豆(打碎)150g、甘草60g、煎水至1000ml，加凉开水至2000ml，亦可以用温开水、0.02~0.05%高锰酸钾溶液（有机磷农药1605中毒者忌用）、生理盐水、茶叶水、1%碳酸氢钠（敌百虫中毒不宜用）。如毒物不明，多用清水洗胃。洗胃液应反复洗出至液体清亮、无味为止。

（3）导泻：适应症：适用于服毒超过4小时，洗胃后；方法：导泻可用明矾6克（先煎）、大黄6克（后下）煎水250ml，冲服；风化硝6克或番泻叶30克泡水冲服。亦可用芒硝或硫酸镁20~30克，溶于温开水中顿服，或洗胃后从胃管灌入。一般禁用油类导泻，以免促进脂溶性毒物的吸收。中枢神经系统严重抑制的昏迷患者，禁用硫酸镁导泻，因为镁离子对中枢神经系统有抑制作用。

（4）灌肠：适应症：除腐蚀性毒物中毒外，适用于口服中毒超过6小时以上、导泻无效者及抑制肠蠕动的药物(如巴比妥类、颠茄类、阿片类)；方法：用1%的肥皂水5000ml，高位连续多次灌肠。

2.清除皮肤、眼内及伤口的毒物

清洗皮肤和毛发；毒物溅入眼内，立即用清水冲洗20分钟以上；毒蛇咬伤者，应迅速捆扎伤口近心端，并彻底冲洗伤口及周围皮肤，清除伤口内可能存留的毒牙，反复冲洗，挤出伤口中残存的毒液。

（三）促进已吸收毒物的排出

1.利尿　大量饮水或静脉输液（用5%葡萄糖生理盐水和5%葡萄糖交替使用，每小时200ml~400ml）可稀释毒物的浓度，增加尿量，加速毒物的排出。同时亦可用渗透性利尿剂如20%的甘露醇125ml~250ml，快速静脉点滴，或速尿20~40mg，静脉注射。

2.吸氧　一氧化碳中毒时，吸氧可促使碳氧血红蛋白离解，加速一氧化碳排出。高压氧治疗是一氧化碳中毒的特效疗法。

3.透析疗法　血液透析：可用于清除水杨酸盐类、甲醇、茶碱、乙二醇、锂等。血液灌流：血液流过装有活性炭或树脂的灌流柱，毒物被吸附后，血液再输回患者体内。此法能吸附脂溶性或与蛋白质结合的化学物，能清除血液中巴比妥类、百草枯（超早期）等。

四、健康指导

1.看护好小儿，防止误食毒物和药物。中毒药物放置小孩无法取到的方法，避免小孩误食中毒，有毒有害物质要妥善保管，放置安全地方。

2.青少年可发生自伤性服毒，重视青少年的身心健康问题。朋友亲人之间避免不必要的过激刺激，相互体谅，和谐相处，避免因为各种感情纠葛或者生活矛盾导致食毒或者投毒之类的事情。

3.加强宣传，普及植物、药物等相关防毒知识。避免 CO 中毒：注意通风透气，经常检查仪器设备是否漏气，时刻保持警惕。避免农药中毒：务农时，做好保护措施，穿防水衣，戴口罩，避免农药经过皮肤呼吸道吸收。

第七节　婴儿呛奶

一、定义

新生儿、婴幼儿神经系统发育不完善，易造成会厌失灵，而呛奶就是其主要表现。婴儿吐奶时，由于会厌活塞盖运动失灵，没有把气管口盖严，奶汁误入了气管，叫做"呛奶"，婴儿不能把呛入呼吸道的奶咯出，这便导致气道机械性阻塞而发生严重呼吸困难缺氧，即称为"呛奶窒息"。

二、临床表现

呛奶窒息的患儿表现为脸色青紫、全身抽动、呼吸不规则，吐出奶液或泡沫等，一旦发生严重窒息，如抢救不及时极易造成患儿"猝死"。轻微呛奶：轻微的溢奶、吐奶，宝宝自己会调适呼吸及吞咽动作，不会吸入气管，只要密切观察宝宝的呼吸状况及肤色即可。

三、急救措施

1.立即自救　因为严重窒息，完全不能呼吸，婴儿几乎没有入院急救的机会，家长只能争分夺秒立即抢救，立即平躺，头偏向一侧，或让患儿侧卧，拍打其后背，以免吐出物因重力向后流入咽喉及气管；

2.清除口咽异物　如果妈妈有自动吸乳器，立即开动，只用其软管，插入宝宝口腔咽部，将溢出的奶汁、呕吐物吸出；没有抽吸装置，妈妈可用手指缠纱布伸入宝宝口腔，直至咽部，将溢出的奶汁吸除，避免婴儿吸气时再次将吐出的奶汁吸入气管。

3.体位引流　如果宝宝饱腹呕吐发生窒息，应将平躺宝宝脸侧向一边或侧卧，以免吐奶流入咽喉及气管；如果宝宝吃奶之初咽奶过急发生呛奶窒息（胃内空虚），应将其俯卧在抢救者腿上，上身前倾45~60度，利于气管内的奶倒空引流出来。

4.辅助呼气　重点是呼气，带有喷射力量。方法是抢救者用双手拢在患儿上腹部，冲击性向上挤压，使其腹压增高，借助膈肌抬高和胸廓缩小的冲击力，使气道呛奶部分喷出；待手放松时，患儿可回吸部分氧气，反复进行使窒息缓解。

5.刺激哭叫咳嗽　用力拍打孩子背部或揪掐刺激脚底板，让其感到疼痛而哭叫或咳嗽，有利于将气管内奶咳出，缓解呼吸。

在上述家庭抢救的同时，拨打120呼救，或准备急送医院抢救。

四、健康指导

1.喂奶时机适当　不在婴儿哭泣或欢笑时喂奶；不要等宝宝已经很饿了才喂，宝宝吃得太急容易呛；孩子吃饱了不可勉强再喂，强迫喂奶容易发生意外。

2.控制速度　妈妈泌乳过快奶水量多时，用手指轻压乳晕，减缓奶水的流出。人工喂乳的奶嘴孔不可太大，倒过来时奶水应成滴而不是成线流出。

3.姿势体位正确　母乳喂养宝宝应斜躺在妈妈怀里（上半身成30~45度），不要躺在床上喂奶。人工喂养宝宝吃奶时更不能平躺，应取斜坡位，奶瓶底高于奶嘴，防止吸入空气。

4.注意观察　妈妈的乳房不可堵住宝宝鼻孔，一定要边喂奶边观察宝宝脸色表情，若宝宝的嘴角溢出奶水或口鼻周围变色发青，应立即停止喂奶。对发生过呛咳婴儿、早产儿，更应严密观察，或请医生指导喂哺。

5.排出胃内气体　喂完奶后，将婴儿直立抱在肩头，轻拍婴儿的背部帮助其排出胃内气体，最好听到打嗝，再放婴儿在床上。床头宜高15度，右侧卧30分钟，再平卧，不可让孩子趴着睡，避免婴儿猝死。每次喂奶后，轻轻拍拍宝宝的背，使宝宝打一个饱嗝，有效预防宝宝吐奶呛奶。

第八节　小儿心肺复苏

一、定义

小儿心肺复苏（CPR）　是指在心跳呼吸骤停，患儿突然呼吸及循环功能停止。是临床上最危重的急症，表现为呼吸、心跳停止，意识丧失或抽搐，脉搏消失，血压测不出。这是需要心肺复苏；心肺复苏（CPR）是包括采用一组简单的技术，使生命得以维持的方法。

二、临床表现

为突然昏迷，部分有一过性抽搐，呼吸停止，面色灰暗或紫绀，瞳孔散大和对光反射消失。大动脉（颈、股动脉）搏动消失，听诊心音消失。如做心电图检查可见等电位线、电机械分离或心室颤动等。心跳呼吸骤停的诊断并不困难。一般在患儿突然昏迷及大血管搏动消失即可诊断，而不必反复触摸脉搏或听心音，以免延误抢救时机。

三、急救措施

年长儿心率<30次/分，新生儿心率<60次/分为胸外心脏按压的指征。新生儿无自主呼吸或为无效喘息，有自主呼吸但心率<100次/分及用80%浓度的氧仍有中心性紫绀时即可进行正压通气复苏。

（一）保持呼吸道通畅

首先应去除气道内的分泌物、异物或呕吐物，有条件时予以口、鼻等上气道吸引。将患儿头向后仰，抬高下颌，一只手置于患儿的前额，将头向背部倾斜处于正中位，颈部稍微伸展。用另一只手的几个手指放在下颌骨的颏下，提起下颌骨向外上方，注意不要让嘴闭上或推颏下的软组织，以免阻塞气道。当颈椎完全不能运动时，通过推下颌来开通气道。也可放置口咽导管，使口咽部处于开放状态。通过推下颌来开通气道。

（二）建立呼吸

常用的方法有

1.口对口人工呼吸　此法适合于现场急救。操作者先深吸一口气，如患者是1岁以下婴儿，将嘴覆盖婴儿的鼻和嘴；如果是较大的婴儿或儿童，用口对口封住，拇指和食指紧捏住患儿的鼻子，保持其头后倾；将气吹入，同时可见患儿的胸廓抬起。停止吹气后，放开鼻孔，使患儿自然呼气，排出肺内气体。重复上述操作，儿童18～20次/分，婴儿可稍加快。口对口呼吸即使操作正确，吸入氧浓度也较低（<18%），操作时间过长，术者极易疲劳，故应尽快获取其他辅助呼吸的方法替代。

2.复苏囊的应用　在多数儿科急诊中，婴幼儿可用气囊面罩进行有效的通气。常用的气囊通气装置为自膨胀气囊，递送的氧浓度为30%～40%。气囊尾部可配贮氧装置，保证输送高浓度的氧气。带有贮氧装置的气囊可以提供60%～95%浓度氧气。气囊常配有压力限制活瓣装置，压力水平在35～40cmH$_2$O。将连接于复苏皮囊的面罩覆盖住患儿的口。正确的面罩大小应该能保证将空气密闭在面部，从鼻梁到下颏间隙盖住口鼻，但露出眼睛。用一只手将面罩固定在脸上并将头或下颌向上翘起。对婴幼儿，术者4.5指钩住下颌角向上抬，第3指根部抵住下颌，保证面罩与面部紧密接触。在面罩吸氧时，一定程度的头部伸展能保证气道通畅。婴儿和幼儿要最好保持在中间的吸气位置，而不要过度伸展头部，以免产生气道压迫梗阻。

3.气管内插管人工呼吸法　当需要持久通气时，或面罩吸氧不能提供足够通气时，就需要用气管内插管代替面罩吸氧。小于 8 岁的患儿用不带囊气管内插管，大于 8 岁的患儿用带囊插管。插管内径的大小可用公式进行估算：内径（mm）＝（16+患儿年龄）/4。插管后可继续进行皮囊加压通气，或连接人工呼吸机进行机械通气。

（三）循环支持

当气道通畅，呼吸建立后复苏仍不理想时应考虑做胸外心脏按压。对新生儿或小婴儿按压时可用一手托住患儿背部，将另一手两手指置于乳头线下一指处进行按压，或两手掌及四手指托住两侧背部，双手大拇指按压。对于 1~8 岁的儿童，可用一只手固定患儿头部，以便通气；另一手的手掌根部置于胸骨下半段（避开剑突），手掌根的长轴与胸骨的长轴一致。对于年长儿（>8 岁），胸部按压方法与成人相同，应将患儿置于硬板上，将一手掌根部交叉放在另一手背上，垂直按压胸骨下半部。每次按压与放松比例为 1∶1，按压深度为胸部厚度的 1/3，频率在新生儿为 100 次、年长儿为 80 次份。胸外心脏按压与呼吸的配合在新生儿为 3∶1，年长儿为 5∶1。按压后 1 分钟判断有无改善，观察颈动脉（对于 1~8 岁儿童）、股动脉搏动，瞳孔大小及皮肤颜色等。在临床上当触及大动脉搏动提示按压有效；如有经皮血氧饱和度监测，其值上升也提示有效。

（四）进一步处理

大多数患儿，尤其是新生儿在呼吸道通畅，呼吸建立后心跳可恢复。如胸外心脏按压仍无效，可试用药物。在心跳骤停时，最好静脉内给药，但由于很难建立静脉通路，有些药物可在气管内给入，如阿托品、肾上腺素、利多卡因等。

第十三章　静脉留置针的健康教育

一、定义

静脉留置针又称静脉套管针。核心的组成部件包括可以留置在血管内的柔软的导管/套管，以及不锈钢的穿刺引导针芯。使用时将导管和针芯一起穿刺入血管内，当导管全部进入血管后，回撤出针芯，仅将柔软的导管留置在血管内从而进行输液治疗。

二、留置针的分型

留置针分为开放式和密闭式，开放式分为普通型和安全型（防针刺伤型），密闭式分为普通型和安全型（防针刺伤），儿科留置针以安全型为主。

三、留置针使用的目的

留置针的使用能减少患儿因反复静脉穿刺而造成的痛苦及对打针的恐惧感，减轻家长的焦躁情绪。便于临床用药及急、危重患者的抢救用药，减轻护士的工作量，减少患儿疼痛。因而静脉留置针在临床广泛应用，面对患儿这一特殊群体，静脉留置针留置时间的长短和患儿的舒适成为护士及家长最为关注的问题，也是留置针成功使用的标志和推广的前提。

四、留置针的优点

1.保护病人血管，减少患者因反复穿刺而造成血管损伤以及精神上的痛苦，提高病人满意度及护理质量。

2.容易穿刺，相关的穿刺技术容易学习。

3.留置针有许多不同的结构产品及不同长度的导管可选择，利于提高护士工作效率。

4.保证合理用药，避免每天多次间断输液时，因穿刺较多而未按时用药延误治疗。

5.降低患者治疗费用，减少因头皮针穿刺导致渗出而重复穿刺的成本，同时增加患者舒适度。

五、健康指导

1.软管处保持清洁干燥。

2.注意肢体不要剧烈活动。

3.使用留置针期间避免被水沾湿，不可将穿刺部位浸泡在水中。

4.如软管意外滑脱，穿刺点出现渗血，不要慌张。在医院时可联系护士进行处理。如在家可先用棉球或输液贴按压穿刺点 2~3 分钟止血。

5.如有其他异常情况，应及时拔出导管并作相应处理。

第三篇　门诊外科疾病健康教育

第十四章　外科护理基础知识健康教育

一、床上排便训练

（一）目的

指导卧床患者定时排便，以解除或预防便秘。

（二）适应证

卧床不习惯床上排便有便秘倾向或已存在便秘者，大手术后需卧床患者。

（三）方法

1.排除外界因素对患者床上排便的影响，如增设遮挡屏风，无关人员回避等。

2.在患者允许的情况下，抬高床头，协助患者坐在便器上。

3.排便时嘱患者双腿屈膝协助用力，病情较重者勿用力排便，在排便时深呼吸，以防病情突变。

4.手术前排泄训练重点是教会患者使用大小便器，演示便器放置和取出的方法。

5.如直肠有粪便硬块，应用润滑剂通便，无效时，可采用人工通便或遵医嘱清洁灌肠

二、咳嗽咳痰训练

（一）目的

排痰，改善肺通气功能，促进肺膨胀，增加肺活量，预防肺部并发症。

（二）适应证

各种原因导致的肺内感染或无力咳嗽而引起的痰液淤积和引流不畅，手术后患者肺不张的预防与治疗。

（三）方法

患者一般采取坐位，身体稍前倾，双臂可支撑在膝上，以放松腹部肌肉利于其收缩。然后指导患者以腹式呼吸深吸气，屏气 3~5 秒后进行 2~3 次短促有力咳嗽，运用腹肌的有力收缩将痰液咳出。如无痰者做两次短而有力的咳嗽，做完咳嗽后休息。每次咳嗽次数不宜过多，根据体力情况，一般每次咳嗽 2~3 次，每日练习 4~5 次。

三、胸式呼吸训练

（一）目的

掌握有效的呼吸方法，增加肺活量，预防肺部并发症。

（二）适应证

腹部手术后，腹部外伤等患者。

（三）方法

嘱患者仰卧位或坐位，将手贴于胸廓，让患者呼气末用手轻压胸廓，吸气时有意鼓起胸部，同时尽量使腹部在呼吸过程中保持静止。如此反复练习，每次 15 分钟。

四、腹式呼吸训练

（一）目的

改善肺功能状态和缺氧程度

（二）适应证

开胸术后、胸外伤、肺部疾病等患者

（三）方法

可采用卧、坐、立位练习，以吸鼓呼缩的方法，一手放于胸前，一手放于腹部，胸部尽量保持不动，呼气时稍用力压腹部，腹部尽量回缩，吸气时则对抗手的压力将腹部鼓起，同时要注意吸气时用鼻深吸气，呼气时则用口缓慢呼气，呼气时间要比吸气时间长 1~2 倍。初始 5 分钟/次，渐增加至 10~15 分钟/次，2~3 次/天。

五、术后下床活动训练

（一）目的

通过训练使患者恢复最佳活动功能，尽早下床活动，减少术后并发症。

（二）适应证

腹部、胸部等影响术后下床活动的患者

（三）方法

1.根据患者的活动能力制订训练计划，循序渐进。

2.先指导患者每日做 3 次四肢的主动和被动活动训练，随病情好转和肌张力的增加，逐步增加肢体活动量。

3.训练患者的平衡和协调能力方法

（1）鼓励患者从床上活动开始练习，顺序为床上坐起—床边坐起—扶床活动。

（2）患者肢体动作的协调练习：先开始训练近端肌肉的控制能力，然后训练远端肌肉的控制能力。

（3）训练患者平衡能力：坐位时着力点为臀部，学会用双手或健肢支撑坐起。

（4）让患者坐起在床沿摆动腿部数分钟。

（5）训练患者下床时，使用辅助器具或由他人搀扶。

（6）让患者沿床边走动十步至数十步。

（7）脱离器具慢步行走。

六、胸部叩击训练

（一）目的
振动气道内分泌物，以利于排出。

（二）适应证
胸部疾患、长期卧床者。

（三）方法
胸部叩击法，叩击时避开乳房、心脏和骨突部位，患者侧卧位，叩击使掌侧成杯状，以手腕力量，从肺底自下而上、由外向内、迅速而有节律地叩击胸壁，每次叩击 5 ~ 15 分钟，在餐后 2 小时至餐前 30 分钟完成。叩击时力度适中，以不引起患者疼痛为宜。

第十五章　成人外科常见疾病的健康指导

第一节　腹腔镜手术病人健康指导

一、定义

腹腔镜胆囊切除术（LC）是指在电视腹腔镜窥视下，通过腹腔的 3~4 个戳孔，将腹腔镜手术器械插入腹腔进行胆囊切除术。优点：微创手术、伤小、恢复快、瘢痕小等。适合有症状的慢性胆囊炎、单纯性胆囊结石、胆囊息肉等病症。

二、护理知识指导

（一）术前护理指导

1.心理护理：对患者进行热情而耐心的术前指导，消除患者对手术的疑虑，以良好的心态迎接手术。

2.检查准备：对患者进行血液、B 超、心电图、胸片检查等。

3.皮肤准备：清洁手术区皮肤。脐部是腹腔镜手术的重要切口部位，脐部要彻底清洁，可先用软肥皂液浸泡脐窝 5min，然后用清水反复清洗，再用 75%酒精棉签消毒两次。

4.根据需要交叉配血。

5.根据医嘱做好肠道准备。

6.术前、术晨侧体温、脉搏、呼吸、血压，如咳嗽、月经来潮暂停手术。

7.术晨将贵重物品及首饰交家人保管，如有活动假牙要取下。

（二）术后护理指导

1.全麻未清醒前，平卧头偏向一侧。

2.密切观察病情，每小时测量血压、脉搏、呼吸、血氧饱和度一次，3 次稳定后改每 2 小时测一次，监测 24 小时。

3.多巡视病人，注意观察伤口敷料情况及穿刺孔周围皮下渗血情况。

4.注意观察腹痛、呕吐情况，如因腹腔内残留气体致肩痛或上腹不适，一般不须特殊处理。

5.注意保持各引流管通畅，记录引流液性质、量及颜色。

6.术后三天内 q4h 测量 T、P、R，如体温正常三天后每天测 2 次。7.留置尿管期间，每天用碘伏擦洗会阴及尿道口 2 次，拔尿管后嘱尽早排尿。

三、出院指导

1.注意个人卫生，保持皮肤清洁，避免伤口感染。

2.少食辛辣饮食，保持大便通畅。

3.保持充足睡眠，不熬夜，防疲劳，增加机体免疫力。

4.门诊随访。

第二节　急腹症病人健康指导

一、定义

急腹症是一类以急性腹痛为主要表现，必须早期诊断和紧急处理的腹部疾病。特点为发病急、病情重、进展快、变化多，有一定的死亡率，需予以足够认识。

二、病因

1.**感染性疾病**　如：急性胆囊炎、胆管炎、胰腺炎、阑尾炎、急性盆腔炎、急性胃肠炎等。

2.**出血性疾病**　如：肝脾破裂、腹腔内动脉瘤破裂、肝癌破裂、异位妊娠、巧克力囊肿破裂出血等。

3.**空腔脏器梗阻**　如：肠梗阻、肠套叠、结石或蛔虫引起的胆道梗阻、泌尿系结石等。

4.**缺血性疾病**　如：肠扭转、肠系膜动脉栓塞、肠系膜静脉血栓形成、卵巢或卵巢囊肿扭转等。

三、临床表现

腹痛是急腹症的主要临床表现，常同时伴有恶心、呕吐、腹胀等消化道症状或发热。外科腹痛的特点是先有腹痛后有发热。妇科急腹症特点为突发性下腹部撕裂样疼痛、向会阴部放射，伴恶心呕吐，亦可有阴道不规则流血等症状。内科急腹症特点为先有发热后有腹痛，腹痛多无固定部位。

四、护理措施

（一）术前注意事项

1.观察病情及护理

（1）定时观察生命体征。

（2）定时观察腹部体征和症状，注意腹痛的部位、性质、范围和程度。

（3）注意观察有无伴随症状：如恶心、呕吐、腹胀、发热、排尿异常、黄疸等其他系统相关表现。

（4）动态观察实验室检查结果。

（5）记录液体出入量。

2.疼痛的护理：病情观察期间慎用止痛剂，对诊断明确的疾病如肾绞痛等则可给予解禁剂和镇痛剂；凡诊断不明或治疗方案尚未确定的急腹症患者应禁用吗啡、哌替啶类镇痛药，以免掩盖病情；对以决定手术的患者，可适当使用止痛剂。

3.体位：一般情况良好者或病情允许，取半卧位，有休克患者取中凹卧位。

4.饮食护理：一般患者入院后暂禁食，对诊断不明或病情较重者必须严格禁食，禁食期间做好口腔护理。

5.胃肠减压：根据病情决定是否实施胃肠减压，但急性肠梗阻，胃肠道穿孔或破裂者，必须胃肠减压。

6.输液或输血：建立静脉输液通道，必要时输血，纠正水电解质、酸碱平衡紊乱，纠正营养失调。

7.遵医嘱使用抗生素，并观察用药效果。

8.做好心理护理。

9.做好术前常规准备。

10.做好观察记录。

五、术后护理

（一）全麻术后护理常规

1.了解麻醉和手术方式、术中情况、切口和引流情况

2.持续低流量吸氧

3.持续心电监护

4.床档保护防坠床

（二）伤口观察及护理

1.观察伤口有无渗血渗液，若有及时通知医生并更换敷料

2.观察腹部体征，有无腹痛腹胀等。

（三）各种管道的观察与护理

1.输液管保持通畅，留置针或中心静脉管妥善固定，注意观察穿刺部位皮肤。

2.腹腔引流管：A 通畅：勿折叠、扭曲、压迫管道；定时挤捏并保持通畅。B 固定：妥善固定，定期在无菌操作下更换引流袋，保持引流袋位置低于引流口平面，翻身活动时注意管道保护，防止牵拉引起脱管。C 观察并记录：观察引流液的形状、颜色和量；

观察腹腔引流管周围情况。D 拔管：根据引流情况决定是否拔管，拔管后患者应卧床休息。

3.尿管：留置尿管期间，每天用碘伏擦洗会阴及尿道口 2 次，拔尿管后嘱其尽早排尿。

（四）体位与活动

1.全麻清醒前，去枕平卧位，头偏向一侧，全麻清醒后（生命体征平稳）半卧位。

2.术后第 1 天半卧位为主，增加床上运动，可在搀扶下沿床边适当活动。

3.术后第 2 天半卧位为主，可在协助下在室内适当活动,循序渐进,逐步增加活动量。

注：对于年老体弱的患者，应当相应推后活动进度。

（五）疼痛的护理

疼痛时给予镇痛药物并提供舒适的环境，采取适宜的体位。指导病人平稳呼吸，咳嗽时用手保护切口，减轻疼痛。使用腹带包扎伤口，减轻张力。

（六）肠蠕动恢复情况的观察

肛门排气是肠蠕动恢复的标志，一般在术后 24 ~ 72 小时恢复。

（七）维持水电解质平衡

补充容量及准备记录出入量。

（八）营养支持

肠蠕动恢复后逐步给予流质、半流质，并观察进食后情况。行肠外、肠内营养支持者，注意观察和预防与营养支持相关并发症。

（九）遵医嘱使用抗生素，预防感染。

（十）并发症的处理

1.腹腔内残余脓肿　取半卧位，保持引流管的固定，通畅，并观察引流液的量、色和质；有效控制感染，合理使用抗生素；高热患者予药物或物理降温。

2.出血　加强生命体征的观察，及时发现休克征象。

六、 出院指导

1.养成良好的饮食和卫生习惯，均衡饮食。

2.积极控制急腹症的各种诱发因素。

3.手术治疗后应早期开始活动，预防粘连性肠梗阻。

第三节　阑尾炎手术病人健康指导

一、 定义

阑尾炎分为急性阑尾炎和慢性阑尾炎。其发病初期，因症状颇似内科胃肠炎，易被忽视，致延误病情造成不良后果。

二、病因

1.阑尾管腔梗阻　是阑尾炎最主要的发病原因。阑尾管腔细长、开口较小，含有丰富的淋巴组织，食物残渣、粪石、蛔虫、肿瘤等异物进入阑尾肠腔时，更易造成管腔梗阻。梗阻后阑尾黏膜分泌黏液，不能自行排出，管腔内压力不断增高，发生血运循环障碍，加重阑尾炎症。

2.细菌侵入　阑尾腔内存有大量的大肠杆菌和厌氧菌,阑尾腔发生梗阻后,黏膜受损,细菌借此侵入管壁，加剧感染。

3.胃肠道疾病的影响　如急性肠炎，血吸虫病等，可导致胃肠功能紊乱，引起阑尾管壁的肌肉、血管痉挛，血循环发生障碍，引起炎症。

三、临床表现

病人常表现为腹痛、发热、恶心、呕吐、腹泻、便秘等胃肠道症状。其中腹痛是急性阑尾炎最早出现的症状，典型的急性阑尾炎腹痛开始在腹部或脐周，数小时后腹痛转移至右下腹，腹痛呈持续性，伴有阵发性加剧。当阑尾穿孔时炎症扩散，波及全腹，可出现全腹痛。

四、护理措施

（一）术前注意事项

1.理护理　对患者进行热情而耐心的术前指导，消除患者对手术的疑虑，以良好的心态迎接手术。

2.胃肠道准备　慢性阑尾炎术前晚流质饮食，以清淡易消化食物为主，避免产气类食物，术前禁食 8h，禁水 6h。急性阑尾炎病人入院即嘱禁饮、进食，抗炎对症补液治疗，并积极完善术前准备。

3.常规检查指导　积极协助病人完善常规检查如血，尿，心电图，腹部 B 超等，了解有无阑尾周围脓肿。

4.皮肤准备　清洁手术区皮肤，腔镜手术者脐部彻底清洁，可先用软皂液浸泡脐窝5min，用清水反复清洗，再用 75% 酒精棉签消毒两次。

（二）术后注意事项

1.生命体征的观察　术后 6～12h 密切监测生命体征的变化,病人如果出现体温高热,予物理或药物降温治疗。

2.饮食护理　术后 2～3 天肠功能恢复后，可进食高热量、高蛋白、清淡、易消化的流食，少食多餐，勿暴饮暴食，忌辛辣刺激食物。如患者有腹痛、腹胀、恶心、呕吐等症状，应适当延长进食时间，如无不适，2～3 天后逐渐过渡为普食。适当增加蔬菜及高纤维质的水果的摄取，并避免使用牛奶、含糖及豆类等产气的食物，减少术后腹胀引起的不适。

3.观察切口渗血及疼痛情况　术后应观察伤口敷料有无渗血、渗液以及疼痛的情况。

4.排尿护理　术后鼓励病人尽早排尿，必要时行保留导尿。腔镜手术者保留尿管，每天用碘伏擦洗会阴及尿道口 2 次，拔尿管后嘱尽早排尿。

5.腹腔引流管的护理

（1）固定：妥善固定腹腔引流管；保持引流袋位置低于引流口平面，翻身活动时注意管道保护，防止牵拉引起脱管。

（2）通畅：勿折叠、扭曲、压迫管道；定时挤捏，保持通畅。

（3）观察并记录：每日在无菌操作下更换引流袋，观察引流液的形状、颜色和量并记录。

（4）拔管：根据引流情况决定是否拔管，拔管后患者应卧床休息。

6.术后并发症的观察

（1）腹腔脏器损伤及出血：密切观察有无腹痛，监测生命体征。疑术后出血，立即报告医生，给予止血、抗休克处理，必要时手术止血。

（2）肠梗阻：术后病人进食后如出现腹痛、腹胀、肛门未排气排便，应予禁食、禁饮，抗炎补液对症治疗，必要时再次手术治疗。

7.早期下床活动　术后去枕平卧位 6h，鼓励病人床上翻身活动，早期下床活动，并逐渐增加活动范围及活动量，促进早期康复。

五、出院指导

1.保持切口清洁，术后一周左右拆线。

2.注意生活规律，忌暴饮暴食，近期饮食营养易消化，保持大便通畅。

3.适当活动，1 个月内避免重体力劳动及剧烈活动。

4.如出现腹痛、腹胀，发热等症状及时就诊。

第四节　腹外疝手术病人健康指导

一、定义

腹外疝是腹内脏器或组织离开原来的部位，经腹壁或盆壁的薄弱点或缺损处向体表突出而成，是外科最常见疾病之一。其中腹股沟疝（直疝和斜疝）发生率高，此外还有股疝、脐疝、切口疝等。

病因：腹外疝的发病原因有腹壁强度降低和腹内压增高两大因素。典型的腹外疝由疝环、疝囊、疝内容物和疝外被盖等组成。

二、临床表现

1. 易复性疝　疝内容物在病人站立、行走、劳动或腹内压增高时进入疝囊，平卧休息或用手轻推即可回纳入腹腔。

2. 难复性疝　疝内容物不能完全回纳到腹腔。

3. 嵌顿性疝　疝环比较狭小而腹腔内压突然增高时，疝内容物挤入疝囊后不能回纳腹腔，发生疝嵌顿后，疝内容物静脉回流受阻，导致腹壁淤血、水肿。

4. 绞窄性疝　嵌顿性疝如不及时解除，因缺血可发生坏死，甚至并发感染，炎性渗液流入腹腔内出现腹膜炎，严重者可发生感染性休克。

三、护理知识指导

（一）术前护理知识指导

1. 做好病人心理护理，做好休息、饮食、排便指导，缓解病人紧张、焦虑、恐惧心理。

2. 向病人讲解有关此疾病治疗的知识，以及手术的方式及术后恢复情况，以取得病人的配合。

3. 告知病人当站立、行走、劳动或腹内压骤增时，疝块易脱出，此时应就地休息或平卧，一般疝块可自行回纳；离床活动时使用疝带压住疝内环口，避免腹腔内容物脱出，防止疝嵌顿。如不能回纳，应及时就医处理。如病人出现腹痛，尤其是腹痛加剧时，发生疝嵌顿可能大，应立即与医生联系，及时处理。

4. 如嵌顿性疝及绞窄性疝的病人多伴有肠梗阻，术前应禁食，不也，留置胃肠减压，根据医嘱按时使用抗生素。

5. 术前2小时做好手术区域的备皮工作。（腹腔镜手术方式的病人术前用75%酒精消毒肚脐）。

6. 有吸烟史的病人术前劝其戒烟；如有咳嗽、便秘、排尿困难等的病人术前应给予积极地治疗。

（二）术后护理知识指导

1. 体位指导　手术当天全麻术后清醒的病人可采低半卧位休息；持硬麻术后的病人，应去枕平卧位6小时，后可改为低半卧位休息。

2. 活动指导　使用补片修补的患者术后24小时可离床适当活动，未使用补片修补的患者至少卧床休息3天；但年老体弱，复发疝、绞窄疝、巨大疝，术后卧床时间应适当延长。

3. 术后饮食和营养指导　一般病人术后6小时便可进流质饮食，指导进食高蛋白、高维生素、营养丰富的食物，术后第 2 日可进食软食或普食，多吃粗纤维的蔬菜等食物，保持大便通畅，忌辛辣刺激易产气的食物。

4.切口观察　术后要密切观察阴囊及切口有无渗血，开放式手术的患者可沙袋压迫创口处，用软垫将阴囊托起，切口附近若被尿液浸湿，应及时更换敷料。

四、出院指导

1.出院后不需服用任何抗生素，仍需注意休息，可适当活动，一般三个月内，避免重体力劳动和剧烈运动。

2.出院后一周逐步恢复日常活动，3 个月避免提重物、剧烈运动和重体力劳动，如登山、骑自行车、上下楼梯、跑步等，因为使用的补片需 3-6 个月后才能和人体组织完全融合。

3.出院后平时生活饮食要有规律，注意保暖，避免感冒和咳嗽；有吸烟史的病人注意戒烟，避免过度紧张和疲劳，一周后来源复查。

4.告知患者伤口周围局部组织隆起是手术创面和非细菌性炎症反应，三个月后基本正常。

5.术后多进食蔬菜水果，含纤维多的食物，保持大便通畅，防止便秘。

6.如出现伤口红肿、疼痛、阴囊肿大、发热等异常情况及时来院就诊。

第五节　急性胰腺炎病人健康指导

一、定义

急性胰腺炎是常见的急腹症之一

病因：为胰管阻塞、胰管内压力骤然增高、和胰腺血液淋巴循环障碍等引起胰腺消化酶对其自身消化的一种急性炎症。分急性单纯性（水肿性）胰腺炎和急性出血坏死性（重型）胰腺炎，后者并发症多，死亡率高。

二、临床表现

1.腹痛　是最常见的症状。表现为突发的上腹部剧痛。但也有腹痛由轻到重进行性加重者。

2.腹胀　胰腺炎性渗出致肠麻痹，产生腹胀，大量腹腔渗液可加重腹胀。

3.腹膜炎　病变轻者，可仅有上腹剑突下区域的压痛。病变重者（出血坏死性）则可有上腹部或全腹肌紧张及压痛、反跳痛。病人出现休克或年老体弱者，胰腺炎体征可能不明显。

4.休克　在发病早期或后期均可发生，其表现同其他原因所致休克。

5.出血征象

6.其他 包括发热、黄疸。

三、 护理措施

1.指导病人绝对卧床休息 向病人解释休息有助于减轻胰腺负担,促进组织和体力的恢复。指导病人采取正确的卧位,无休克者取低半卧位。指导病人勤翻身、深呼吸及有效地咳嗽,预防褥疮和肺部并发症,有呕吐者头偏向一侧,避免误吸。休克者取头低脚高仰卧位,以保证脑部血液供应,剧痛而辗转不安者要防止坠床。

2.进食和胃肠减压 向病人及家属详细讲述因为食物中酸性食糜进入十二指肠能促使胰腺的分泌,使肠管内压力增高,加重胰腺的病变。通过禁食并行胃肠减压可避免呕吐,同时也可避免食物和胃酸刺激十二指肠分泌大量肠激素而增加肠液的分泌,从而降低酶对胰腺的自溶作用,减轻腹胀,以取得病人的配合。

3.观察腹痛、腹胀情况和体温、脉搏、血压的变化 休克是急性胰腺炎常见的致死原因,往往是突发性的,随时密切观察病情的进展情况,及时向医生反映,并协助医生积极抢救。

4.抗生素的应用 对病情重和胆源性胰腺炎发病早期即可应用抗生素,目的是预防性用药和防止肠道细菌移位感染,对后期感染治疗有利。

四、 术前指导

1.严禁饮酒。指导并劝告病人严禁饮酒,因为饮酒刺激使胃酸及十二指肠促胰液素分泌增多,进而促进胰液分泌增多,造成胰管内压增高。重者可导致胰腺小导管及腺泡破裂,放出内生活素、激活胰蛋白酶原等,从而引起胰腺组织的出血坏死。

2.说明禁食的重要性。禁食可以使胰腺得到充分的休息,避免因食物刺激胰液分泌增多,从而加重病情。同时给予静脉营养的指导,通过营养支持,首先可补充因自身消化所造成的大量损失,其次对疾病恶化演变的病理过程有积极的阻断作用,同时可预防各种并发症。

3.耐心向病人及家属讲述放置胃管的必要性和有效性,通过胃管减压使胃液减少,从而减少胰液的分泌,并减轻胃液潴留和腹胀。

4.多与病人沟通,耐心地回答病人提出的问题,鼓励病人树立战胜疾病的信心,以最佳的心境积极配合治疗。

5.介绍手术前一日禁饮食、合血、置胃管行胃肠减压、灌肠、导尿用药等事项的具体时间和目的,如病人及家属需要,可以介绍医师技术水平,增加病人及家属的信任和安全感。

五、术后指导

(一)体位的指导

术后取去枕平卧位,6 小时后生命体征平稳取半坐卧位,有利于呼吸、腹腔引流及痰的咳出,防止肺部感染及膈下感染。鼓励病人尽早在床上活动,促进肠蠕动,预防肠粘连,有利于病人康复。

(二)饮食的指导

术后禁食,待病人肠蠕动恢复后,腹部无腹痛、腹胀,可予以进温开水,观察 1~2 天无不适后改进流质饮食。胰腺炎病人代谢高、消耗大,宜予高蛋白、高营养、高热量易消化的饮食。

(三)自我观察病情的指导

1.保持呼吸道通畅,防止恶心、呕吐时胃内容物反流入气管,密切注意病人的呼吸频率和幅度,以及有无气急、紫绀等现象,及时与医师联系,及时处理。

2.注意观察伤口敷料是否渗湿,以便及时更换敷料,询问病人有无腹胀,鼓励病人活动。

3.引流管护理的指导:妥善固定好各种导管,防滑脱,对狂躁或昏迷病人尤其注意。标明每一根导管的名称、放置部位,说明每一根导管的作用。保持各种导管的通畅如有脱落的坏死组织,稠厚脓液或血块填塞管腔,可用生理盐水冲洗,使用双套管引流,保持连续吸引,其吸引力不宜过大,以免损伤内脏组织和血管。详细记录引流液的数量、色泽和性质。腹腔灌洗的护理指导:从胰引流管灌洗,腹腔引流管流出,可及时排除炎性渗出及毒性物质,注意无菌操作,引流管的内径较灌洗管粗,以利坏死组织和灌洗液通畅排出。

四、出院指导

1.宜给予高营养、高蛋白、高热量、易消化的饮食,促进病人的康复。

2.防止受凉、感冒、防疲劳。

3.坚持遵医嘱服药治疗。

4.出院 2 个月内来院复查。

第六节　胆囊及胆管结石病人健康指导

一、定义

胆囊结石:是指发生在胆囊内的结石,主要为胆固醇结石和以胆固醇为主的混合性结石,并与急性胆囊炎并存。胆管结石:为发生在肝内、外胆管的结石。

病因：

1.原发性胆管结石可能与胆道感染、胆管狭窄、胆道寄生虫感染、尤蛔虫感染有关。

2.继发于胆囊结石系某些原因胆囊结石下移至胆总管，称为继发性胆管结石。多发生在结石性胆囊炎病程长、胆囊管扩张、结石较小的病例中

二、临床表现

1.腹痛：右上腹或剑突下阵发性绞痛，向右肩、背放射。伴恶心、呕吐。常因进食油腻和体位改变而诱发。

2.寒战高热：占 2/3，发生于腹痛之后，与胆道感染、毒素或细菌入血有关。

3.黄疸：腹痛、寒战高热后 1~2 日出现黄疸。

4.重者出现神志改变或休克，为急性梗阻性胆管炎或重症胆管炎表现，需急诊手术。

5.查体示剑突下、右上腹压痛、肝区叩痛。有时可触及肿大的胆囊。

6.B 超、CT 显示肝总管或胆总管结石，肝功示直接胆红素升高。

三、护理措施

（一）术前护理指导

1.心理护理　对患者进行热情而耐心的术前指导，消除患者对手术的疑虑，以良好的心态迎接手术。

2.胃肠道准备　手术前日晚餐吃易消化食物，不可过饱。手术前需禁食 12 小时，禁饮水 4 小时，手术前晚 8 时左右要进行清洁灌肠以利手术。

3.术前准备　手术当日晨:进行静脉穿刺置管，请更换病员服贴身穿，右手戴识别带、帽子、脚套，由护士护送入手术室。进手术室前请排空膀胱。

（二）术后护理指导

1.体位指导　术后麻醉未清醒前平卧，麻醉清醒后可半卧位，术后尽早进行四肢活动锻炼，即腓肠肌挤压锻炼和踝泵运动，具体方法：踝关节的屈曲活动，动作缓慢，每次在背曲极限位置停留 5~10 秒，15~20 次/组，每日 2~3 组。腓肠肌挤压：即他人的手伸入您的小腿下，有节律地由下向上挤压，频率为 40 次/分左右。肢体有知觉后，鼓励自行做这些活动，每晚温开水泡脚 10~15 分钟，促进全身血液循环，避免下肢静脉栓塞形成。在臀部垫上水袋，每 2 小时更换水袋和翻身一次，防止压疮发生。

2.排尿指导　术后有尿意时及时排尿（起床排尿时必须有人搀扶，以免跌倒），有引流管的，不要牵拉、折叠、受压，如有异常，随时告诉护士。

3.饮食指导　手术当日，继续禁食、禁饮。手术后次日根据医嘱护士会嘱咐您可进食流质饮食（萝卜汤、馄饨汤、面条汤、米汤水等）喝开水、果汁等，宜清淡。肛门排气后，才可进食半流质饮食（馄饨、面条、面片、粥、饺子、馒头、菜泡饭等），忌油腻、

辛辣，富营养，宜消化。

4.活动 术后次日，根据病情可适当起床在床边作短时活动，以利恢复。

5.腹腔引流管的护理

（1）固定：妥善固定腹腔引流管；保持引流袋位置低于引流口平面，翻身活动时注意管道保护，防止牵拉引起脱管。

（2）通畅：勿折叠、扭曲、压迫管道；定时挤捏，保持通畅。

（3）观察并记录：每日在无菌操作下更换引流袋，观察引流液的形状、颜色和量并记录。

（4）拔管：根据引流情况决定是否拔管，拔管后患者应卧床休息。

四、出院指导

1.合理饮食，定时进餐，以低脂肪，低胆固醇，清淡易消化为原则，多吃高纤维素的水果蔬菜，多 饮开水，忌暴饮暴食，辛辣刺激性食物，忌烟酒、咖啡、浓茶、肥肉、动物内脏，蛋黄等，尽量用植物油，适当进食高蛋白食物，如瘦肉，鸡肉，鱼等。

2.肥胖者控制体重。

3.适当休息，1~2周后可恢复正常生活与工作，术后3周内勿提重物。

4.胆囊切除后，因胆汁排泄功能紊乱，会造成脂肪性腹泻，在术后一段时间内要求进食低脂饮食，以后可按自身情况适当增加脂肪摄入量。

5.带T管出院的病员：应尽量穿宽松柔软的衣服避免引流管受压；沐浴时，应用塑料薄膜覆盖引流管处，以防增加感染的机会。避免提取重物或过度活动，以免牵拉T管而至其脱出。每天更换引流袋一次，并记录引流液的颜色、量、性状。若发现引流液的异常或身体不适等，应及时就医。

第七节 肠梗阻病人健康指导

一、定义

肠腔内容物不能正常进行或通过发生障碍称为肠梗阻

病因：

1.肠腔堵塞 寄生虫、粪块、大胆石、异物等。一般梗阻不重。

2.肠管受压 肠粘连、索带压迫、扭转、嵌顿性疝、腹腔内肿瘤压迫等。

3.肠壁病变 先天性肠道闭锁、肿瘤、炎性狭窄、肠系膜血管栓塞或血栓形成等。

4.动力障碍 急性腹膜炎、手术或毒素刺激、低血钾等使肠管麻痹，或神经刺激反射致肠管痉挛。

二、临床表现

主要表现为腹痛、腹胀、呕吐及肛门停止排便排气。

三、护理知识指导

（一）术前护理指导

1.心里支持与自我调适指导：热情接待病人，通知医师及时处理，让病人有一种安全感。关心体贴病人，帮助病人调整心态，密切配合治疗和护理。

2.饮食与营养指导：肠梗阻病人应禁食、禁饮、静脉补液、维持水、电解质平衡。营养状况差的病人予以增补治疗，如使用白蛋白、静脉营养液、输血等。

3.术前检查需做心电图、腹部平片、肛门指检、凝血三项及相关的生化检查。

（二）手术后指导

1.体位　全麻病人未清醒前，可去枕平卧。硬膜外麻醉病人一般去枕平卧6小时，如生命体征正常，予以半坐卧位。

2.饮食指导　术后禁食，待肠道功能恢复后，病人无腹胀，腹痛，可进温开水，无不适之后开始进流质饮食，逐渐恢复正常饮食，如行肠切除吻合术后，尤其是大肠手术后，进食时间应适当推迟。

3.病情观察指导

（1）密切观察生命体征的变化，以及有无腹痛、腹胀、呕吐及肛门排气等。

（2）保持伤口敷料干燥，注意伤口渗血情况，及时更换敷料。

（3）胃肠减压及腹腔引流管护理：妥善固定胃管及腹腔引流管，保持引流通畅，避免受压、折叠、扭曲或滑脱；注意观察并记录引流液的颜色、性状及量，若有异常及时报告医师。胃管在肛门排气、肠蠕动恢复后即可拔除。

（4）密切注意术后各种并发症，重视并发症的观察及护理：①感染：绞窄性肠梗阻术后常规使用抗生素。应警惕腹腔内或切口感染及肠瘘。②切口裂开：切口裂开一般发生于术后一周左右时间，故对年老体弱、营养不良、低蛋白血症及缝合时法相腹壁张力过高的病人，手术时采用减张缝合，术后腹带加压包扎，及时处理咳嗽、腹胀、排便困难等引起腹压增高的因素，并预防切口感染。

（5）活动：肠梗阻手术后，尤其是粘连性肠梗阻病人，早期活动，如病情平稳，术后24小时即可开始床上活动，争取尽早下床活动。

四、出院指导

1.注意饮食卫生，近期吃易消化的软食，不宜暴饮暴食。

2.避免饭后剧烈活动。

3.经常保持大便通畅。

4.如有腹痛及时来医院复诊。

第八节　直肠肛管良性疾病病人健康指导

一、定义

直肠肛管良性疾病包括直肠肛管周围脓肿、肛瘘、肛裂和痔。

病因：多由肛腺感染引起，少数可继发于外伤、肛裂或痔疮药物注射治疗等。

二、临床表现

（一）症状因脓肿部位不同而有不同的表现

1.肛门周围脓肿　肛周持续性、跳动性疼痛，排便，咳嗽或受压时加重，坐立不安，行动不便。早期局部有红肿、发硬，压痛明显。

2.坐骨肛管间隙脓肿　病人全身感染症状重，表现为患侧持续性胀痛逐渐加重。

3.骨盆直肠间隙脓肿　位置深，空间较大，早期出现全身感染中毒症状如：发热、寒颤、全身疲倦不适，局部表现为直肠坠胀感，便意不尽，常伴排尿困难等。

4.肛瘘　多由肛管周围脓肿发展而来，少数为特异性感染引起，如：结核、溃疡性结肠炎等，有的为外伤或手术引起。临床表现为：反复肛周痛流脓，常伴有疼痛，肛周皮肤瘙痒等不适。

5.肛裂　一般由慢性便秘、粪便干结引起的肛管及皮肤层的损伤，临床表现为典型的反复发作的疼痛、便秘和出血。

6.痔　病因尚未完全明确，目前认为主要与以下因素有关。

（1）肛垫下移学说。

（2）静脉曲张血说。

（3）遗传、地理及饮食因素。

（4）其他：肛周感染。临床表现为便血（无痛性、间歇性、排便后有鲜红色血）、痔快脱出、疼痛和瘙痒。

三、护理知识指导

（一）术前护理指导

1.保持排便通畅，多吃蔬菜、水果、增加饮水，防止便秘。可口服　在、泻剂或液体石蜡，使大便润滑，以利排便。

2.局部坐浴：用40~50℃的热水或1：5000高锰酸钾温水坐浴，每天2~3次，每次20~30分钟，坐浴后可外敷抗炎止痛药物，以减轻症状。

3.病情观察与护理：观察并记录患者肛周情况，对长期反复 便血导致的贫血患者，应予以输血，排便或坐浴时应有人陪伴，避免跌伤。

4.肠道准备：术前 3 天进食少渣饮食，术前 1 天进食全流质饮食，术前清洁灌肠。

（二）术前常规准备
（三）术后护理指导

1.病情观察　观察伤口有无渗血、渗液，定时监测生命体征。

2.疼痛护理　可遵医嘱给予止痛剂，必要时放松填塞物。

3.尿潴留的护理　可通过诱导排尿或导尿等方法处理。

4.饮食护理　根据伤口及排便情况进食易消化、无辛辣刺激的食物。

5.排便控制　多吃蔬菜水果、多饮水，养成定时排便的习惯。

四、 出院指导

1.养成良好的生活习惯，避免久坐，注意饮食调节，防止便秘，多吃蔬菜、水果，禁辛辣食物和饮酒。

2.出院后，若创面未完全愈合，每次排便后仍需坐浴。

3.若出现排便困难，及时就诊，有肛门狭窄者行肛门扩张。

4.专科门诊随访。

第九节　胃癌病人健康指导

一、 定义

胃癌是常见的消化道道恶性肿瘤，早期症状并不明显，类似胃十二指肠溃疡或慢性胃炎的表现

病因
（一）不良饮食习惯史

这是患胃癌的主要原因。长期多量进食熏制、腌制食品的人易患胃癌。因为烟熏、盐腌食品的亚硝酸盐在胃内将转变成亚硝胺而致癌,污染、烘烤及熏制食品也含有多量3,4 苯并芘致癌物质 。

（二）胃 Hp 感染史

Hp 感染与胃癌发生有关。且随着 Hp 抗体滴度的升高，胃癌发生的危险性 也增加。

（三）慢性胃病史

长期患有胃溃疡、萎缩性胃炎、胃腺瘤性息肉、胃空肠吻合术后 残胃慢性炎症等病人是胃癌发生的危险人群。许多慢性良性胃病的胃黏膜上皮易发生异型性 增生。在重度

胃黏膜上皮异型性增生者中 75%～80% 的病人有可能发展为胃癌。

（四）生活环境史

居住生活在我国西北地区和东南沿海诸省的人群是胃癌多发人群。在世界范围内，日本是胃癌发病率最高的国家。

（五）家族史

家族史调查中，发现胃癌发病具有遗传倾向，认为其发生与遗传因素密切相关。

二、临床表现

上腹部剑突下疼痛、呕吐、呕血或黑便、体重减轻、消瘦、贫血、晚期出现上腹部肿块。

三、护理措施

（一）术前指导

1.术前要保持情绪稳定，注意休息。

2.注意少食多餐，进食高蛋白、高维生素、高热量、易消化、无刺激性的少渣饮食，术前 12 小时禁食，4 小时禁水。

3.痛剧烈时可遵医嘱应用止痛剂，以保证病人的休息和进

4.合并幽门梗阻者，术前每晚用 3% 的温盐水 300～500ml 洗胃，以消除胃胀、减轻胃黏膜水肿。

5.讲解手术方式。咳痰的意义，示教术后咳嗽按压切口的配合方法。术前 3 日训练床上大小便，以防止术后发生便秘和尿潴留。术前沐浴、更衣、备皮。术前禁饮食，下胃管、尿管的目的及配合方法。

（二）术后指导

1.生命体征平稳者取半卧位，其目的是减轻腹部切口张力，扩大胸腔容积，有利于引流，防止膈下脓肿。

2.鼓励病人深呼吸、有效排痰，防止肺部并发症的发生。

3.禁食期间应经常漱口，保持口腔清洁，防止因唾液减少引起细菌迅速繁殖而发生口腔炎。

4.保持有效的胃肠减压，其目的是便于观察，减轻吻合口的张力，促进吻合口的愈合。

5.饮食指导：术后 24～48 小时肠蠕动恢复，肛门排气后，可拔除胃管，拔管后当日可少量饮水，每次 4～5 汤匙，1～2 小时 1 次，第二日可进半量流质食，每次 50～80ml，第 3 日进全量流质是，每次 100～150ml，进食后如无不适，第 4 日可进半流质食，以稀饭 软面条为宜，术后 10～14 天可进软食。

6.鼓励病人早期活动，除体质虚弱者，术后第 1 日可坐起做轻微活动，第 2 日在他人

协助下离床站立或床边活动，第 3 日可在室内活动，以增加肠蠕动。促进血液循环，增进机体代谢，减少并发症。

7.胃癌术后化疗期间，会出现化疗后不良反应，应向病人做好解释，注意加强营养，进食清淡易消化，富含蛋白质，维生素的饮食。

四、出院指导

1.定期门诊复查，若出现腹部不适，应及时就诊，定期化疗。

2.生活要有规律，按时进餐，勿暴饮、暴食，1 年内少食多餐，选择易消化、无刺激，少渣饮食，以后逐渐过渡到普食。

3.三个月内避免疲劳。

4.保持精神舒畅，避免精神刺激。5.适当进行体育锻炼，逐渐增加活动量，以利机体恢复。

第十节　甲状腺肿瘤手术病人健康指导

一、病因

甲状腺肿瘤是临床常见病，多发病，其中绝大多数为良性病变，少数为癌、肉瘤、恶性淋巴瘤等。假装想的病因尚不明确，目前，对于分化型甲状腺癌（包括乳状癌和滤泡状癌）的病因讨论最多有二；一是放射线，二是地方性甲状腺肿。

常见的甲状腺肿瘤

1.桥本氏甲状腺炎　属自身免疫性疾病,临床表现多为双侧甲状腺弥漫性对称性肿大。桥本氏甲状腺炎合并甲状腺癌的发生率为 1%～20%。

2.甲状腺肿　目前病因不太明确，可能与碘缺乏、吸烟、遗传因素等有一定的关系。甲状肿瘤易向外生长，故容易被发现，患者常常主诉颈部变粗或衣领发紧。早期表现为弥漫性甲状腺肿，晚期则表现为结节形成。甲状腺肿一般无疼痛，如结节内出血则可出现疼痛；当结节囊内出血可加重呼吸困难，若压迫食管引起吞咽困难，压迫喉返神经引起声带麻痹、声音嘶哑甚至呼吸困难。

3.甲状腺腺瘤　20～40 岁女性最常见，发病的主要原因是由于长期愤怒或郁闷愁闷，其次与生活环境（如水土、饮食）以及体质等因素有关。初期一般无明显症状，往往是在体检时 B 超发现。以颈前肿块局限于一处，卵圆型，形似核桃，多数为单发，表面光滑，质地坚韧，边界清，随吞咽上下活动。少数肿瘤 较大者可有压迫症状，颈部淋巴结一般无肿大。伴办法甲亢外，甲状腺功能多正常。甲状腺腺瘤的癌变率高达 10%～20%。

4.甲状腺癌　甲状腺癌分为乳头状癌，滤泡癌、未分化癌、髓样癌等。

5.甲状腺其他肿瘤及瘤样病变　甲状腺转移癌、甲状腺恶性淋巴瘤等。

二、临床表现

初期多无明显自觉症状，只是在甲状腺组织内出现一质硬而高低不平的结节，晚期常压迫喉返神经、气管、食管而产生声音嘶哑，呼吸困难或吞咽困难，如压迫颈交感神经，可产生 Horner 综合征（表现为同侧瞳孔缩小、上眼睑下垂、眼球内陷、同侧头面部无汗等）；颈丛浅支受损时，病人可有耳、枕、肩等部位疼痛。局部转移常在颈部，出现硬而固定的淋巴结。远处转移多见干扁骨（如颅骨、椎骨和骨盆）和肺。

护理知识指导

（一）术前护理指导

1.心理支持与自我调适指导　作好环境介绍，减少病人紧张与恐惧的情绪。耐心解释病人提出的问题，进行各项检查和操作前，详细说明目的和过程。帮助病人尽快适应病人角色，以最佳的心境积极配合治疗。

2.饮食与营养的指导　饮食以高热量、高蛋白、易消化的食物为宜。

3.术前知识指导

（1）常规的术前检查；

（2）术前1周戒烟，预防受凉感冒；

（3）练习术中头颈过伸体位，即仰卧，颈后垫以软枕抬高 10～20 度，尽量暴露颈部，持续30分钟左右，并逐渐延长时间至1～2小时。

（二）术后护理指导

1.体位指导　全身麻醉清醒后，采用半卧位。

2.饮食指导　术后6小时可进温凉流质饮食，如豆奶、藕粉等。如进食时出现呛咳、误咽，应坐起进食半流质或软食。

3.引流管指导　术后应妥善固定，放置引流管期间病人坐起、翻身及下床活动时应避免扭曲、挤压、脱出，保持持续负压引流状态，注意引流液色、量、质。

4.病情自我观察的指导

（1）部分病人术后头痛、痰多、恶心、呕吐，轻者予以安慰，重者报告医生给予对症处理。

（2）严密观察伤口敷料、引流管及体温、脉搏、呼吸血压的变化。

（3）如说话声音嘶哑，嘱病人少说话，让声带休息。

（4）如出现高热、烦躁、呕吐、腹泻、脉快等，立即报告，严防甲亢危象发生。

（5）如感颈部紧缩、呼吸费力、烦躁不安、伤口敷料渗湿，如感口唇、四肢发麻、手足刺痛或抽搐时，应报告医护人员，一般口服葡萄糖酸钙等或注射钙剂可缓解症状并限制含磷较高的食物如牛奶、瘦肉、蛋黄、鱼类等的摄入。

（6）用氧指导：术后常规吸氧 1～2 天，指导病人用氧安全。

四、出院指导

1.保证充足休息和营养，促进机体康复。

2.拆线后坚持颈部活动，防止疤痕收缩。

3.出院后定期复查，了解甲状腺的功能状态。

第十一节 乳腺肿瘤病人健康指导

一、定义

乳腺肿瘤是女性最常见的疾病，约占全部乳房疾病的 50%左右，良性肿瘤以纤维腺瘤为最多，恶性肿瘤绝大多数是乳癌，肉瘤少见。男性乳房肿瘤较少，约为女性的 1%。

病因与临床表现

乳腺纤维瘤好发于 18～25 岁的青年女性，主要与内分泌激素失调有关，临床上以无痛性乳房肿块为主要症状，很少伴有乳房疼痛及乳头溢液，极少癌变。

乳腺导管内乳头状瘤以 40～50 岁多见，主要与雌激素的过度刺激有关，临床主要表现为间歇性、自主性的乳头血性或浆液性溢液，或可触及乳晕部肿块。恶变率 5～10%，被称为"癌前病变"。

乳癌发病年龄以 40～60 岁占多数，本病的发生与性激素很很大关系。易感因素有乳癌家族史，月经初潮早于 12 岁，绝经晚于 52 岁，40 岁以上未孕，高脂饮食等。主要临床特征是患乳出现无痛、单发的小肿块，质硬，表面不光滑，与周围组织分界不清，不易被推动。

二、护理指导

（一）术前指导

1.心理指导　患者大多数无意中发现肿瘤，因此对疾病往往没有足够思想准备，一旦确诊乳腺癌，容易产生消极悲观情绪。所以应帮助患者正确认识疾病和手术关系，树立乐观情绪，解除恐惧紧张心理，保证手术顺利进行。

2.检查指导　术前做心电图，乳腺 X 线片，留取大小便常规。

3.注意保暖　预防上呼吸道感染，如有吸烟者应嘱其戒烟 2 周以上，教会病人有效咳嗽排痰的方法。

4.术前各项准备工作　如备皮、备血、术前禁饮食，指导训练患者适应床上大小便，术前保证充足睡眠。

（二）术后指导

1.**饮食指导**　病人术后 6h 无麻醉反应可给清淡半流质饮食，多饮水，随时间推移可进食多样化高营养饮食。

2.**卧位指导**　全麻病人术后应去枕平卧，头偏向一侧。全麻清醒，血压平稳后改为半卧位，术后 1~2 天知道家属协助病人变换体位，预防压疮，鼓励病人有效咳嗽及深呼吸。术后 2~3 天鼓励病人下床活动，做好安全指导。

3.**引流管指导**　妥善固定引流管，放置引流管期间病人坐起、翻身及下床活动时应避免扭曲、挤压、脱出，保持持续负压引流状态，注意引流液色、量、质。

4.**伤口指导**　根治术后用绷带加压包扎，应注意患肢远端血液供应情况，及时调整绷带松紧度。

5.**患肢指导**　告知患者不宜用患侧上肢测血压、注射、采血，以防肢体肿胀。术后 3 日内患肢用软枕抬高 20°~30° 并制动，尤其避免外展上臂，下床活动应用吊带将患肢托扶，以免影响愈合。指导患者配合医务人员进行有计划、有步骤的肢体功能锻炼，术后 1~2 天可做伸指、握拳动作，3~4 天做屈肘运动，伤口拆线后方可做肩部活动，以后逐渐增加肩部活动范围，作手指爬墙运动，直至患侧手指能高举过头自行梳理头发。

四、出院指导

1.乳癌病人继续进行患侧上肢功能锻炼，达到肢体功能最大康复，避免用患侧上肢搬动提拉过重物体。

2.乳腺癌根治改良术后 5 年内避免妊娠，因妊娠常促使乳腺癌复发。

3.嘱乳癌病人按医嘱进行抗复发治疗，以化疗为主，辅以免疫及内分泌治疗，经常进行体检，教会病人每月做一次乳房自检，并定期来医院复查。不良精神状态会刺激乳腺癌发生发展，故要控制自己情绪，采取积极乐观的生活态度，正确对待病情，树立信心。

第十二节　乳腺癌病人健康指导

一、定义

乳腺癌为最常见的女性恶性肿瘤占全身恶性肿瘤的（7~10%）近年有上升趋势 具有年轻化倾向男性乳腺癌占女性的 1%

病因

1.**年龄**　40~60 岁的妇女好发。

2.**月经史**　月经初潮过早（12 岁以前）或闭经过迟（55 岁以后）。

3.**无生育史**　40 岁以上未孕或第一胎足月产在 35 岁以后。

4.无母乳喂养史

5.家族史　有乳腺癌家族史，特别是母亲或姐妹曾患乳腺癌者。

6.乳腺增生　乳腺增生人群中有 2%～3%的人会发生乳腺癌，乳腺增生人群比正常人群乳腺癌发病高 3.4 倍。

7.肥胖　尤其是绝经后显著肥胖或伴有糖尿病者。

8.饮食　脂肪摄取过多。

二、临床症状

1.乳房包块乳腺癌的最常见体征，约 80%以上的乳腺癌患者因此来就诊。这种包块与乳腺增生包块不同，常为单个，形态不规则，质地相对较硬，活动不大好，大多无疼痛，与月经周期无多大关系。为了不错过早期诊断的机会，应当把任何一个无痛性的乳腺包块看成是乳腺癌的早期信号，立即到医院就医。

2.乳头湿疹乳头或乳晕处的皮肤表皮脱屑、糜烂，呈现湿疹样病变，而且病变部位大多不痛不痒，长久不愈乳头溢液非哺乳期的妇女，突然发现单侧乳头有乳汁样、水样、脓性液体溢出，特别是有血性液体溢出时更要提高警惕。凡年龄在 50 岁以上的妇女，发现乳头有血性分泌物者，60%以上是乳腺癌患者。

3.乳头皱缩发生在中央区的乳腺癌可以引起乳头回缩、偏位或固定，如发现双侧乳头不对称应及时进行检查。

三、护理知识指导

1.乳腺癌术后患肢功能锻炼的意义：促进侧支循环的建立，避免患肢肿胀、疼痛；促进患肢功能的恢复。

2.卧床期功能锻炼（术后 1～3 天）锻炼手、腕部及肘关节的功能，伸指、握拳和屈腕屈肘等锻炼下床期功能锻炼术后 3 天：坐起，屈肘运动术后 5 天：手掌扪对侧肩部及同侧耳部的动作术后 9 天：抬高患肢，肘关节屈曲抬高，手掌置于对侧肩部术后 12～14天：手掌置于颈后，上肢逐渐抬高扶墙锻炼，加强抬高患侧上肢的功能。

四、出院指导

1.除继续坚持以上患肢功能锻炼，还可增加以下活动上肢旋转运动上肢后伸运动：保持抬头挺胸制定提、拉、抬、举、物体的各种负重锻炼锻炼需要注意的问题每天锻炼 1～3 次，每次 30 分钟避免过度疲劳，循序渐进，适可而止特殊情况的患者，酌情减少或延缓锻炼时间，但不可停止练习。

2.注意创面护理

3.患肢免测血压、静脉注射

4.患肢免提过重物体

5.患肢避免皮肤破损

6.年内避免妊娠

7.根据情况行乳房再造

8.坚持放、化疗，定期复查

第十三节　前列腺增生病人健康指导

一、定义

前列腺增生即良性前列腺增生（BPH）是由于实质细胞数量增多而造成的组织、器官的体积增大，是各种原因引起的细胞有丝分裂活动增强的结果

病因：性激素的作用、细胞群比例的改变前列腺细胞为胚胎再唤醒多肽类生长因子

二、临床表现

1.尿频　为早期症状，有夜尿次数增多，尿急、急迫性尿失禁。

2.排尿困难　由于膀胱出口梗阻可引起排尿踌躇，排尿费力，尿线变细，尿流无力，终末滴沥，排尿时间延长，尿潴留及充溢性尿失禁，受凉、饮酒、憋尿、劳累或其他原因引起交感神经兴奋时，均可诱发急性尿潴留。充溢性尿失禁，由于膀胱过度肿胀而使少量尿从尿道口溢出而溢尿。

3.血尿　病人进行膀胱镜检查、金属导尿管导尿和急性尿潴留导尿时，膀胱突然减压均易引起严重血尿。手术治疗为前列腺增生症的最佳选择。手术治疗包括耻骨上经膀胱前列腺摘除术，耻骨后前列腺切除术，经会阴前列腺切除术，经尿道前列腺电除术（TURP）、具有体表无创口出血少、痛苦小、恢复快病程短的优点，为广大 DPH 患者带来了福音

三、护理知识指导

（一）术前健康指导

1.心理支持与自我调适指导：病人多为老年人，行动不便，尿频、排尿困难、尿溢等症状常使病人苦不堪言，产生自卑、羞涩及悲观的情绪，渴望得到他人的理解、关怀和同情。注意鼓励病人诉说自己的苦恼，认真倾听，给予有效的心理疏导。

2.介绍国内外此类手术开展情况，解答病人疑问，介绍治疗效果好的病友，给予心理支持。讲解治疗原理、手术效果、术后注意事项等，增强病人对治疗的信心。

3.饮食与营养指导

（1）前列腺增生病人非手术治疗者，日常应多食新鲜水果、蔬菜、粗粮、大豆、蜂

蜜，适量食用牛肉、鸡蛋，多饮凉开水，少饮浓茶，禁烟、酒，少食辛辣肥甘之品，少饮咖啡、柑橘、橘汁、白糖、精面粉。

（2）术前禁食 12 小时，禁饮 6 小时，以减轻胃肠道负担，防止麻醉和手术过程中呕吐或误吸。术前 2 周戒烟、酒，不吃辛辣刺激食物，以免引起咳嗽，影响手术日程安排。

（3）皮肤及肠道准备：手术区备皮后，洗澡清洁全身，防止术后感染。术前晚清洁灌肠，以免术中粪便污染。

（二）术后健康指导

1.体位与活动指导　术后去枕平卧 6~8 小时，避免过度变换体位而引起血压降低。术后 5~7 天内避免下床活动，可适当在床上活动翻身，或进行全身双下肢按摩预防深部静脉血栓。

2.营养与饮食指导　术后待肠蠕动恢复后，给予高蛋白、高维生素、高纤维、易消化的饮食，配以果汁、水果等，保持大便通畅，预防便秘，以免因腹压增高而引起继发性大出血。

3.潜在并发症　休克，与术后出血有关。

（1）术后去枕平卧 6~8 小时，避免过度变换体位引起血压降低。

（2）注意切口渗血、出血情况，如发现渗血、出血严重，及时与医生联系。

（3）保持有效的气囊压迫止血。病人取平卧位，将气囊导尿管牵拉并粘贴于病人大腿内侧，通过增大的气囊压迫前列腺起到止血的作用。嘱病人不要弯曲或移动大腿，以免气囊移位而达不到止血的目的。

（4）术后持续膀胱冲洗是有效解决出血的方法之一。在冲洗过程中，应注意保持引流管通畅，定时挤捏尿管，防止其扭曲、受压，若遇到血块堵塞，可用注射器加等渗生理盐水进行冲洗，如膀胱内有大量血凝块而难以冲出时，应再次行手术电凝止血。

（5）另外，嘱病人多饮水、多食蔬菜、水果，保持大便通畅，不宜过分用力，必要时给予润肠剂或缓泻剂，以免腹压增加引起继发性大出血。

（6）术后 5 天内避免灌肠，避免继发性出血。观察膀胱冲洗引流液的颜色和量，一般冲洗速度为 100 滴/min 左右。如果引流液的颜色加深，则可以适当加快冲洗速度达 200 滴/min，甚至成线形输入，以便减少血液在膀胱内存留时间而形成血凝块。一旦引流不畅，应考虑血块堵塞，尽量将血块吸出管外，避免挤入膀胱，以免血块阻塞尿道内口，引起急性尿潴留，导致感染，诱发大出血。如果冲洗液引流出的颜色加深，病人出现面色苍白、头昏、血压下降、脉搏加快等，应考虑出血量大的可能，有休克的危险。

四、出院指导

1.培养良好的饮食习惯，提倡均衡饮食，不吃辛辣刺激性食物，禁烟酒，少饮咖啡、浓茶，多饮凉开水，多选择高纤维和植物性蛋白，多吃新鲜蔬菜、水果、粗粮、大豆、蜂蜜。

2.休息与活动指导

（1）前列腺增生病人应尽量从事轻体力劳动，注意休息，防过度劳累，以免引起尿潴留。冬天应注意保暖，预防感冒。

（2）性生活要适度，防止前列腺过度充血。

（3）手术后 3 个月内不骑自行车，不走远路，不提重物，不用力排便，不同房。避免长期坐硬椅子，作息定时。避免剧烈运动，可进行散步、打太极拳等。

（4）治疗泌尿系炎症

1）不留尿，不憋尿。

2）常做提肛运动锻炼膀胱括约肌的功能，减少术后尿失禁的发生，若出现尿失禁，除坚持做提肛运动外，严重者可用尿控阀协助控制排尿。

（5）预防便秘：指导病人按肠蠕动方向按摩，即升结肠→横结肠→降结肠→乙状结肠，每日数次，促进肠蠕动。如果以上无效，可适当给予润肠剂或缓泻剂，必要时行低压灌肠。

3.指导病人自我监测　术后 2 ~ 30 天，凝固坏死组织脱落，5%病人可出现血尿，只要排尿通畅，多饮水可自行消失。因前列腺窝的创面往往需要 2 ~ 3 个月的时间才能完全被黏膜覆盖，如便秘或用力过猛，活动过多，都有再出血的可能，若出现继发性大出血，血块阻塞尿道，要及时到医院处理。

第十四节　膀胱肿瘤病人健康指导

一、定义

膀胱癌发病率在我国泌尿生殖系肿瘤中占第一位。

病因：导致膀胱癌的因素很多。吸烟是导致膀胱癌的重要因素之一，解除某些化学物质也与膀胱癌的发生明显相关。膀胱的尿路上皮是移行细胞上皮，有 3 ~ 7 层。膀胱癌的生长方式：一种是向膀胱腔内生长，成为乳头状瘤或乳头状癌，另一种是在上皮内浸润性生长，形成原位癌、内翻性乳头状瘤或乳头状癌。

二、临床表现

85% ~ 90%病人出现血尿，可以是肉眼血尿，也可以是显微镜下血尿。膀胱刺激症状，尤其是原位癌病人。多数病人无明显体征，当肿瘤增大到一定程度，可触及肿块。骨转移病人有骨痛，腹膜后转移或肾积水病人可出现腰痛。

三、护理知识指导

（一）术前指导

1.做好各项常规检查，并告知检查的注意事项、目的。

2.晚12点后禁食水，入院第二日晨抽血化验，留晨起第一次尿的中段标本。

3.密切观察血尿情况，多喝水、勤排尿。

4.加强营养，嘱患者食用高蛋白、高能量、易消化、营养丰富的食品，必要时给予静脉营养支持，改善患者营养状况。

5.做好心理护理。病人常因肉眼血尿，会产生紧张、恐惧心理。积极主动向病人介绍成功病例，说明手术重要性和必要性，取得病人信赖，以消除病人的紧张情绪和思想顾虑，增强病人对手术治疗的信心，以保证手术的顺利进行。

6.术前常规准备

（1）备皮。

（2）术前一日晚灌肠。

（3）为病人讲解手术的方法及手术前后注意事项。

（二）术后指导

1.体位与活动指导：根据麻醉方式不同术后6小时给予去枕平卧位，可有效地预防因麻醉引起的头晕、头痛、恶心等不适。术后6小时后根据手术方式采用的术后活动方法。

2.术后禁食，肠功能恢复后开始进流食，半流食，逐渐过渡到普食。

3.妥善固定各引流管，保持管道通畅，勿打折、牵拉，防止脱出，注意引流液颜色。并标明各管道的名称以明确区分。

4.膀胱冲洗指导：TURBt术后冲洗的目的是将渗血及时冲洗干净，防止积存大量血块。保持冲洗及引流管通畅，若引流不畅时及时通知医生处理，以免造成膀胱充盈、痉挛而加重出血。告知不能再随意调节冲洗速度，过快可诱发膀胱自主性收缩，引起下腹部疼痛和不适，过慢则达不到冲洗作用。

5.TURBt术后停膀胱冲洗后嘱病人每日饮水2500ml以上，并保持排便通畅。

6.回肠膀胱手术术后禁食胃管接负压吸引持续吸引，待肠功能恢复后拔出胃管，遵医嘱进食，糖水、米汤50ml，每2小时交替，逐步至流食、半流食、普食。术后鼓励患者咳嗽、咳痰、必要时行雾化吸入，减少肺部并发症。

7.造口护理：引流管术后2~3周拔除，改用集尿袋，观察有无渗漏，局部保持清洁、干燥，并指导患者熟悉和学会使用集尿袋。

四、出院指导

1.出院后应遵医嘱按时服用药物，并注意服药后有无不良反应。

2.每隔 3 个月复查膀胱镜。

3.定期行膀胱灌注化疗。

4.注意多饮水，每日在 2000ml 以上，防止尿路感染和结石的形成。观察有无血尿，排尿是否通畅。

5.嘱病人加强营养，参加适宜的锻炼，保持心情愉快。

6.回肠膀胱手术 3 个月后门诊复查胸片、B 超、尿常规、肾功能、IVP 及尿囊造影 。

第十五节 泌尿系结石病人健康指导

一、定义

尿路结石又称尿石症，包括肾结石、输尿管结石、膀胱结石及尿道结石。按尿路结石所在的部位基本分为上尿路结石和下尿路结石。上尿路结石是指肾和输尿管结石，下尿路结石包括膀胱结石和尿道结石。

二、病因

尿路结石的病因极为复杂，尿中形成结石晶体的盐类呈饱和状态、抑制晶体形成物质不足和核基质的存在是形成结石的主要因素。结石成分有草酸钙、磷酸钙和磷酸镁铵等。

三、临床表现

疼痛，血尿，尿路梗粗，排尿困难等症状。治疗包括非手术治疗，体外冲击波碎石和手术治疗。

四、护理措施

（一）非手术治疗健康指导

1.多饮水，每日饮水量 2500ml 以上，保持每日尿量大于 2000ml。大量饮水配合利尿解痉药物有利于小结石的排出，起到内冲刷的作用。

2.加强运动：选择跳跃性运动可促进结石排出。

3.观察每次排出的尿液，有无结石排出。

4.肾绞痛发作时，可给予解痉止痛药物治疗。

5.根据结石的成为调整饮食。含钙结石者限制含钙、草酸成分多的食物，如牛奶、奶制品、豆制品、巧克力、坚果和动物脂肪；浓茶、菠菜、番茄、土豆、芦笋等。尿酸结石不宜食用含嘌呤高的食物，如动物内脏、豆制品、啤酒等。

6.体外冲击波碎石健康指导 ：是依靠冲击波聚焦于结石上，将结石击碎，一般碎石选择直径 2.5cm 以下的结石。

（二）术前

1.做好各项常规检查并告之患者目的，检查事项。

2.饮食调节，避免食用易形成结石的食物。

3.输尿管结石病人入手术室并需在摄腹部平片定位，并尽可能减少活动，保持原体位，继发性结石或老年病人，注意全身情况，原发病的护理，减少手术后并发症。

4.术前常规准备

（1）做青霉素皮试。

（2）备皮。

（3）术前一日晚灌肠。

（4）为病人讲解手术的方法及手术前后注意事项。

（5）术前 6 小时禁食水，防止术中误吸。

（三）术后

1.执行泌尿外科手术后护理常规。

2.体位活动：去枕平卧 6 小时，氧气吸入和心电监护，血压平稳者，取半卧位，以利引流，肾实后切开着，应卧床 2 周，减少肾出血，经皮肾镜出血多者，也应限制活动减少出血，经膀胱镜钳夹碎石后，适当变换体位，增加排石。

3.术后禁食 24 ~ 48 小时，必要时行胃肠减压，肠蠕动恢复后给予流食，逐渐过渡到普通饮食。

4.观察排尿情况：记录尿管。观察尿液的颜色，术后 12 小时尿液大都带有淡血色，若尿色鲜红而浓时立即通知医生。

5.保持伤口敷料干燥、清洁，浸湿时及时更换。

6.维持引流管通畅，观察引流液的量、颜色，有异常现象，立即通知医生。

7.应用抗生素预防感染，术后 48 小时内取半侧卧位以利引流。

四、出院指导

出院后定期行尿液检查、X 线或 B 超检查，观察有无复发及残余结石情况。

第十六节　尿道损伤病人健康指导

一、定义

尿道损伤多发生于男性。尿道损伤按解剖情况可分为前尿道损伤和后尿道损伤，按伤情分为挫伤、裂伤及完全性断裂等三种。

病因：前尿道损伤常因会阴部骑跨在硬物上，引起尿道球部损伤或完全断裂，后尿道损伤，往往因盆骨骨折所致，损伤的部位多见于膜部。

二、临床表现

主要表现有尿道口出血、疼痛、排尿困难、会阴部血肿、瘀斑及尿外渗；后尿道损伤合并骨折时，可出现休克，运动障碍，少数病人可并发尿道狭窄，尿失禁和阳痿等。

三、护理措施

尿道挫伤，轻度裂伤，尿道连续性存在，无尿液外渗时，采取保守治疗。其主要治疗方法是留置导尿管，起尿道支撑和引流作用以恢复其连续性，防止尿液外渗及尿道瘢痕狭窄形成。应注意：

1.插管时，嘱病人张口呵气，全身放松使导尿管一次性成功。避免反复操作，加重尿道的损伤。

2.多饮水，饮水量在 3000ML 左右/日，以增加尿量，冲洗膀胱，防止泌尿系感染。

3.防止导尿管脱出，保持引流通畅，防止导管扭曲受压。

4.下床活动时，尿液引流袋不可高于会阴平面，防止逆行感染。

5.合并骨盆骨折的病人，应卧硬板床，避免骨折移位以加速骨盆愈合。

（一）术前知识指导

尿道撕裂和横断，经保守治疗效果不佳时行手术治疗，除按外科手术前一般指导外，还应注意：

1.饮食：经会阴行后尿道修补术者，术前 3 天进流质，以减少粪便形成，避免术后排便污染伤口及用力使伤口裂开而影响其愈合。

2.肠道准备：术前晚及术晨分别清洁灌肠，防止粪便污染伤口致手术失败。

3.皮肤准备：剃除会阴部阴毛后要清洗皮肤，防止术后切口感染。

4.留置膀胱造瘘管的病人，行尿道修补术前 2~3 天，要求进行膀胱冲洗 2 次/日，以清洁手术区，防止术后伤口感染，冲洗的温度和速度以病人能够耐受为宜，冲洗过程中如出现腹痛等不适，应告诉操作者处理。

（二）术后知识指导

1.饮食 行后尿道修补术病人排气后进流质饮食 5~7 天，以减少粪便形成，避免因用力排便使伤口裂开，影响愈合。

2.用药指导 口服乙烯雌酚，其目的是防止阴茎充血，勃起引起伤口疼痛和出血，服药后可能出现恶心呕吐等不良反应，停药后一般会自然缓解；症状严重时，告诉医护人员处理。

3.护理方法指导

（1）保持会阴部清洁、干燥，敷料浸湿应及时告诉医护人员更换，防止伤口感染。

（2）会阴部伤口渗血，可用沙袋压迫止血，应嘱病人及家属不要随意移动沙袋的位置。

（3）留置膀胱造瘘管和输尿管导管，时间一般在3~4周以上，待试行排尿通畅后，才可拔出，应保持其通畅，防止扭曲，受压和脱出，不可自行拔管，以免引起手术失败。

四、 出院指导

1.在饮食方面无特殊要求，摄入适宜的蛋白质、维生素食物

2.尿道狭窄者，应遵医嘱来院行尿道扩张术，按时接受治疗。扩张间隔时间为1周，半个月，1个月，3个月，半年，虽然尿道扩张术较痛苦，却是防止尿道狭窄，解除排尿困难的一项重要措施，应耐心忍受，积极配合。

3.若有膀胱造瘘管的病人，请注意自我护理，包括以下几点：

（1）保持导管通畅，防止扭曲、受压、滑脱。

（2）引流袋不可高于切口平面，以免逆行感染。保持密闭式引流，如开放引流袋放出尿液后，应立即关闭引流袋，防止逆行感染

（3）每日更换一次引流袋。

（4）按时来院换管或拔管。

（5）养成多饮水的习惯，饮水量在3000ml/日左右。

第十六章　骨科手术病人的健康教育

第一节　骨科手术一般健康指导

手术是骨科的重要治疗手段，其种类很多，范围广泛，包括了四肢与躯干的骨、关节、肌肉、肌腱以及脊髓、周围神经和血管的各种手术，还有部分整形手术。可影响手术效果是否理想，不仅仅取决于手术本身的成功，还取决于手术前的准备与手术后的配合的效果。为了让病人积极配合治疗护理，请按以下指导进行。

一、术前指导

（一）饮食

1.进高热量、高蛋白、高粗纤维、维生素及果胶成分丰富的食物，多饮水，以保证营养供给，并保持大便通畅。

2.一般手术前 12 小时禁食，术前 4 小时禁饮，以防止在麻醉手术过程中发生呕吐、误吸而引起吸入性肺炎、窒息等意外。

（二）活动与休息

1.卧硬板床，以预防骨折后骨折端刺伤血管、神经肌肉而加重损伤。

2.脊柱结核病人绝对卧床休息，以预防病变组织压迫脊髓而致瘫痪或病情加重。

（三）特殊检查指导

磁共振检查前应去除身上的金属物如项链、手表、骨牵引针等，以免相互干扰。

（四）特殊治疗指导

高压氧治疗常用于外伤后肢体血运不良或神经营养障碍的病人。进入氧舱前，应穿纯棉制品，拿掉身上所有易燃易爆用物（如打火机），以免产生火花或引起火灾。

（五）胃肠道准备

1.术前 3 日训练床上大小便，以防术后不习惯卧床排便而致便秘或尿潴留。

2.连续 3 日无大便者，需告诉护士，以便使用药物通便。

3.术前一日需排除肠道淤积大便，以减轻术后腹胀，并有利于胃肠功能恢复，还可预防麻醉后因肛门括约肌松弛而在术中排便造成污染。

（六）进行手术后

适应性锻炼，如深呼吸、咳嗽咳痰。

（七）个人卫生指导

1.皮肤准备：骨科手术皮肤准备需超关节范围，而且3天前即应开始准备，具体方法如下：手术前3日开始清洗切口局部及其周围皮肤，连续2日，术前一日剃除手术区毛发后再次清洗。

2.洗澡、洗头，更衣，剪指（趾）甲。

3.若有手、足癣或皮肤溃烂时尽早报告医护人员。

二、术后指导

（一）饮食

1.全麻及硬膜外麻醉术后6小时进流质，慢慢过渡到半流质或普食，臂丛麻醉术后4小时进食。

2.饮食宜进高蛋白、高糖、富含胶原、微量元素（铜、锌、钙、铁）及含维生素A、C丰富的食物，如瘦肉、猪皮、肝、蛋黄、豆制品、胡萝卜、新鲜蔬菜和水果等，以补充足够的营养，促进伤口愈合及机体恢复。

（二）体位

1.全麻术后病人在未清醒前平卧，头偏向一侧，防止因呕吐而引起误吸。

2.四肢手术后，用枕头、支架等抬高患肢使之高于心脏水平，远侧端高于近侧端，以利于血液回流，消除水肿。

3.对石膏外固定术后的病人也应抬高患肢，其肢体摆放，应以舒适、有利于静脉血回流、不引起石膏断裂或压迫局部软组织为原则。石膏未干前，避免移动肢体，且勿用手托起石膏，以免由于石膏凹陷引起局部皮肤压疮或血液循环障碍。

4.大手术后及双下肢不能活动的病人卧气垫床，术后4小时开始翻身与按摩，以后每2~3小时重复1次，以预防压疮。

（三）护理

1.出现下述情况表明肢体受压、血液障碍，应及时告诉医护人员处理：肢体剧痛、由痛转为无痛、苍白、失去知觉、发凉、肿胀、麻木等。

2.有伤口引流装置者，防扭曲、松动，保持伤口引流通畅，并保持伤口敷料周围皮肤清洁。

（四）并发症的处理

1.骨科手术切口均有不同程度的渗血。若出现大出血，切勿惊慌失措、立即用手压迫出血部位以达到止血目的，然后告诉医护人员进一步处理。

2.疼痛：一般术后24小时内最为剧烈，以后慢慢缓解，酌情告诉医护人员适当应用止痛剂。

3.尿潴留：术后 6~8 小时不能排尿时，多与麻醉及术中牵拉神经组织有关。用听流水声、热敷并按摩膀胱区等办法诱导排尿，若不能排尿是由于体位不适者，可征得医护人员许可坐起或站起排尿,小儿则由家长抱起排尿。若仍不能排尿可由医护人员进行导尿。

第二节　上肢骨骨折病人的健康教育

一、心理护理指导

意外的伤害加上局部疼痛会使患者紧张不安、抑郁，患者应在护士的帮助下调节好自己的心态，正确对待，使患者积极配合治疗及护理。

二、护理措施

（一）术前指导

1.饮食　由于受伤后伤口疼痛、出血，使体内的大量水分、盐分丢失，因此，患者需在手术前摄入瘦肉、牛奶、鲜鱼、青菜、水果等高能量、高蛋白、高维生素食物。禁食酸辣、燥热、油腻食品，宜清淡、易消化食品。

2.功能锻炼　主动活动手指，促进肿胀消退，有石膏托外固定的患者，如果觉得患肢麻木、疼痛，请立即告知医生。

（二）术后指导

1.饮食护理

（1）术后早期饮食宜清淡、富营养、易消化，忌食肥甘、煎炸之品。

（2）术后中后期宜选择补益气血之品。

（3）鼓励长期卧床患者多饮水和食用富含纤维素的蔬菜和水果，以利大便通畅。

2.术后功能锻炼

（1）应尽早开始手指的屈伸及握拳动作的活动，提肩练习；指导病人做固定外上下关节的运动，每小时一次，拆除石膏夹板固定外练习肘关节的伸屈、旋前、旋后动作，健侧肢体每日做关节全范围运动。

（2）肌肉锻炼：术后当日即可做肌肉的静力收缩或舒张，每日 2~3 次，每次 15~30min。

（3）关节锻炼：术后 2~3d 开始锻炼，上肢骨折以肩关节和肘关节为重点。肩关节以外展、上举、旋转为主，肘关节以屈、伸、外旋为主。

3.体位指导

（1）上肢骨折一般应使上臂自然下垂、肘关节屈曲 90°、腕关节背伸 30°、前臂中立位、手半握拳、拇指对掌位，三角巾悬吊。

（2）锁骨骨折患者在卧床休息时，应肩胛区垫高，以保持两肩后伸。

（3）肱骨外科颈骨折患者在仰卧时，头部稍抬高，患肢垫高与躯干平行，避免肩关节前屈或后伸。帮助患者坐起时，应托扶背部及健侧肩部，以免引起患侧疼痛。

三、出院指导

1.指导患者和家属正确掌握有关牵引、外固定的配合方法。

2.指导患者将患肢处于功能位或治疗所需体位。

3.指导患者根据骨折不同部位和不同时期进行适当的功能锻炼。

4.定期复查，逐步恢复功能活动。

5.饮食指导，指导患者多吃高钙，优质蛋白，高维生素，丰富纤维素的食物，多饮水。

6.指导患者定期复查，门诊随访。

第三节　下肢骨骨折病人健康指导

一、心理护理指导

1.病人创伤初期，骨折肢体的疼痛或伤口的出血会产生恐惧心理。骨折严重的担心肢体功能受影响，日后生活不能自理，会出现焦虑。住院后病人脱离工作岗位，亲属与朋友不能一直陪伴在身边，病人会有寂寞孤独感。病情比较严重的，特别是肢体毁损伤患者，治疗时间长，担心花费多，不能自理生活，给家庭造成负担，以后又不能恢复劳动能力，患者会产生忧郁感和失望心理，针对病人的这些心理问题，进行健康教育。

2.待病人情绪稳定后耐心地向病人解释，过度的焦虑会破坏心理平衡，影响治疗效果。保持良好的心态，有利于身体的康复。列举已治愈并且肢体功能恢复好的病例来说服病人。使其增强战胜疾病信心。

3.多数病人对手术产生恐惧。应给讲解手术的必要性和安全性，应相信主任和主治医生的医术。让病人以良好的心理状态配合治疗。

二、护理措施

（一）术前指导

1.饮食指导

（1）骨折后，易出现食欲不振、腹胀、便秘，给病人讲明饮食应以清淡可口、易消化通便为主。如新鲜蔬菜、米粥、豆制品。忌生冷辛辣、油腻、煎炸食品。可食用大量蛋白质、维生素、和含磷、钙的食物。手术当日凌晨开始要禁食禁饮。

（2）指导病人床上大小便，一般不习惯床上解大小便，手术后不能下床的病人，如果不提前练习，会发生尿潴留。术前 3 鼓励 5 天开始在床上大小便。

（二）术后指导

1.术后饮食教育　全麻和椎管内麻醉的病人，术后 6h 暂禁食水。6h 后可以先进流质，无恶心呕吐再进半流质。胃肠功能恢复方可进普食。可以对部分病人和家属进行营养卫生教育，指导病人饮食原则：消肿利尿，接续筋骨的饮食。如：牛奶、鸡蛋、排骨汤、瘦肉、海产品。不能暴食暴饮，要有节制的食用。

2.指导下肢功能锻炼　手术一周内，指导病人作踝背伸趾屈和股四头肌等长收缩运动。对膝部按摩，解除肌肉紧张预防膝关节强直。伤口不再渗血，就可以练仰卧举腿、登空增力、股四头肌等长收缩、侧卧外展、床沿屈膝、踝部屈伸等动作。每个动作练 6~16 次，随着病情的好转，逐渐增加训练强度。每个动作要作到位，不能应付。否则会影响下肢功能的恢复。

三、出院指导

1.教会患者以及家属掌握一般的护理方法。如：翻身、协助大小便、上下轮椅、肢体搬动。如有外固定的，知道外固定的作用，容易出现的问题及预防措施。出现异常情况怎样解决。不能解决时要随时与科室联系。

2.饮食与服药：根据病人的体质差异、年龄、有无合并症合理科学配餐。让病人知道自己饮食的禁忌。出院带药者，详细讲明用法和注意事项，可能出现的不良反应。轻的反应停药即可消失，严重的要来医院就诊。

3.继续功能锻炼：教会病人病程各期的活动方法，注意事项。要掌握锻炼的有效指征，才能达到满意的效果。告诫病人不要操之过急，高强度锻炼易出意外。

4.复诊时间一般一个月复诊一次，出现意外情况及时复诊。

第四节　石膏固定病人健康指导

一、石膏固定的目的

骨关节损伤和骨科手术后，为了保持骨折复位或矫形术后的位置，必须给予合适的外固定。外固定的种类很多，由于石膏绑带价格便宜，使用方便，固定效果较好，护理方便，易于达到符合三点固定的治疗原则，外固定的石膏具有微孔，可透气及吸收分泌物，对皮肤无不良反应，所以，临床上大多采用石膏绑带作为常用外固定材料。有些组织损伤，例如肌腱、神经、血管损伤修复术后，为了给组织愈合创造条件，也常用石膏外固定保护。

二、石膏的种类和适应症

1.石膏托　适用于四肢长管状骨折及四肢软组织损伤暂时固定。

2.石膏管形　适用于四肢骨折固定或四肢骨折内固定术后。

三、石膏固定后的常见并发症

1.坏疽及缺血性挛缩　石膏固定过紧，影响静脉回流和动脉供血，使肢体严重缺血，肌肉坏死和挛缩，甚至肢体坏疽。因神经受压和缺血可造成神经损伤，使肢体严重残废.因而，石膏固定松紧应适当，术后应严密观察，及时处理。

2.压疮　多因包缠石膏压力不均匀，使石膏凹凸不平或关节处塑形不好所致。也可因石膏尚未凝固定型，就将石膏型放于硬板上，造成变形压迫而形成压疮。一般病人有持续性局部疼痛不适，以后石膏局部有臭味及分泌物，即说明有压疮存在，应及时开窗检查，进行处理。

3.化脓性皮炎　因固定部位皮肤不洁，有擦伤及软组织严重挫伤有水疱形成，破溃后可形成化脓性皮炎，应及时开窗处理，以免影响治疗。

4.坠积性肺炎　多为大型躯干石膏固定或老年患者合并上呼吸道感染而未能定时翻身活动，导致坠积性肺炎。术后加强未固定部位的功能锻炼和定时翻身是可以预防的。治疗除了常规抗感染外，应进行体外引流，即头低脚高位，侧卧及俯卧位，使痰液易于咳出。

5.废用性骨质疏松　大型石膏固定后,固定范围广,加之未进行未固定关节功能锻炼，易发生废用骨质疏松，骨骼发生废用性脱钙，大量钙进入血流，从肾脏排出，因此易导致肾结石，特别是长期卧床包扎石膏的病人，更易发生肾结石。对此病人应多饮水和翻身，加强未固定部位的功能锻炼，以防骨质疏松。

四、疾病护理及健康教育

（一）饮食指导

1.无需卧床休息的骨折患者可进行普通饮食。

2.需卧床休息的骨折患者应多吃蔬菜，水果等含粗纤维食物，以促进肠蠕动，预防便秘。

3.戒烟酒，避免刺激性饮食。

4.多吃钙质丰富的食物，如牛奶，豆制品等。

（二）体位指导

四肢的石膏固定，需将患肢抬高。卧位休息时，患肢应予枕垫抬高，使患处高于心脏15cm，利于患肢血液循环及淋巴回流，预防肿胀。勿患侧卧位，避免压迫患肢.上肢石膏固定患者，坐位或站位时，可用悬挂带，将患肢屈肘90度吊于胸前。

（三）用药指导

1.抗炎治疗。

2.应用促骨愈合，消肿活血药物，如伤科接骨片，鹿瓜多肽等。

3.根据需要应用钙剂。

4.注意用药后不良反应，及时报告医护人员处理。

（四）特殊指导

1.进行石膏固定前应注意

（1）有伤口者先换药。

（2）病人配合摆好体位，以确保舒适，安全，保暖。

（3）打石膏部位皮肤药清洁。

2.石膏未干时，不应覆盖被物，保持室内空气流通。冬天可用风筒吹干，以加速其干固；避免外物压迫石膏。

3.抬动未干的石膏时要用手掌托，避免再石膏上压出手指的凹陷以致肢体受压。

4.保持石膏清洁、干燥，如石膏被污染时，及时通知医护人员更换或处理。

（五）行为指导

主要是患肢的功能锻炼，以循序渐进为原则，活动范围由小到大，次数由少到多，锻炼以不觉疲劳及引起疼痛为宜：

1.早期康复　自伤后或术后3~6周以内，此期主要表现为肢体肿胀，局部疼痛。

（1）抬高患肢，消除肿胀。

（2）经常活动未固定的关节。

（3）固定的肢体行肌肉舒缩活动，如上肢的手指伸屈，握拳活动；下肢的踝泵运动；股四头肌舒缩活动。每日进行多次，每次15~20分钟。

2.中期康复　自伤后或术后3~6周起至8~10周左右.表现为肢体肌肉萎缩明显，固定的关节僵硬，此期康复的目的是恢复肌力和关节活动。应逐渐增加肌力锻炼，增加关节活动量，但由于骨折初步愈合，故用力屈曲关节或被动屈曲关节应慎重。

3.晚期康复　骨折愈合并去除石膏固定，上肢骨折可从轻到重提物锻炼肌力，下肢可扶拐不负重行走，逐渐弃拐行走。

（六）病情观察指导

石膏固定期间，如出现以下情况，应及时报告医护人员进行相应处理：

1.与健侧皮肤相对照，发现患肢指（趾）端皮肤颜色苍白，发绀（呈紫色）或肿胀时。

2.石膏内某处或骨室部位有疼痛或有脓性分泌物流出，嗅之有腐臭味时。

3.石膏有渗血，并且渗血范围逐渐增大时。

4.石膏敷料过紧，引起不适感时。

5.当患肢肿胀消退后石膏固定松动时。

六、出院指导

1.注意患肢指（趾）端血循环情况，如出现指（趾）端发绀、苍白、温度降低或不能活动，皮肤感觉减退，应立即到医院就诊。

2.如患肢骨突部位持续性疼痛，也应及时到医院就诊，以防止压迫性溃疡和皮肤坏死出现。

3.保持患肢处于正确的位置，保持抬高位。

4.保持石膏清洁，干燥。

5.保证充足的睡眠和合理饮食，注意补充钙质。

6.继续加强患肢肌肉舒缩活动及关节锻炼。

7.定期回院复查，根据复查情况在医生指导下拆除石膏，勿擅自拆除石膏。

第十七章　成人呼吸系统疾病的健康教育

第一节　肺炎

一、定义病因

肺炎是指终末气道，肺泡和肺间质的炎症，可由疾病微生物、理化因素，免疫损伤、过敏及药物所致。细菌性肺炎是最常见的肺炎，也是最常见的感染性疾病之一。

二、临床表现

可发生于任何的人群，临床表现主要表现为发病急骤、突发的寒战、发热、胸痛、咳嗽、咳痰，肺部X线可见炎性浸润阴影。儿童、年老体弱、身体抵抗能力下降易患本病。

三、护理措施

1.心理指导：肺炎病人往往发病时出现发热、胸痛、咳嗽、咳痰等不适感，导致因疼痛而害怕咳嗽，从而影响愈后，因而应积极鼓励并给予帮助，并告诉病人肺炎经积极治疗后，一般可彻底治愈，以减轻病人的焦虑，取得配合。

2.饮食指导：进食高热量、高蛋白、富含维生素、易消化饮食，一般取半流饮食，如牛奶、蛋羹类、细软面条、鱼粥、肉粥等，多进食及多饮水。忌食温热生痰食物，如蛇肉、白果、柑、胡椒、龙眼肉，其他禁忌同慢性支气管炎、肺气肿。

3.高热时卧床休息保证充足睡眠，退热后可在室内活动，注意初次起床防受凉。

4.用药指导：常见药物有抗生素如青霉素，祛痰药如沐舒痰，应在医生或护士指导下遵医嘱服用药物。用药过程中如出现皮肤瘙痒或皮疹、腹泻、胃部不适、血痰，应立即告诉医护人员。

5.特殊指导

（1）配合痰培养标本的留取。

（2）若痰多，难以咳出，可每1~2h进行一次有效咳痰，即先数次随意深呼吸（腹式），吸气终了屏气片刻，然后进行咳嗽。也可使用胸部叩击法，两手指并拢拱成杯状，腕部放松，迅速而有规律地叩击胸部各肺叶，每一肺叶反复叩击1~3 min，以使痰液松出，易于咳出。

（3）高热时，可行头部、腋窝、腹股沟处冰敷、温水擦浴、酒精擦浴，退热时注意保暖，及时更换湿衣服。必要时可遵医嘱服用退热药，同时要密切观察有否出汗、退热或虚脱症状出现。

6.配合监测生命体征，注意有无寒战、胸痛及咳嗽、咳痰情况。

四、出院指导

1.肺炎虽可治愈，但若不注意身体，易复发。

2.故出院后应戒烟，避免淋雨、受寒、尽量避免到人多的公共场所，及时治疗上呼吸道感染，1个月以后回院复查胸片。

3.合理饮食，保持心情愉快。

4.如有高热、寒战、胸痛、咳嗽、咳痰应即就诊。必要时可接受流感疫苗、肺炎球菌疫苗注射。

第二节　自发性气胸

一、定义病因

自发性气胸是指因肺脏实质或脏层胸膜在无外源性或介入性因素的影响下破裂，引起气体在胸膜腔内蓄积。积气量少的病人，无需特殊处理，胸腔内积气一般在2周内可自行吸收。大量气胸须进行胸膜腔穿刺，抽尽积气，或行闭式胸腔引流术，以减轻积气对肺和纵隔的压迫，促进肺尽早膨胀，同时应用抗生素预防感染。

二、临床表现

呼吸困难、咳嗽、气胸、心悸、胸骨后疼痛、胸闷、胸痛

三、护理措施

（一）饮食指导

加强营养，进高蛋白，高热量，低脂肪的饮食，增强体质。进粗纤维食物，保持大便通畅

（二）休息与活动的指导

卧床休息，吸氧有利气体的吸收。胸痛时取患侧卧位，胸闷时取半卧位，可适当活动，但避免剧烈运动。

（三）胸腔闭式引流的指导

1.保证胸腔闭式引流管与胸腔闭式引流装置密闭。

2.引流瓶放于低于病人胸部不易碰到的地方，液平面应低于引流管出口平面 60cm，引流管长度要适宜，既方便病人翻身，又要避免折叠扭曲。

3.鼓励病人 2h 进行一次深呼吸，咳嗽，吹气球或瓶子练习，以促进肺扩张，加速胸腔内气体排除。

四、出院指导

1.避免抬举重物，剧烈咳嗽，屏气，用力排便等。

2.注意劳逸结合，在气胸痊愈一个月内不要进行剧烈运动，如打球，跑步等。

3.气胸出院后 3～6 个月内 不要做牵拉动作，扩胸运动，以防再次诱发气胸。

4.吸烟者应劝其戒烟。

5.指导患者保持心情愉快，避免情绪波动。

第三节　支气管哮喘

一、定义

支气管哮喘是由多种细胞及细胞组分参与的慢性气道炎症，此种炎症常伴随引起气道反应性增高，导致反复发作的喘息、气促，胸闷和（或）咳嗽等症状，多在夜间和（或）凌晨发生，此类症状常伴有广泛而多变的气流阻塞，可以自行或通过治疗而逆转。

二、临床表现

1.咳嗽、咳痰

2.喘息和呼吸困难

3.胸闷和胸痛

三、护理措施

1.饮食指导　提供清淡，易消化，足够热量的食物，不易食用鱼，虾，蟹，蛋类，牛奶等易过敏食物。忌酒及过咸食物。多吃高蛋白食物如瘦肉，大豆等。消化不良的病人要少食多餐。多吃含维生素 A.，C 及钙质食物如胡萝卜，韭菜，南瓜，大枣，番茄，青菜等。

2.休息与活动指导　哮喘发作时去半卧位或坐位，可在床上放一小桌，以便患者伏案休息，减少疲劳。非发作期，应积极锻炼，如游泳，快走，慢跑等，尽可能改善肺功能，最大程度恢复劳动力，并预防疾病发展为不可逆气道阻塞，预防发生猝死。

四、出院指导

1.避免哮喘的诱因：可诱发的因素有：呼吸道病毒感染，室内滋生于床铺，地毯，沙发，绒制品等处的尘螨，动物的皮毛，情绪波动，精神创伤，接触冷空气，剧烈运动，及食用易过敏食物等。哮喘病人应注意针对性寻找和避免接触敏感因素，以免诱发哮喘。

2.室内不种花草，不养宠物，经常打扫卫生，清洗床上用品，在打扫时患者最好离开现场。避免冷空气，烟雾和灰尘。

3.禁止吸烟，避免接触烟雾及刺激性气体。

4.多补充水分。急性发作期要多饮水，并进半流质食物，以利于痰液湿化和排出。

5.随身携带止喘药，学会疾病发作时进行简单的紧急自我处理方法。要认识哮喘的发作先兆，如打喷嚏，鼻痒等。

第四节　支气管扩张

一、定义病因

支气管扩张以局部支气管不可逆性解剖结构异常为特征，是由于支气管及其周围肺组织慢性化脓性炎症和纤维化，使支气管壁的肌肉和弹性组织破坏，导致支气管变形及持久扩张。

二、典型的临床症状

慢性咳嗽，咳大量脓痰和反复咯血，主要致病因素为支气管的感染、阻塞和牵拉，部分有先天遗传因素，患者多有童年麻疹、百日咳或支气管肺炎等病史。

三、护理措施

1.饮食指导　进高蛋白，高热量，高维生素且营养丰富饮食。如蛋，鱼，肉和新鲜蔬菜，瓜果等。咯血者应给予温凉，易消化半流质，大咯血时应禁食。忌饮浓茶，咖啡等刺激性饮料。

2.休息与活动指导　急性期应注意休息，缓解期可作呼吸操和适当的全身锻炼。合并感染有发热，咳嗽，咯血时应卧床休息。大咯血时绝对卧床休息。坚持参加适当的体育锻炼，如跑步，散步，打太极等，有利于预防本病的发作。

四、出院指导

1.避免劳累及情绪波动，保持心情愉快。

2.天冷应及时增减衣服，这样保暖，避免感冒。

3.注意口腔卫生，定期更换牙刷。

4.戒烟，避免接触烟雾及刺激性气体。

5.体位引流，可促进痰液的排除。咯血时应轻轻将血咳出，切忌屏住咳嗽以免窒息。

第五节　上呼吸道感染

一、定义病因

上呼吸道感染是指自鼻腔至喉部之间的急性炎症的总称，是最常见的感染性疾病。其中包括鼻、咽、喉的感染，临床一般统称为上感。90%左右由病毒引起，细菌感染常继发于病毒感染之后。该病四季、任何年龄均可发病，通过含有病毒的飞沫、雾滴，或经污染的用具进行传播。常于机体抵抗力降低时，如受寒、劳累、淋雨等情况，原已存在或由外界侵入的病毒或/和细菌，迅速生长繁殖，导致感染。该病预后良好，有自限性，一般 5~7 天痊愈。常继发支气管炎、肺炎、副鼻窦炎，少数人可并发急性心肌炎、肾炎、风湿热等。

二、临床表现

打喷嚏、鼻塞、咽痛、味觉减退、咳嗽、低热.

三、护理措施

1.保持室内空气新鲜，每日通风 2 次，每次 15~30min。

2.保证病人适当休息，病情较重或年老者应卧床休息。

3.多饮水，饮水量视病人体温，出汗及气候情况而异。给予清淡，易消化，含丰富的维生素，高热量，高蛋白的饮食。

4.体温超过 38.5 摄氏度给予物理降温。高热时按医嘱使用解热镇痛片。观察降温后的效果。出汗多的病人要及时更换衣物，做好口腔及皮肤的清洁护理。

5.寒战时，要注意保暖。

6.按医嘱用药。

四、出院指导

1.注意呼吸道隔离，预防交叉感染。

2.保持充足的营养、休息、锻炼，增加机体抵抗力。

3.忌烟。

4.坚持冷水洗脸，提高机体对寒冷的适应能力。

第六节 急性支气管炎

一、定义病因

急性支气管炎是病毒或细菌等病原体感染所致的支气管黏膜炎症。是婴幼儿时期的常见病、多发病，往往继发于上呼吸道感染之后，也常为肺炎的早期表现。本病多同时累及气管、支气管，故正确命名应为急性气管支气管炎。

二、临床表现

临床以咳嗽伴（或不伴）有支气管分泌物增多为特征。

三、护理措施

1.居室环境安静，空气新鲜，每日打开门窗通风 2~3 次，注意呼吸道隔离，减少继发感染的机会。

2.适当休息，发热者卧床休息，应经常更换体位，以便于呼吸道分泌物排出。

3.多饮水，食物营养丰富，勿消化的饮食，体温超过了 39℃可给予降温处理。

四、出院指导

1.居住房间定期消毒。

2.预防上呼吸道感染。

3.有上呼吸道感染者应及时就诊，避免上感自下蔓延而致支气管炎。

4.加强营养，以增加机体抵抗力。

第七节 肺结核

一、定义病因

肺结核是由结核分枝杆菌引起的慢性传染病，可侵及许多脏器，以肺部结核感染最为常见。排菌者为其重要的传染源。

结核菌属于放线菌目，分枝杆菌科的分枝杆菌属，为有致病力的耐酸菌。主要分为人、牛、鸟、鼠等型。对人有致病性者主要是人型菌，牛型菌少有感染。结核菌对药物的耐药性，可由菌群中先天耐药菌发展而形成，也可由于在人体中单独使用一种抗结核药而较快产生对该药的耐药性，即获得耐药菌。耐药菌可造成治疗上的困难，影响疗效。

二、临床表现

临床上多呈慢性发展，患者常有午后低热、乏力、消瘦、月经不调等结核毒血症状以及咳嗽、咳痰、痰中带血等呼吸系统表现，严重者可出现高热、呼吸困难、大咯血、发绀。肺结核分为五型，Ⅰ型又称原发性肺结核；Ⅱ型又称血行播散型肺结核；Ⅲ型又称浸润型肺结核；Ⅳ型称慢性纤维空洞型肺结核；Ⅴ型称为结核性胸膜炎。

三、护理措施

1.养成良好的卫生习惯，不随地吐痰，痰液最好吐在废纸或手帕中并进行焚烧，外出戴口罩并尽量避免在公共场所活动，食具、茶具单独使用，定期煮沸消毒，日用物品应经常在日光下翻晒，分床分被，有条件者宜分房独睡，直到痰液检查结核杆菌阴性 3 次以上。

2.注意加强营养，必须摄入足够的热量，选择食品注意多样化，不可偏食，饮食以清淡为主，尽量做到少食多餐，坚决戒烟。

3.合理安排休息与活动。对于无明显症状的患者可以边工作边服药治疗，有轻度症状的患者可减少工作量，有发热、咯血等毒血症状严重的患者应卧床休息，病情稳定后活动量可逐渐增加。另外，肺结核患者可根据自己4的情况进行适当的体育康复治疗。

4.肺结核病程长、恢复慢，有传染性，患者常常有抑郁和孤独感，对疾病的康复不利，故患者要保持乐观的心境，培养广泛的兴趣爱好，增强战胜疾病的信心。

5.应把坚持服药看作同每日吃饭一样重要，如发现漏服，须在 24 小时内补服，以免治疗失败。在服药期间应注意观察药物的副作用，一旦发现要及时就诊。

6.保持正确的体位，睡觉时取患侧卧位。痰液较多的患者应学会体位引流。方法是：让病变的肺部处于水平高位，其引流支气管的开口向下，使痰液易从支气管咳出。

7.结婚与妊娠。结核病灶有活动时不宜结婚，避免妊娠，活动期女性患者不宜哺乳。

8.停药问题。患者至病灶达到稳定阶段尚需继续服药一段时间，无空洞的初治患者继续服药至一年半左右，有空洞的患者至痰结核杆菌转阴、空洞关闭后继续服药一年左右。

四、出院指导

患者应定期（2～3 个月）进行胸部 X 线复查及痰结核杆菌培养，发现异常变化，应及时就诊，调整治疗方案。

第十八章　成人神经系统疾病的健康指导

第一节　脑梗死

一、定义病因

脑梗死是缺血性卒中的总称，包括脑血栓形成、腔隙性梗死和脑栓塞等，约占全部脑卒中的70%，是脑血液供应障碍引起脑部病变。脑梗死是由于脑组织局部供血动脉血流的突然减少或停止，造成该血管供血区的脑组织缺血、缺氧导致脑组织坏死、软化，并伴有相应部位的临床症状和体征，如偏瘫、失语等神经功能缺失的症候。由于脑血栓形成的病因基础主要为动脉粥样硬化，因而产生动脉粥样硬化的因素是发生脑梗死的最常见的病因

二、临床表现

本病好发于50～60岁以上的中、老年人，男性稍多于女性。其常合并有动脉硬化、高血压、高脂血症或糖尿病等危险因素或对应的全身性非特异性症状。脑梗死的前驱症状无特殊性，部分患者可能有头昏、一时性肢体麻木、无力等短暂性缺血发作的表现。发病起病急，多在休息或睡眠中发病，其临床症状在发病后数小时或1—2天达到高峰。

三、护理措施

1.住室要安静、舒适，保持空气新鲜，定时通风换气。阳光要充足，温度以20℃～22℃为宜。湿度以40%～50%为宜。

2.饮食以低盐、低脂，适量碳水化合物，丰富维生素为原则。选用植物性油脂，多采用水煮、清蒸、凉拌、烧、烤、卤、炖等方式烹调；禁食肥肉、内脏、鱼卵、奶油等胆固醇高的食物；可多选择脂肪含量较少的鱼肉、去皮鸡肉等；全蛋每周可吃1～2个。奶类及其制品、五谷根茎类、肉鱼豆蛋类、蔬菜类、水果类及油脂类等六大类食物，宜多样摄取，才能充分的获得各种营养素。多吃富含纤维的食物，如各种蔬菜、水果、糙米、全谷类及豆类，可帮助排便、预防便秘、稳定血糖及降低血胆固醇。日常生活注意戒烟戒酒，适当饮茶。

3.对于高血压患者，应将血压控制在一个合理水平。因为血压过高，易使脑内微血管

瘤及粥样硬化的小动脉破裂出血；而血压过低，脑供血不全，微循环淤滞时，易形成脑梗死。所以应防止引起血压急骤降低，脑血流缓慢，血黏度增加，以及血凝固性增高的各种因素。服用降压药的高血压患者，服用药物时，要按时服药，不可自行服用多种降压药或自行停药、换药，必须在医师的指导下更换药物。

4.应进行适当适量的体育锻炼及体力活动，可进行散步、柔软体操、打太极拳等有氧运动。但应根据个人的身体情况选择，不可过量以不过度疲劳为度。

5.当气温骤变，气压、温度明显变化时，由于中老年人特别是体弱多病者，多半不适应而患病，尤其是严寒和盛夏时老年人适应能力差，免疫能力降低，发病率及死亡率均比平时高，所以要特别小心。

6.及时注意脑血管病的先兆，如突发的一侧面部或上、下肢突然感到麻木，软弱乏力，嘴歪，流口水；突然感到眩晕，摇晃不定；短暂的意识不清或嗜睡等。

7.危险因素控制：高血压、高血脂、糖尿病、心脏病。

8.保持心情舒畅，避免过度兴奋、激动、易怒、焦躁等能加重此病进展的不良情绪，以防疾病复发，始终树立战胜疾病的信心。

四、出院指导

定期来院复查血压、血常规、血脂分析、血生化、颅脑 CT、肢体及语言恢复情况等。

第二节　脑供血不足

一、定义病因

脑供血不足是指人脑某一局部的血液供应不足面引起脑功能的障碍。脑供血不足的病因与脑动脉硬化有关。主要原因是：

1.因为颈椎寰枢关节和颈 5 颈 6 关节错位，刺激椎动脉引起动脉血管腔狭窄或血管痉挛，通过的血流量少，致使所供应的脑区发生供血不足；

2.血流动力学障碍，当血压降低，心脏搏出量减少时脑组织供血不足；

3.某些原因造成的血液粘稠度增高，血液缓慢及血液成分的改变，也可发生及供血不足；

4.微血栓形成，微血栓即动脉搏粥样硬化的板块脱落，在血流中形成微栓子，随血流到小动脉而堵塞血管，则会出现脑局部供血不足。

二、临床表现

1.运动神经功能失灵

2.感觉功能障碍

3.精神意识异常

三、护理措施

1.给病人创造安静舒适的修养环境，避免环境刺激，加重头晕。

2.及时治疗：主要是改善脑血液循环。可以在医生的指导下使用扩血管药物和银杏叶制剂等。

3.指导病人休息，注意枕头不宜太高，以免影响头部的血液供应；仰头或头部转动时应缓慢、动作轻柔，转动幅度不要太大，防止因颈部活动过度或过急导致发作而跌伤。

4.合理饮食：平时多吃新鲜蔬菜（如洋葱、西红柿等）、水果、鱼、黑木耳、少量醋、干红葡萄酒等，可以起抗氧化作用，延缓脑动脉硬化的发生。

5.向病人解释发生眩晕的病因诱因、多与患者交流。

6.观察患者肢体无力或麻木是否减轻或加重，有无头痛、头晕或其他脑功能受损的表现，警惕完全性脑血性脑卒中的发生。

四、出院指导

1.适当的户外活动：如快走、慢跑、散步等，每次 30~40 分钟，每周至少 5 天，或者打打太极拳、垂钓、登山等。

2.保持良好的心态和健康用脑：平时看看电视、报纸；做些手工劳作或家务事；也可以参加一些文体活动，如唱歌、跳舞、书法、打球等，调制性情，增强脑的思维活动；避免情绪激动和过度疲劳。

3.如出院后出现头晕，头痛，恶心呕吐，胸闷、心悸、视物模糊应及时来医院就诊。

第三节　脑出血

一、定义病因

是指脑内小动脉，毛细血管破裂等原因所引起的脑实质内出血。高血压和动脉硬化是脑出血的最常见原因。

二、临床表现

患者多在情绪激动，用力排便，劳累等情况下发病。前驱症状：高血压引起的脑出血发病前常无预感，少数病人可出现说话费力，吐字不清，一侧肢体活动麻木、无力，头晕、头痛等前驱症状，应引起重视，及早就医。

三、护理措施

1.绝对卧床休息4~6周，具体卧床时间视病情而定，头部置冰袋冷敷，以降低脑细胞代谢，有利于止血，但应防止局部冻伤。

（1）昏迷者：①脱去衣服，取侧卧位，头部抬高15~300使口角向下，利于口腔及呼吸道分泌物自然引流，防止误吸。②每1~2小时左右侧卧位交替更换一次，更换体位时注意保护头部，避免剧烈震动，同时避免脱、拉、推病人，以免损伤皮肤，每次翻身后要按摩受压处皮肤，促进局部循环，防止压疮。③留置导尿病人翻身时应注意勿使尿管扭曲、打折，保持引流通畅，每日消毒尿道口，以防止感染。④起病24小时后，翻身时应扣背，顺序为由下至上，由外向内，利于痰液引流，防止肺部感染。⑤有假牙者应取下，刷净后用冷水浸泡。

（2）意识轻者也应绝对卧床休息，生活由他人照料，每晨做深呼吸，将呼吸道的分泌物咳出，但咳嗽时勿用力过猛。

2.保持病室安静，定时通风，减少探视，患者保持情绪稳定，以利于患者休养，促使病人早日康复。

3.按时作息，生活规律，保证睡眠，进低盐低脂、高维生素、高纤维素饮食，多食水果蔬菜，保持大便通畅，排便时勿用力过猛，以防加重或引起再次出血。昏迷患者发病起3日内禁食。

4.卧床时要保持肢体良肢位，生命体征平稳后，应尽早在医生的指导下进行患侧肢体的被动功能锻炼，以防止肌肉萎缩，促进功能恢复，提高生活质量。

5.按医嘱定时服药。甘露醇为降颅内压、脱水药，必须快速静滴才能发挥药效，一般在30分钟滴完。此药有利尿作用，病人及家属应及时为患者接小便。输液肢体如发现局部皮肤肿胀或疼痛，应立即报告医护人员。

四、出院指导

脑出血患者应采取健康的生活方式：低盐低脂饮食，避免情绪激动和不良刺激，戒烟限酒，注意劳逸结合，不可突然用力过猛，保证充足的睡眠，坚持肢体功能锻炼，但不可过于劳累。按医嘱坚持口服降压药，并定期测量血压，使之控制在正常水平。

第四节　脑血栓

一、定义病因

脑血栓是在脑动脉粥样硬化和斑块形成的基础上，在血流缓慢、血压偏低的条件下，血液的有形成分附着在动脉的内膜形成血栓，称之为脑血栓。临床上以偏瘫为主要临床表现。多发生于 50 岁以后，男性略多于女性。

1.动脉粥样硬化是基本病因。

2.红细胞增多症、血小板增多症、血栓栓塞性血小板减少性紫癜、弥漫性血管内凝血。

二、临床表现

脑血栓形成多在安静或睡眠中发病，部分病例有短暂性脑缺血发作前驱症状如肢体麻木无力等，突然出现偏瘫上下肢麻木无力、口眼歪斜、言语不清等症状。

三、护理措施

急性期应卧床休息，应取平卧位，头部不宜抬高，以防止脑血流减少，瘫痪肢体应尽早给予被动运动及按摩，防止关节挛缩及足下垂等。神志不清、躁动、合并精神症状的患者，应加防护，如床栏、陪人，必要时给予保护性约束，恢复期患者生活要有规律，注意劳逸结合，避免身心过度疲劳，提倡及早进行功能锻炼，主动运动患肢，早期下床活动，这样可加强心血管的应激能力。

四、饮食指导

饮食要以清淡为主，过咸会引起高血压。多吃优质蛋白，如鱼，瘦肉，牛奶，鸡蛋，豆腐及豆制品。多吃富含维生素 B、C、E 的食品，如新鲜蔬菜，水果，豆制品，蛋。多吃纤维素多的食物，如笋干，辣椒，绿豆，香菇，银耳等，可以增加肠胃蠕动，避免大便干燥。多喝水，不要因为行动不便，害怕小便而不敢喝水，这对脑血栓治疗是非常不利的。忌高脂肪、高热量食物、肥肉、动物油、动物内脏、鱼卵等，少食花生等含油脂多，胆固醇高的食物；忌用或少用全脂乳、奶油、蛋黄；不宜采用油炸、煎炒、烧烤烹调。少食甜味饮品，忌食过多酱、咸菜等。忌生、冷、辛辣刺激性食物：如白酒、麻椒、麻辣火锅等，还有热性食物如浓茶、绿豆、羊、狗肉等。忌嗜烟、酗酒：烟毒可损害血管内膜，并能引起小血管收缩，管腔变窄，因而容易形成血栓；大量引用烈性酒，对血管有害无益。据调查，酗酒是引起脑血栓的诱因之一。

五、出院指导

1.饮水充足：每日正常饮水量应达 2000～2500 毫升，多饮水有利于降低血粘度，减少脑血栓形成的危险性。

2.控制体重：通过运动消耗体内过多脂肪，以降低血脂减少脑中风危险。

3.慎用药物：久服催眠药，镇静药，抗精神药，止血药，利尿药，清热药（如复方氨基比林），防哮喘药（如氨茶碱），可使脑中风机会增多。

4.忌饭后就睡：饭后血液聚集于胃肠，以助消化器官之血供，而脑部血供相对减少，同时吃过饭就睡，血压下降，可使脑部血供进一步减少，血流缓慢，易形成血栓，因此，最好饭后半小时。

5.体位变化要缓：脑血栓形成往往发生于夜间，尤其是上厕所时刻，因为夜间本身血流缓慢，加上起床时体位变化，易造成心脑供血不足，所以夜间临厕时一定清醒后，缓慢起床，其实，平时做家务也要注意体位变化不要太快，以免引起脑部缺血。

6.注意天气变化，过冷过热皆可使血粘度增加，诱发脑中风，因此，气温变化骤冷骤热时一定要采取相应防范措施，

7.情志调养：情绪要稳定，经常保持乐观，豁达，愉快的心情，切忌狂喜，暴怒，忧思，悲痛，因为长期精神紧张，情绪波动，易使神经体液调节机能紊乱，引起心脑血液循环紊乱而诱发中。

8.戒降烟酒：限制食盐摄入量，每天最好不超 5 克。

第十九章　成人循环系统疾病的健康教育

第一节　风湿性心脏瓣膜病

一、定义病因

风湿性心脏病是风湿性炎症过程所致瓣膜损害，简称风心病。其病情发展往往与风湿活跃的反复发生有关。一般有风湿热病史，如风湿性咽喉炎、风湿性关节炎、风湿性心肌炎等。其致病微生物是 A 型溶血性链球菌。

二、临床表现

由于受损的心瓣膜不同而有所不同。常见的症状有：乏力、咳嗽、心悸、气促、紫绀、胸痛。常见的并发症有：心力衰竭、心律失常、栓塞。

三、护理措施

1.嘱病人绝对卧床休息，并保持舒适体位，如坐位或半坐卧位，以利呼吸。

2.遵医嘱吸氧。

3.严密监测呼吸形态的变化，如呼吸的频率、节律、深度等。

4.帮助病人有效咳嗽，及时清除分泌物，保持呼吸道通畅；

5.给予高热量、高蛋白、高维生素、易消化饮食，以促进心肌细胞恢复。

6.注意少食多餐，戒烟酒，以免加重心脏负担。

7.遵医嘱按时服药，尤其是抗心律失常药，由于其药理特性，必须按时、按疗程服用，以确保疗效，当用药后症状不减轻或出现其他症状时，应报告医生，不可擅自停用或改用其他药物。

8.病人大多思想包袱较重，担心疾病预后。特别是年轻人认为心脏受到损害，担心今后能否恢复正常工作、生活。护士针对病人的这种心理状况，指导病人克服焦虑及过重的心理负担，积极配合治疗、护理，大部分是可以痊愈、恢复正常工作和生活的。

四、出院指导

预防各种感染，特别应避免受凉，防止呼吸道感染，以减轻毒素对心脏的损害。

第二节　心律失常的健康教育指导

一、定义病因

心脏在正常情况下以每分钟 60～100 次的频率有规则地跳动。当心脏内冲动的发生或传导不正常，使其速率和节律发生异常时称为心律失常。其诱发因素为急性感染、烟、酒、咖啡、运动与精神刺激等。

二、临床表现

有心悸、心前区不适、胸闷、气短、头晕、晕厥。部分病人虽患有严重的心律失常，却完全无自觉症状，往往是做心电图检查时才发现。

三、护理措施

1.心理指导：心律失常常常需要进行连续心电监测，以帮助诊断和治疗。病人往往对监护室的环境及多种的监测设备感到恐惧及忧虑，甚至担心自己疾病严重。护士应向病人详细讲解监护对心律失常诊断和治疗的指导意义，以及介绍监测设备及使用的方法，消除病人的陌生感和恐惧感，指导病人学会调控自己的情绪，避免精神紧张、情绪激动，以免诱发和加重心律失常。

2.生活要有规律，避免过劳，不做剧烈运动。病重时要卧床休息。

3.严密观察病人的生命体征和心电图变化。

4.向病人介绍用药的剂量、次数和副作用。

5.教会病人有效咳嗽和深呼吸，注意天气变化，适量饮水，保持病室通风。

四、出院指导

1.向病人及家属讲解心律失常的常见病因，诱发及防治知识。

2.积极治疗基础疾病，避免诱因。

3.饮食清淡，多食新鲜水果蔬菜。

4.保持生活规律注意劳逸结合。

5.遵医嘱使用抗心律失常药物，不可随意减量或换药。

6.教会病人自测脉搏的方法。

第三节　高血压病

一、定义

高血压病是一种常见的、原因不明的、以动脉压升高为主的疾病。目前临床上对成人高血压的划定标准为：收缩压≥140毫米汞柱（18.7千帕）或舒张压≥90毫米汞柱（12千帕）。

病因： ①遗传因素；②精神和环境因素；③年龄因素；④生活习惯因素；⑤药物的影响；⑥其他疾病的影响。

二、临床表现

有头痛、头晕、疲劳、心悸、耳鸣等，但并不一定与血压水平成正比。可因过度疲劳、激动或紧张、失眠等加剧，休息后可缓解。

三、护理措施

1.饮食指导　饮食以低盐、低脂肪为原则。少食含胆固醇高的食物，如动物的内脏、蛋黄等；肥胖者应降低每日热量的摄入以减轻体重。因为肥胖与血压增高有关；多食富含钾食物，如蔬菜和水果。每日食盐量不超过6g。因为高钠低钾的摄入与高血压发病有关；戒烟，避免过度饮酒。

2.休息、活动指导　注意劳逸结合，避免长期过度的紧张工作和劳累，保证充足的睡眠；对于长期从事注意力高度集中、过度紧张的脑力劳动和对视听觉过度刺激的环境中工作的病人，均要放松自己，适当调节工作和休息；选择合适的运动锻炼和放松疗法，如散步、气功、太极拳、音乐疗法等。生理研究和临床研究表明它们对降低血压有效，如长期气功锻炼可以通过中枢神经系统的调节，使交感神经张力减低而起降压效应，从而减少降压药的需要量。

3.用药指导　降压药物尽可能口服，逐步降压，以防血压骤降而产生心、脑、肾的供血不足；现有的降压药种类和品种很多，各种抗高血压药物的药理作用不同，用药要因人而异，应在医生指导下服用；必须坚持长期用药，并了解药物的作用及副作用。应用排钾利尿剂如双氢克尿噻时注意低血钾的出现，卡托普利有干咳、味觉异常、皮疹等副作用。当出现副作用时应及时报告医生，调整用药；应用降压药物过程中，宜向病人说明，从坐位起立或从平卧位起立时，动作应尽量缓慢，特别是夜间起床小便时更要注意，以免血压突然降低引起晕厥而发生意外。

四、出院指导

1.血压的监测：不能以发生的症状来进行血压水平的估量。必须通过测量血压，了解血压的情况，作为调整用药的依据。测血压时应做到定体位、定部位、定血压计。

2.高血压病往往与肥胖、血脂、血糖异常并存，应定期监测血脂、血糖变化。长期高血压者可引起肾功能减退，应定期进行尿常规及肾功能检查。

3.突发血压升高时，应全身放松，静卧休息，立即舌下含服心痛定1片或口服其他降压药物，稍觉缓解后即到医院就诊。如出现心前区疼痛或一侧肢体麻木、无力、口角歪斜以及夜尿增多、少尿等，均应及时就诊。

第四节　冠心病

一、定义病因

冠心病又称冠状动脉性心脏病，是指冠状动脉粥样硬化或痉挛使血管腔阻塞导致心肌缺血缺氧而引起的心脏病。临床常见为心绞痛型和心肌梗塞型。

冠心病的主要病因是冠状动脉粥样硬化，但动脉粥样硬化的原因尚不完全清楚，可能是多种因素综合作用的结果。认为本病发生的危险因素有：年龄和性别（45岁以上的男性，55岁以上或者绝经后的女性），家族史（父兄在55岁以前，母亲/姐妹在65岁前死于心脏病），血脂异常（低密度脂蛋白胆固醇LDL-C过高，高密度脂蛋白胆固醇HDL-C过低），高血压，尿糖病，吸烟，超重，肥胖，痛风，不运动等。

二、临床表现

1.心绞痛是一组由于急性暂时性心肌缺血、缺氧所起的症候群：

（1）胸部压迫窒息感、闷胀感、剧烈的烧灼样疼痛，一般疼痛持续1~5分钟，偶有长达15分钟，可自行缓解；

（2）疼痛常放射至左肩、左臂前内侧直至小指与无名指；

（3）疼痛在心脏负担加重（例如体力活动增加、过度的精神刺激和受寒）时出现，在休息或舌下含服硝酸甘油数分钟后即可消失；

（4）疼痛发作时，可伴有（也可不伴有）虚脱、出汗、呼吸短促、忧虑、心悸、恶心或头晕症状。

2.心肌梗塞是冠心病的危急症候，通常多有心绞痛发作频繁和加重作为基础，也有无心绞痛史而突发心肌梗塞的病例（此种情况最危险，常因没有防备而造成猝死）。心肌梗塞的表现为：

（1）突发时胸骨后或心前区剧痛，向左肩、左臂或他处放射，且疼痛持续半小时以上，经休息和含服硝酸甘油不能缓解；

（2）呼吸短促、头晕、恶心、多汗、脉搏细微；

（3）皮肤湿冷、灰白、重病病容；

（4）大约十分之一的病人的唯一表现是晕厥或休克。

三、护理措施

1.心理指导　保持良好心态，使心情完全放松，安心治疗，以最佳心理状态，渡过危险期。

2.饮食指导　心绞痛病人饮食宜以清淡、易消化、低盐、低脂、低胆固醇饮食，避免暴饮暴食。心肌梗塞病人前 3 天进食流质，待症状减轻后逐渐改为半流、软食、普食，进食不宜过饱，因为进食不易消化的食物或进食过多可增加胃肠道血流量而使心脏负担加重；戒烟酒。

3.休息、活动指导　心绞痛发作时立刻休息，发作频繁者卧床休息；心肌梗塞病人必须保持环境绝对安静，严格限制探视和不良刺激；心肌梗塞后 1 周内绝对卧床休息，一切日常生活由他人护理。以降低心脏耗氧，防梗塞范围扩大；无严重并发症者，第 2 周可在床上作肢体被动运动，第 3 周在床边活动，第 4 周可在室内活动。

4.护理方法指导　保持大便通畅，不要用力排便。因用力排便时腹压增高，使回心血量增加，加之屏气、用力，使心脏耗氧量增加、负担加重。心肌梗塞病人更应积极预防便秘。可用开塞露、缓泻剂等，必要时可行温盐水低压灌肠，使大便易于排出。

四、出院指导

1.日常生活中避免过度劳累。冬天避免寒冷的刺激，如不吃冷饮，不用冷水洗脸、洗手或洗衣服。洗澡时水温应与体温相当，时间不宜过长。

2.肥胖者需限制饮食热量及适当增加体力活动以减轻体重。

3.防治各种可加重病情的疾病，如高血压、糖尿病、贫血、甲亢等。特别要控制高血压，使血压维持在正常水平。

4.心绞痛病人应随身携带硝酸甘油片以备急用。

5.若心绞痛发作次数增加，持续时间延长，疼痛程度加重，含服硝酸甘油无效者，有可能是心肌梗塞先兆，应指导病人及家属做好家庭救护：

（1）应让病人立即卧床休息，不要用力，以降低心肌耗氧量。

（2）使用平时防备抗心绞痛的药物，如舌下含服硝酸甘油片，每 3～5 分钟 1 片（一般控制在 5 片以内）以减轻疼痛。

（3）如病情危重应尽快要求急救中心前来就地抢救，待心率、心律、血压稳定，才轻抬轻搬，送病人到医院继续治疗。

（4）有条件时尽快给病人吸入高浓度（4～6L／分）氧气。

第二十章　泌尿系统疾病的健康教育

第一节　泌尿系感染（肾盂肾炎）

一、定义病因

肾盂肾炎是由细菌直接引起的肾盂、肾盏和肾实质的感染性炎症。本病好发于女性，女：男约为 10：1，尤以婚育年龄女性、女幼婴和老年妇女患病率更高。本病多累及一侧肾脏，也可累及两侧肾脏。

1.致病菌　肾盂肾炎最常见的致病菌是革兰阴性杆菌，尤以大肠杆菌最为常见，占60～90%，大约 5～10%的肾盂肾炎是由革兰阳性球菌引起，多见于伴有尿路结石的肾盂肾炎，金黄色葡萄球菌常见于败血症所致的血源性肾盂肾炎，留置导尿或曾行尿路器械检查的患者常有绿脓杆菌感染。

2.毒力因子　在肾盂肾炎的发病机制中，细菌中毒力因子起着重要的作用。

3.致病菌的体内外差异。

二、临床表现

（一）急性肾盂肾炎

1.泌尿系统症状　常有尿频、尿急、尿痛等尿路刺激症状，可伴有腰痛、肾区压痛或叩击痛、上腹部压痛等。

2.全身感染症状　多为急性起病，寒战、高热（体温可达 39℃以上），头痛、恶心、呕吐、食欲不振，甚至腹痛、腹泻，如高热持续不退，往往提示并存有尿路梗阻、肾脓肿或败血症等。

3.尿液变化　尿液外观混浊，可见脓尿或血尿。

（二）慢性肾盂肾炎

1.尿路感染表现　多数病人有反复发作的尿路刺激症状，部分病人为间隙性无症状性细菌尿，尿频、排尿不适等下尿路症状，轻微的腰腹部不适。

2.慢性间隙性肾炎的症状　表现为多尿、夜尿等肾小管浓缩功能减退症状，这种病人容易出现脱水。

三、护理措施

（一）用药指导

在使用抗菌药物之前，最好作清洁中段尿细菌培养及尿常规检查，尽早确定是细菌种类，有助于选择抗菌药物。在选择抗菌药物治疗肾盂肾炎时应考虑到：

1.抗菌效果好，对致病菌敏感，不易产生抗药性。

2.药物在肾组织、尿液和血液中都有较高的浓度。

3.不良反应小，对肾脏无毒性。

4.重症患者宜联合用药。

5.要有足够的疗程，一般不少于 14 天。

（二）饮食指导

发热时根据全身情况给予流质或半流质饮食，无明显症状时给予普通饮食；知道患者多饮水，一日饮水可达 1 热水瓶，保证每日尿量不少于 2000nl。

（三）休息与活动

伴有发热，显著的尿路刺激症状或有血尿的肾盂肾炎患者在症状明显减轻后即可起床活动，一般休息 7～10 天，症状完全消失后可恢复工作。

四、出院指导

1.多饮水、勤排尿。

2.经常注意会阴部的清洁，勤换内裤。

3.尽量避免使用尿路器械。

4.避免劳累，坚持体育锻炼，增加身体抵抗力。

第二节　肾小球肾炎

一、定义病因

肾小球肾炎多由于机体异常免疫反应而导致双侧肾脏弥漫性的炎症损害反应。

1.细菌　溶血性链球菌致肾炎菌株最为多见，呼吸道感染、皮肤感染。

2.病毒　各型肝炎病毒、麻疹、水痘和肠道病毒感染后肾炎。

3.寄生虫　恶性疟疾、血吸虫病等。

4.螺旋体　立克次体感染等。

二、临床表现

大多数隐匿起病，病程冗长，病情多缓慢进展。由于不同病理类型，临床表现不一致，多数病例以蛋白尿及（或）水肿为首发症状，轻重不一。轻者仅面部及下肢微肿，重者可出现肾病综合征，蛋白尿多为（＋）~（3＋），亦可表现为无症状蛋白尿及（或）血尿；或仅出现多尿及夜尿，有的病例则以高血压为首现症状；或在整个病程无明显体力减退直至出现严重贫血或尿毒症为首发症状。

三、护理措施

1.休息与活动　急性期应卧床休息直至水肿消退，尿量增多，肉眼血尿或镜下血尿明显消失，血压恢复正常，可起床逐步增加活动，自理生活。

2.饮食指导　凡伴有水肿或高血压者应限制食盐，每天 1~3 克。水肿明显和尿量减少应适当限制水分摄入。肾功能减退应限制蛋白质摄入，每日 20~30 克为宜。宜进富含维生素 B、C 多的食物，如新鲜蔬菜、水果等。

3.用药指导　使用降血压药物时，病人起床时先床边坐几分钟，然后缓慢站起，以防眩晕及体位性低血压。尿量减少服用利尿剂后，尿量增多，要注意观察电解质情况，以防低血钾发生。

四、出院指导

1.保持愉快的心情，合理的生活起居，充足的休息和睡眠，适当进行体能锻炼，避免剧烈运动。

2.坚持药物及饮食治疗。

3.避免肾损害因素。感染、劳累、妊娠、高血压等均易导致肾功能急剧恶化，故应积极防治上呼吸道、皮肤及泌尿道的感染，避免劳累，做好安全避孕等。

4.定期就诊复查，如出现水肿、尿异常，体重迅速增加等，应及时就诊。

第三节　肾病综合征

一、定义病因

肾病综合征是指各种肾脏疾病引起的大量蛋白尿（尿蛋白量大于 3.5g/24h）、低蛋白血症（血清白蛋白大于 30g/L）、高度浮肿、高脂血症为临床表现的一种综合征，其不是一个独立的疾病，而是多种肾脏疾病的共同表现。原发性肾病综合征的病因及发病机制目前尚不明确，主要与以下几个因素有关：可因分子滤过屏障损伤，尿中丢失大–中分子量的多种蛋白，形成低选择性蛋白尿。免疫球蛋白和（或）补体成分肾内沉积，局部免疫病病理程可损伤滤过膜正常屏障作用而发生蛋白尿。微小病变型滤过膜静电屏障损伤可能与细胞免疫失调有关。

二、临床表现

1.水肿　水肿为最常见症状，呈可凹性，水肿出现前和水肿时尿量减少。

2.高血压和低血压　成人肾病综合征约20%～40%有高血压，部分病人存在血容量不足（低蛋白血症、利尿等），可产生低血压。

3.营养不良　病人有毛发稀疏、干脆及枯黄，皮肤皓白，消瘦等。

4.并发症

（1）继发性感染。

（2）高凝状态。

（3）肾功能不全。

（4）冠心病。

三、护理措施

1.饮食指导　水肿时低盐饮食，以 1～3g/d 为宜；优质蛋白饮食，以 1g/kg/d 为宜，如鸡蛋、牛奶、鱼、瘦肉等均为优质食物；低脂饮食，以少于 40g/d 为宜，少食动物油脂，多食植物油；高热量饮食，热量以 30～35kcal/kg/d 为宜；高度水肿伴尿少时，严格限制入水量，以前一天尿量加 500ml 为当日量。

2.休息与活动　严格水肿、低白蛋白血症者需卧床休息，下肢抬高，加强皮肤的清洁及保护；病情好转后可起床活动，适当进行锻炼，如散步、晨练等。

四、出院指导

1.一定要按时按量服药，定期随访、复查，避免复发。

2.增强抵抗力，预防感染和劳累。

第二十一章　消化系统疾病的健康教育

第一节　急性胰腺炎

一、定义病因

急性胰腺炎是指胰腺分泌的消化酶引起胰腺自身组织、自身消化的化学性炎症。

急性胰腺炎的病因主要分为九大方面：病毒或细菌感染，流行性腮腺炎病毒是本病的主要病因；胆管疾病，包括胆道蛔虫症、胆道感染、胆石症、梗阻因素；胰腺炎，胰导管结扎后，一般发生慢性胰腺炎，而少有发生急性胰腺炎者；血管病变，外伤和医源性因素，如胰腺外伤使胰腺管破裂，胰腺液外溢以及外伤后血液供应不足，导致发生重症急性胰腺炎；特发性，特发性胰腺炎；酒精因素，长期饮酒者容易发生胰腺炎；代谢性疾病，如高钙血症、高脂血症；药物过敏、药物中毒、血色沉着症、肾上腺皮质激素、遗传等其他因素。

二、临床表现

临床主要表现为：急性上腹痛、发热、恶心、呕吐、血尿淀粉酶增高，重症伴腹膜炎、休克等并发症。

三、护理措施

1.绝对卧床休息，取半卧位。

2.禁饮禁食以减轻胰腺分泌，危重病人，除禁饮禁食外需行胃肠减压，待病情好转，血、尿淀粉酶恢复正常后逐步进食流质、半流质，再过渡到普食，禁高脂饮食、避免暴饮暴食。

3.遵医嘱给予止酸、解痉、止痛药，禁用吗啡止痛，以免引起奥迪括约肌痉挛。

4.病情观察：观察生命体征和腹部体征变化，注意腹痛性质、程度及有无伴随症状。观察并记录呕吐物、大便颜色、性质及量。

5.胃肠减压的护理：保持胃肠减压管通畅，观察引流液的颜色、性质及量，准确记录出入量。

6.保持静脉输液通畅，维持水、电解质平衡。

7.口腔护理，保持口腔清洁，勤漱口。

8.加强卫生宣教，忌暴饮暴食，以防疾病复发。

四、出院指导

1.禁高脂饮食，避免暴饮暴食，以防疾病复发。进食易消化、清淡饮食，少食多餐。

2.注意休息，避免劳累、情绪搏动及紧张。

3.定期门诊复查，腹痛、腹胀时，应及时就诊。

第二节　慢性胃炎

一、定义病因

慢性胃炎是指各种病因引起的胃黏膜慢性炎症。通常可分非萎缩性胃炎、萎缩性胃炎和特殊类型三大类。

尚未完全阐明，可能与物理、化学及生物性等有害因素长期反复作用于易感人体有关。

二、临床表现

慢性胃炎缺乏特异性症状，症状的轻重与胃黏膜的病变程度并非一致。大多数病人常无症状或有程度不同的消化不良症状如上腹隐痛、食欲减退、餐后饱胀、反酸等。慢性萎缩性胃炎患者可有贫血、消瘦、舌炎、腹泻等，个别病人伴黏膜糜烂者上腹痛较明显，并可有出血，如呕血、黑便。症状常常反复发作，无规律性腹痛，疼痛经常出现于进食过程中或餐后，多数位于上腹部、脐周、部分患者部位不固定，轻者间歇性隐痛或钝痛、严重者为剧烈绞痛。

三、护理措施

1.饮食应节制有规律，定时定量，避免暴饮暴食。

2.生活规律化，注意适当的休息及锻炼。

3.保持乐观情绪，避免精神过度紧张、焦虑、愤怒、忧郁。

4.应避免服用阿司匹林、对乙酰氨基酚，保泰松、吲哚美辛、四环素、红霉素、泼尼松等药物，尤其在慢性胃炎活动期。

5.对萎缩性胃炎要追踪观察。定期做纤维胃镜检查，轻度萎缩性胃炎 1～1.5 年复检 1 次，重度者 3～6 月复查 1 次。

四、出院指导

向病人及家属介绍本病的有关病因，指导病人避免诱发因素。教育病人保持良好的心理状态，平时生活要有规律，合理安排工作和休息时间，注意劳逸结合，积极配合治疗。介绍药物的不良反应，如有异常及时复诊，定期门诊复查。

第三节　肝硬化

一、定义病因

肝硬化是由多种病因如慢性活动性肝炎、长期酗酒等长期或反复损害肝脏而引起的慢性、进行性、弥漫性肝病。

引起肝硬化的病因很多，可分为病毒性肝炎肝硬化、酒精性肝硬化、代谢性肝硬化、胆汁淤积性肝硬化、肝静脉回流受阻性肝硬化、自身免疫性肝硬化、毒物和药物性肝硬化、营养不良性肝硬化、隐源性肝硬化等。

二、临床表现

临床早期无症状，晚期预后不佳。上消化道出血是肝硬化最常见的并发症，肝昏迷是晚期肝硬化的最严重的并发症。

三、护理措施

对肝硬化的治疗目前无特效药，药物不宜滥用。一般原则为保肝，对症，中西药物治疗。

1.肝硬化肝功能代偿期患者，可以同正常人一样生产、劳动、工作和学习，但应劳逸结合，活动以不感疲劳为度。肝功能失代偿期或有并发症者应以卧床休息为主。

2.食高蛋白质、高维生素、高热量、适量脂肪且易消化饮食。如果肝功能显著减退或血氨偏高或有肝性脑病先兆时，应严格限制蛋白质食物，有腹水者饮食应少盐或无盐饮食。限制进水量，一般每天不超过 1000ml。如有显著低钠血症则应限制在 500ml。有食道静脉曲张时，要食细软食物。对有出血的患者禁食。严禁饮酒。

四、出院指导

肝硬化患者突然出现大量呕血、黑便、头昏、心悸、出汗、口渴、黑矇或晕厥等表现时，说明并发上消化道大量出血，应立即送医院抢救；如出现性格、行为异常及意识障碍、双手扑动样震颤等，应考虑肝性脑病的发生，应立即送医院抢救。

定期到医院做肝功能、甲胎蛋白、超声波等检查。

第二十二章　内分泌与代谢性疾病病人的健康教育

第一节　甲状腺功能亢进症

一、定义病因

甲状腺功能亢进症（简称甲亢）是指甲状腺功能增高、分泌激素增多所致的一组常见的内分泌病。其中以弥漫性甲状腺肿伴甲亢最为常见，典型病例有怕热、多汗、激动、食欲亢进而体重反而减轻、静息时心率过速、突眼症、甲状腺肿大且可闻及血管杂音和触到震颤等特征。

按引起甲亢的原因可分为:原发性、继发性和高功能腺瘤三类。

1.原发性甲亢最常见，是指在甲状腺肿大的同时，出现功能亢进症状。病人年龄多在20~40岁之间。腺体肿大为弥漫性，两侧对称，常伴有眼球突出，故又称"突眼性甲状腺肿"。

2.继发性甲亢较少见，如继发于结节性甲状腺肿的甲亢。病人先有结节性甲状腺肿多年，以后才出现功能亢进症状.发病年龄多在40岁以上。腺体呈结节状肿大，两侧多不对称，无眼球突出，容易发生心肌损害。

3.高功能腺瘤，少见，甲状腺内有单发的自主性高功能结节，结节周围的甲状腺组织呈萎缩改变，病人无眼球突出。

二、临床表现

1.具有诊断意义的临床表现特别注意怕热、多汗、激动、纳亢伴消瘦、静息时心率过速、特殊眼征、甲状腺肿大等.如在甲状腺上发现血管杂音、震颤，则更具有诊断意义。

2.甲状腺功能试验在通常情况下，甲亢患者 T_3、rT_3 和 T_4 血浓度增高，T_3 的升高较 T_4 为明显，TSH 低于正常仅在较灵敏的免疫放射测定中见到

三、护理措施

1.适当增加饮食的质和量，以补充过多的消耗。避免饮用酒精类饮料，在用抗甲状腺肿药物的同时，慎用天然致甲状腺肿食物，如卷心菜、花椰菜、橄榄、大头菜等。禁忌含碘食物，如海带、紫菜等。

2.甲亢患者在治疗初期应适当卧床休息，避免过度劳累，避免精神紧张，注意力过度集中，不应从事体力劳动。症状控制后可选择轻工作。注意劳逸结合。

3.保持心情开朗，消除紧张因素，尤其忌急躁、激动。

4.预防感染。甲亢患者由于代谢亢进，出汗较多，加上身体抵抗力下降，容易受凉、感冒及并发各种皮肤感染，故应注意卫生，预防各种感染。

5.患者应穿宽松上衣、避免挤压甲状腺，因甲状腺受挤压后，可促使甲状腺素的分泌，加重病情。

6.保护眼睛。甲亢患者往往合并突眼，严重突眼可并发各种眼部病变，故应注意眼睛休息，戴黑色或茶色眼镜避免强光及各种外来刺激。

四、出院指导

1.注意抗甲状腺药物的副作用。主要有白细胞减少，严重时出现粒细胞缺乏症、药疹、肝功能异常等情况。

2.一定要按规定，按时服药，切不可随意停药。

3.每日清晨卧床时自测脉搏、血压，据此测算基础代谢率，并定期测量体重，每间隔1～2月应到医院测 T_3、T_4、血象等。如有不良反应，应及时到医院就诊。

第二节　糖尿病

一、定义病因

糖尿病是由遗传和环境因素相互作用而引起的一组以慢性高血糖为特征的代谢异常综合征。

糖尿病的病因和发病机制极为复杂，至今未完全阐明。不同类型的糖尿病其病因不同，即使在同一类型中也存在差异性。概括而言，引起糖尿病的病因可归纳为遗传因素及环境因素两大类。

二、临床表现

1.典型症状　三多一少症状，即多尿、多饮、多食和消瘦。

2.不典型症状　一些2型糖尿病患者症状不典型，仅有头昏、乏力等，甚至无症状。有的发病早期或糖尿病发病前阶段，可出现午餐或晚餐前低血糖症状。

3.急性并发症的表现　在应激等情况下病情加重。可出现食欲减退、恶心、呕吐、腹痛，多尿加重，头晕、嗜睡、视物模糊、呼吸困难、昏迷等。

4.慢性并发症的主要表现

（1）糖尿病视网膜病变：有无视力下降以及下降的程度和时间；是否检查过眼底或眼底荧光造影；是否接受过视网膜光凝治疗。

（2）糖尿病性肾病：有无浮肿，尿中泡沫增多或者蛋白尿。

（3）糖尿病神经病变：四肢皮肤感觉异常，麻木、针刺、蚁走感。足底踩棉花感，腹泻和便秘交替，尿潴留，半身出汗或时有大汗，性功能障碍。

（4）反复的感染：例如反复的皮肤感染，如疖、痈，经久不愈的小腿和足部溃疡。反复发生的泌尿系感染，发展迅速的肺结核。女性外阴瘙痒。

（5）糖尿病足。

三、 护理措施

1.严格控制饮食，这是降低血糖、控制病情、防止并发症发生的首要条件。进食的总热量应根据患者的标准体重、生理条件、劳动强度及工作性质而定。饮食计算法：日常一般采用估计法，如主食固定，按体力需要，每日休息者主食 200～250g；轻体力劳动者 250～300g；中等体力劳动者 300～400g；重体力劳动者 400g 以上，每天荤菜 150g 左右，蔬菜 250～500g 或更多，烹调用油 3～4 匙，应进食少盐食物，戒烟酒。

2.合理安排休息与活动，适当参加文娱活动、体育运动及体力劳动，但应注意防止过度疲劳。

3.对糖尿病要有正确的认识。尽管糖尿病是慢性、终身的疾病，但只要坚持按医生的正确方案治疗，就可以控制病情进展。因此，要保持开朗乐观的情绪，积极治疗。

4.注意个人卫生，避免受凉，预防各种感染。

5.掌握糖尿病的有关知识，学会常用的治疗技术。如正确留取小便及测尿糖、观察尿液颜色。使用胰岛素治疗患者应掌握注射方法，同时应学会观察低血糖反应，并掌握处理的方法。

6.注意各种降糖药物的副作用。同时，许多药物对糖尿病有影响，服用药物时，应特别注意并密切观察血糖变化。

7.当血糖下降或尿糖减少时不应马上停药，尤其是Ⅰ型糖尿病，一般胰岛素要坚持终身。Ⅱ型糖尿病当血糖下降至正常时，也要服用维持量，最后能否停药，仍需视病情而定。

8.应坚持每天餐前半小时测尿糖，如尿糖增多应及时到医院检查和处理。一般患者每月 1～2 次到医院检查，如患者多食多饮症状突然加重，或尿量突然减少、食欲不振、恶心呕吐、腹痛；或倦怠、嗜睡、头痛、意识模糊、昏迷等时应及时送医院就医。

四、出院指导

1.心理健康指导　教会病人自我调节的方法,鼓励他们保持豁达开朗的心境和稳定的情绪,培养广泛的兴趣。同时指导家属为他们创造良好的生活氛围。

2.合理的营养与饮食指导　教会病人及家属根据标准体重、热量标准来计算饮食中蛋白质、脂肪和碳水化合物的含量。告诉病人最好食用粗纤维含量较多的食物,如糙米、蔬菜等,因这类食物能增加胃肠道蠕动,促进胃排空,减少消化吸收,有利于控制血糖。总之,指导病人及家属合理的膳食安排及饮食节制,是控制血糖,延长生命的关键。

3.康复训练　在医生指导下选择运动方式及活动量,以不感到疲劳为宜。如散步、太极拳等,并要持之以恒。为了避免低血糖的发生,最好选择在餐后时进行,并携带糖块。指导家属为病人提供家庭劳动的机会,年龄适当,体质较好的可继续工作。总之,运动疗法是糖尿病的辅助治疗,它能促进糖的氧化作用,增加胰岛素的敏感性,而达到降低血糖的目的。

第二十三章　血液系统疾病的健康教育

缺铁性贫血健康教育指导

一、定义病因

缺铁性贫血是一种最常见的贫血。此病各年龄组均有发生，尤其多见于儿童、青少年、生育年龄的妇女。

人体内的铁是呈封闭式循环的。正常情况下，铁的吸收和排泄保持着动态的平衡，人体一般不会缺铁，只在需要增加、铁的摄入不足及慢性失血等情况下造成长期铁的负平衡才致缺铁。造成缺铁的病因可分为铁摄入不足和丢失过多两大类。

二、临床表现

缺铁性贫血起病比较慢，临床上最常见的症状是皮肤黏膜苍白、头晕、易疲劳、耳鸣、眼花、记忆力减退、活动时感到气促等。

三、护理措施

1.食用含铁丰富的食物，如肝、腰、肚等动物内脏和血、蛋、肉类、豆类、海带、紫菜、木耳，以及杏干、葡萄干、红枣等干果或绿叶蔬菜，红糖等；每日应保证充足的蛋白质和丰富的维生素 C；合理安排饮食内容和餐次、保证摄取足够的营养。

2.轻度贫血，症状轻微者，可参加力所能及的工作，但以不感劳累为度。

3.注射铁剂部位宜深且要经常更换，必要时局部进行热敷。少数患者可出现局部疼痛和面部潮红、荨麻疹等过敏反应，用药后如有尿频、尿急等不良反应，应多饮水。

4.硫酸亚铁宜在饭后服用，可减少胃肠道反应。口服 10% 枸橼酸铁铵溶液时，最好用吸管吸入咽下。服药时忌服浓茶，因茶叶中鞣酸能使铁盐沉淀，妨碍铁的吸收。服用铁剂后，大便会变黑，这是正常的，嘱病人不必惊慌。

5.如口服铁剂 3 周，网织红细胞或血红蛋白无明显增加，应追查原因。

四、出院指导

1.贫血的原因很多，应仔细检查病因才能对症下药，不要自己随便吃"补血药"

2.矫正不良的饮食习惯，积极治疗原发病和慢性出血性疾病。口服铁剂是治疗缺铁性贫血的有效药物。

第二十四章　普通儿外科疾病健康教育

第一节　先天性食管闭锁及气管食管瘘

一、定义病因

先天性食管闭锁和气管食管瘘，是新生儿期消化道的一种严重发育畸形。本病临床上并不少见，男女发病无差异，主要表现为患婴吃奶时出现呕吐、青紫、呛咳和呼吸困难等症状。

本病是一种先天性疾病，因胎儿发育过程受影响，未形成管形所致。目前具体的病因还不是非常明确。

二、临床表现

1.唾液不能下咽，反流入口腔，出生后即流涎、吐白沫。

2.每次哺乳时，Ⅰ型和Ⅲ型病人由于乳汁不能下送入胃，溢流入呼吸道；Ⅱ型及Ⅳ型和Ⅴ型病例则乳汁直接进入气管，引起呛咳、呕吐，呈现呼吸困难、发绀，并易发生吸入性肺炎。食管下段与气管之间有食管气管瘘的Ⅰ型和Ⅳ型病例则呼吸道空气可经瘘道进入胃肠道，引起腹胀。同时胃液亦可经食管气管瘘反流入呼吸道，引致吸入性肺炎，呈现发热、气急。

3.由于食物不能进入胃肠道，病婴呈现脱水、消瘦，如不及时治疗，数日内即可死于肺部炎症和严重失水。体格检查常见脱水征象，口腔内积聚唾液。并发肺炎者，肺部可听到啰音，炎变区叩诊呈浊音。

三、护理措施

（一）术前注意事项

1.观察要点

（1）密切观察病儿的生命体征。

（2）观察呕吐情况及病儿症状，如恶心、咳嗽、气急、暂时性青紫、呼吸困难、面色发绀等。

（3）观察有无肺部感染症状。

（4）观察腹部体征，有无腹胀。

（5）观察脱水症状。

2.护理要点

（1）置患儿于头高位，抬高头部及胸部20度~30度，以免分泌物流入气管引起窒息。

（2）保持呼吸道通畅，及时除去口鼻中的分泌物。

（3）禁食，置双套管（多侧孔）入上盲端并持续低压吸引，保持通畅，并定时用生理盐水1~2ml冲洗盲端。

（4）注意保暖，置患儿于暖箱中保温。

（5）备好急救用品，如氧气、吸痰管及吸引器。用8~10号吸痰管（多插孔）低压持续吸痰。

（6）注意补液速度，常规补充维生素C、维生素K。

（二）术后注意事项

1.观察要点

（1）同术前观察要点

（2）并发症的观察：

（3）吻合口渗漏：发热、精神萎靡、脉搏细速、呼吸急促、白细胞增多，患侧胸部疼痛，出现张力性气胸。可有明显的呼吸困难，心悸、心律不齐、血压下降。

（4）气胸：呼吸困难、发绀、烦躁不安、脉弱。

（5）吻合口狭窄：吞咽困难、呕吐、拒食、发热。

（6）肺不张或肺炎：呛咳，呼吸窘迫。

（7）复发性瘘管：喂食时咳嗽、发绀、唾液多、吞咽困难、腹胀、体重不增加，并发肺炎。

2.护理要点

（1）置暖箱，注意保暖、防止硬肿症的发生。

（2）保持呼吸道通畅，及时用软导管吸出咽、气管分泌物，定时将婴儿翻身，拍背，促进患儿肺部扩张。

（3）保持室内湿度在65%左右，使分泌物不致过度稠厚，可使用超声雾化器。

（4）保持胃肠减压的通畅，胃管对吻合口愈合起到支撑作用，切忌脱落，妥善固定。

（5）做好氧气吸入护理，有明显呼吸困难应用呼吸机者，做好呼吸机护理。

（6）保持胸腔引流的通畅，妥善固定导管。伤口护理。

（7）注意补液安排及滴速，合理应用抗生素。

（8）拔胃管后第一次喂养，约术后10~14天可拔胃管，应先予少量的水然后可进奶，进食时要慢并观察病儿的面色，有无青紫、咳嗽。

（9）有胃造瘘者，做好胃造瘘护理，喂食时，应将漏斗抬高到适宜的位置靠重力将液体注入胃内，切勿加压。

（10）如有颈部造瘘，做好颈部造瘘护理。

（11）给予情绪支持、拥抱、爱抚，提供视觉、触觉上的刺激。

四、出院指导

1.出院后一个月来院复查并定期进行试管扩张术。

2.观察有无呕吐等胃食管反流症状的发生。

3.喂养合理、耐心，注意观察进食的情况，如出现吞咽困难、呕吐、拒食、发热及时就诊。

4.注意有无肺部感染的发生。

5.有胃造瘘者，教会家长由造瘘管内注入食物匀浆。

第二节 胆道闭锁

一、定义与病因

胆道闭锁是导致新生儿阻塞性黄疸并需手术治疗的最常见疾病。其特点是肝外胆道不同程度的缺如。胆管发育呈纤维细索状，或完全缺如。

病因尚无明确结论，但最终结果是胆汁排泄通路梗阻，出现阻塞性黄疸，近期研究表明，肝内、外胆道的发育为两个来源，从而可以解释胆道闭锁者胆囊以下管道可以通畅，而肝胆管以上管腔纤维化致闭锁的情况。

二、临床表现

多为足月婴儿，生后 1～2 周多无异常，大便颜色正常。在生后 2～3 周生理性黄疸逐渐明显，作为生理性黄疸处理无效，并且黄疸进一步加重，尿呈深黄浓茶色，粪便呈淡黄色或灰白色。

三、护理措施

（一）术前注意事项

1.观察要点

观察黄疸程度；皮肤巩膜无黄染及皮肤瘙痒情况。

观察大便是否如白色陶土样，小便颜色变深。

观察肝功能指标，腹围大小，腹水有无以及全身营养状况。

2.护理要点

饮用低脂奶，少量多餐。

做好皮肤护理，保持皮肤清洁，防止指甲搔抓引起破溃。

做好术前用药护理，如维生素 K，抗生素等。

告知家长术前做好肠道准备的重要性。

（二）术后注意事项

1.观察要点

观察黄疸变化，皮肤巩膜黄染是否好转。

观察大便和小便颜色变化情况。

观察肠胃减压是否有效以及记录引流液的色质量。

观察腹部伤口渗血渗液情况，有无胆汁外渗。

观察腹部体征，肠蠕动恢复情况。

2.护理要点

早起禁食，恢复进食时应饮用低脂奶，少量多餐。

保持肠胃减压引流通畅，做好口腔护理。

保持腹腔引流通畅，妥善固定引流管。

做好皮肤护理，保持皮肤清洁和伤口敷料干燥和清洁，防止指甲搔抓引起破溃。

做好静脉高营养护理。

四、出院指导

1.指导家长观察和记录患儿黄疸和大便色泽变化。

2.告知门诊随访时要复查肝功能等若干指标。

3.患儿如有腹痛，发热，黄疸，呕吐等及时就诊。

第三节　先天性肥厚性幽门狭窄

一、定义病因

是以幽门环肌层增生肥厚，胃内容物输出梗阻为主要特征，是婴儿期常见的消化道畸形。

引起患儿幽门肥厚狭窄的病因至今仍然不清，曾有很多学说，归纳起来大概有以下几种：

近年发现该病的幽门肥厚层神经丛和神经节细胞有明显改变，包括细胞形态，成熟程度及分布。有人认为肌间神经丛发育不全是肥厚性幽门狭窄的基本原因，但也有反对意见。

1.消化道激素紊乱　近年免疫组织化学研究提示在幽门环肌层中其脑啡肽，P 物质及血管活性常多台（VIP）等肽能神经纤维明显减少甚或缺如，同时还发现患儿的血清胃泌素含量明显增高，这些消化道激素紊乱可能是造成幽门肌松弛障碍并呈持续性痉挛的重要因素，而油门肥厚则为油门持续性痉挛所形成的继发性改变。

2.遗传因素　前认为是一种多基因遗传，这些遗传基因在某些环境因素作用下，发生突变而呈现幽门狭窄征象。

此外本病发生有季节性高峰，以春秋两季多见，推测可能与病毒感染有关。

二、临床表现

出生后 3～4 周出现进行性加重，在喂奶 15～30 分钟后，呈喷射状呕吐发生，呕吐物为隔餐奶汁和奶块或呈淡咖啡色，不含胆汁；患儿出现尿少、便秘、消瘦、脱水、营养不足，皮下脂肪减少，呕吐严重可引起代谢性碱中毒、肾功能受损，体检在剑突下可触摸到橄榄样肿块。

三、护理措施

（一）术前注意事项

1.观察要点

观察患儿营养状况及体重变化，给予称体重每周 1～2 次。

观察呕吐次数、性质、量及呕吐方式。

观察有无脱水症状，如眼眶凹陷，皮肤出现皱纹，尿液减少，低氯性碱中毒的表现等。

2.护理要点

合理、耐心喂养，喂奶后拍背，注意拍背方式，并予以右侧卧位，抬高床头 75 度～80 度，有助于胃的排空。

给予补充电解质，纠正脱水及电解质紊乱，严重营养不良者给予静脉输入营养物质，并合理的安排输液的速度及量。

严重呕吐者，予禁食、胃肠减压，并用 1% SB 洗胃直至洗出液澄清，做好胃肠减压护理。

预防呕吐引起窒息，患儿呕吐时头偏一侧，及时清除呕吐物物，保持呼吸道通畅。

注意保暖，避免受凉引起感冒影响手术。

（二）术后注意事项

1.观察要点

观察呕吐情况，一般术后 2～3 天内仍有呕吐现象，为手术吻合口水肿所致，需继续观察呕吐的性质、量、次数。

观察腹部体征，有无腹胀，如呕吐加重不好转、腹部膨隆，及时通知医生。

体重变化的情况。

2.护理要点

术后6小时予半卧位。

术后仍可有呕吐现象，故需预防呕吐引起窒息。

做好胃肠减压的护理。

术后饮食应从少量饮水逐渐增加，要少量多次，奶的浓度先稀逐渐恢复正常，耐心喂养，注意每天奶量状况，喂奶后拍背，予右侧半卧位。

合理安排补液的速度及量。

四、出院指导

1.合理、耐心喂养，喂奶后予拍背，听到患儿嗝气后方可，少量多餐喂养，按时添加辅食。

2.观察患儿营养改善及体重增长情况。

3.如有呕吐（非喂养不当引起），及时就医。

4.出院后2周门诊复查。

第四节　肠套叠

一、定义

指部分肠管及其肠系膜套入邻近肠腔内引起肠梗阻是婴儿常见的急腹症之一。

二、临床表现

1.急性肠套叠　腹痛、呕吐、血便、腹部包块、自身情况。

2.慢性肠套叠　以阵发性腹痛为表现,腹痛时上腹或脐周可触及肿块缓解期腹部平坦柔软无包块。

三、护理措施

（一）术前注意事项

1.禁食，补液。

2.密切观察病人腹痛、呕吐、腹部包块情况，注意有无水电解质紊乱，出血及腹膜炎征象。

3.护士在手术前备皮，术前洗澡，注意保暖，避免着凉。

4.如果有任何药物过敏或其他过敏史，及时向医生讲明。

5.手术室接送车来接前，将首饰、贵重物品交于家属保存好，切勿放在床头柜或病床上。

（二）术后注意事项

1.观察病人生命体征，腹部症状和体征的变化。

2.去枕平卧6小时，鼓励早下床活动，促进肠功能恢复。

3.注意病人腹痛，腹胀的改善程度，呕吐及肛门排气，排便等情况。

4.注意维持胃肠减压功能，保持胃肠通畅。

5.预防感染及吻合口瘘，排气排便后可拔除胃肠引流管逐渐由口进食。

6.潜在并发症：腹部胀痛、持续发热、血白细胞计数增高、腹壁切口红肿。

7.注意饮食，不吃不易消化及刺激性食物，多吃水果蔬菜。

8.避免腹部着凉。

9.保持大便通畅。

四、出院指导

1.规律的生活作息，合理饮食，保持大便通畅。

2.保持伤口处清洁干燥，防止局部污染，穿透气宽松裤子。

3.定期复查，如有异常及时就诊。

第五节　肠梗阻

一、定义

无论任何原因引起的肠内容物正常运行或顺利通过肠道发生障碍时成为肠梗阻。

二、临床表现

腹痛、呕吐、腹胀、停止肛门排便排气。

三、护理措施

（一）术前注意事项

1.禁食、胃肠减压、补液。

2.密切观察血压、脉搏、尿量、如有休克即作抗休克处理。

3.注意水电解质酸碱平衡，记录24小时出入量，化验血常规、生化等，结果立即通知医生。

4.观察呕吐、腹胀、腹痛和排便情况；注意呕吐物的量、颜色、性质、气味并作记录。护士在手术前给您备皮，术前洗澡，注意保暖，避免着凉。

5.如果您有任何药物过敏或其他过敏史，请第一时间尽早向医生讲明。

6.手术室接送车来接您前，请将首饰、钱财等贵重物品交于家属保存，切勿放在床头柜或病床上。

（二）术后注意事项

1.手术完毕回病房后，病人去枕平卧位，全麻病人头偏向一侧，保持呼吸道通畅，麻醉清醒生命体征平稳后取半卧位。

2.禁食与胃肠减压，术后仍禁食，保持胃肠减压通畅。

3.术后放置引流者，注意保持引流通畅，观察引流液的性质、量，渗液多时要及时更换敷料。

4.施行肠吻合者，术后两周内禁服泻药及灌肠，以免蠕动过快，影响吻合口愈合。

5.胃管拔除，肠蠕动恢复后逐渐进食，先少量饮水无不适后进食流质、半流质、逐渐改软食，少量多餐。

6.鼓励病人早期下床活动，促进肠蠕动恢复，防止粘连性肠梗阻发生。

7.手术后都会出现不同程度的疼痛，我们会根据不同情况给予处理,请尽量避免哭闹，以免增加疼痛、不适感。

四、出院指导

1.规律的生活作息，合理饮食，保持大便通畅。

2.保持伤口处清洁干燥，防止局部污染，穿透气宽松裤子。

3.定期复查，如有异常及时就诊。

第六节　先天性肠闭锁和肠狭窄

一、定义

先天性肠闭锁是一种较常见的先天性消化道畸形，是一种主要由于胎儿期肠道血管受损引起的较常见的消化道畸形，可以发生在十二指肠到结肠的任何部位。有四种：膜式闭锁或狭窄、两段式、多段式及果皮样。

二、临床表现

本病主要为典型的新生儿肠梗阻表现，包括母亲妊娠时羊水过多、呕吐、腹胀、胎粪排出异常等，而症状出现的早晚和轻重取决于闭锁的部位和程度。在生后最初几小时，患儿全身情况尚好，以后由于呕吐频繁，可出现脱水，吸入性肺炎，全身情况会迅速恶化。如同时有肠穿孔腹膜炎，腹胀更加明显，腹壁水肿发红，同时有呼吸困难、发绀和中毒症状。

三、护理措施

（一）术前注意事项

1.观察生命体征，四肢末梢循环情况。

2.观察呕吐物的色、质、量，如有胃肠减压则观察是否有效，以及引流液的色、质、量。

3.观察水电解质，酸碱平衡指标变化。

4.观察腹胀情况，及肠蠕动，排便排气情况。

5.做好保暖工作。

6.及时清除呕吐物，防止误吸；有胃肠减压者做好胃肠减压护理。

7.记录 24 小时出入量。

8.根据医嘱合理补液，纠正水电解质，酸碱平衡。

9.合理使用静脉，建立良好的输液通道。

（二）术后注意事项

1.观察生命体征，四肢末梢的循环情况。

2.观察胃肠减压是否有效以及引流液的色、质、量。

3.观察水电解质，酸碱平衡指标变化。

4.观察伤口敷料有无渗血、渗液。

5.观察腹胀情况及肠功能恢复，排气排便情况。

6.做好保暖工作。

7.做好胃肠减压护理。

8.记录 24 小时出入量。

9.保持伤口敷料干燥。

10.合理使用静脉运用肠外营养。

11.根据肠功能恢复情况，合理喂养，从低渗、少量、易吸收开始。

四、出院指导

1.指导患儿家长合理喂养，为生长提供足够热量。

2.定期门诊随访，如有腹胀，呕吐，便秘，发热等症状及时就诊。

第七节 急性阑尾炎

一、定义

是小儿常见的急腹症，主要症状为阑尾管腔阻塞和细菌感染而引起的阑尾急性炎症。

二、临床表现

1.腹痛 开始于上腹部或脐周，呈隐痛，逐渐加重，后转移至右下腹，呈持续痛；少数患者一开始就在右下腹或表现为全腹痛。

2.胃肠道症状 多伴有恶心，呕吐。部分病人可有腹泻或便秘。

3.全身症状 起初体温多正常或轻度发热，一般在 38℃以下，随着炎症的发展，阑尾化脓，坏疽穿孔后有高热。

三、护理措施

（一）术前注意事项

1.急性单纯性阑尾炎 行阑尾切除术。

2.急性化脓性阑尾炎 行阑尾切除术，腹腔污染较重的患者，切口置引流。

3.阑尾周围脓肿 一般先行非手术治疗，禁食、输液、抗感染，配合使用理疗，如肿块缩小，临床表现消失者，可出院 3 个月后再行阑尾切除术。如在非手术治疗过程中，肿块增大，临床表现加重者，应行脓肿切开引流术，伤口愈合 3 个月后再行阑尾切除。

（二）术后注意事项

1.术后平卧 6 小时，后取半卧位并扎腹带，6 小时后视病情鼓励患儿早期下床活动，防止肠粘连，促进肠蠕动恢复。

2.禁食，术后腹部不胀，肛门有排气排便，肠鸣音及食欲恢复，遵医嘱开始进水—流质饮食—半流质饮食—普通饮食，并观察进食后有无腹胀、呕吐、腹痛等情况，并及时做好对症处理。

3.遵医嘱使用抗生素。

4.禁食期间给予静脉补液。

5.观察伤口敷料渗血渗液情况，避免患儿哭闹，烦躁，必要时给予镇静剂。

四、出院指导

1.饮食，生活规律，进食营养易消化清淡食物，避免暴饮暴食，保持大便通畅。

2.活动：拆线后鼓励患儿适当活动，1月内避免剧烈活动。

3.出院后出现腹痛，腹胀等不适，应及时就诊。

第八节　腹股沟疝

一、定义

发生在腹股沟区的腹外疝统称为腹股沟疝。

二、临床表现

1.腹股沟斜疝　腹股沟区有肿块突出，一般在站立、行走、劳动、咳嗽时更为明显，疝块为未带蒂的梨形，可降至阴囊或大阴唇。

2.腹股沟直疝　站立时在腹股沟内侧，耻骨结节外上方出现一半球形肿块，下降入阴囊，平卧后疝块多能自行回纳至腹腔而消失。

3.脐疝　在啼哭等腹内压增高时，可见半球形肿物从脐部突出，停止啼哭或平卧后可按之将其回纳。

4.切口疝　体检时病人腹壁切口处逐渐膨隆，出现肿块。站立或用力时更为明显，平卧休息时缩小或消失，常伴腹部不适及消化不良等症状。

三、护理措施

（一）术前注意事项

1.术前注意保暖，避免着凉。

2.禁食：母乳喂养者禁食4小时，混合喂养者禁食6小时，普通饮食者禁食8小时。

3.备皮：嘱病人洗澡；重点备皮范围：腹股沟疝上至脐部水平，下至大腿上1/3处，两侧至腋后线；脐疝上起乳头连线，下至耻骨联合，两侧至腋后线。

（二）术后注意事项

1.体位与活动　术后6小时内取去枕平卧位，以防止呕吐和窒息，膝下垫一软枕，松弛伤口张力以减轻疼痛，6小时后可垫枕头，次日可取半卧位.早期可床上活动。3～5日可下床活动，但易复性疝、体弱者、绞窄性疝、巨大疝病人卧床时间延长至术后10天。

2.饮食　病人术后6小时后先饮少量水，若无恶心、呕吐可进流质饮食，次日可进软食或普食，对绞窄性疝做肠切除、肠吻合术后的病人应禁食，待肠道功能恢复后方可进流质饮食，再逐渐过渡到半流质及普食。

3.预防切口感染　术后使用抗生素，并保持伤口清洁干燥，避免大小便感染，如发现敷料污染脱落应及时更换。术后注意观察体温变化。

4.预防腹内压增高　术后注意保暖，防止感冒咳嗽，咳嗽时可用手掌捂住伤口，以免引起疼痛，保持患儿大小便通畅，减少患儿哭闹。

5.*尿潴留的观察*　术后因麻醉及手术刺激引起患儿尿潴留，应注意观察。

四、出院指导

1.患儿出院后仍需注意休息，可适当活动，并逐渐增加活动量，但三月内避免提举重物。

2.应多吃营养丰富且含粗纤维的食物，注意保暖，以防止因便秘、咳嗽导致腹内压增高而引起疝复发。

3.如果疝复发，应及早诊治。

第九节　鞘膜积液

一、定义

鞘膜腔内积聚的液体超过正常量而形成的囊肿。

二、临床表现

阴囊内有囊性肿块，呈慢性无痛性逐渐增大，患侧阴囊可有下坠感、牵拉感或胀痛。

三、护理措施

（一）术前注意事项

1.术前注意保暖，避免着凉。

2.禁食：母乳喂养者禁食4小时，混合喂养者禁食6小时，普通饮食者禁食8小时。

3.备皮：嘱病人洗澡；重点备皮范围：上起脐部水平，下至大腿上1/3处。

（二）术后注意事项

1.*体位与活动*　术后6小时内取去枕平卧位，以防止呕吐和窒息，膝下垫一软枕，松弛伤口张力以减轻疼痛，6小时后可垫枕头，次日可取半卧位，早期可床上活动。3~5日可下床活动。

2.*饮食*　病人术后6小时后先饮少量水，若无恶心、呕吐可进流质饮食，次日可进软食或普食。

3.*预防阴囊血肿*　术后以小枕抬高阴囊，并严密观察阴囊肿胀情况。

4.*预防切口感染*　术后使用抗生素，并保持伤口清洁干燥，避免大小便感染，如发现敷料污染、脱落应及时更换；术后注意观察体温变化。

5.*预防腹内压增高*　术后注意保暖，防止感冒咳嗽，咳嗽时可用手掌捂住伤口，以免引起疼痛，保持患儿大小便通畅，减少患儿哭闹。

6.尿潴留的观察　术后因麻醉及手术刺激引起患儿尿潴留，应注意观察。

四、出院指导

1.患儿出院后仍需注意休息，可适当活动，并逐渐增加活动量，但三月内避免提举重物

2.应多吃营养丰富且含粗纤维的食物，注意保暖，以防止因便秘、咳嗽导致腹内压增高而引起疝复发

3.如果复发，应及早诊治。

第十节　隐睾

一、定义

一侧或双侧睾丸未降入阴囊而停留于下降途中任何部位称为隐睾。

二、临床表现

隐睾可发生于单侧或双侧，以单侧较为多见。单侧隐睾者，右侧的发生率略高于左侧。除较大儿童偶诉有短暂胀痛或并发症外，多数隐睾患儿一般并无自觉症状。主要表现为患侧阴囊发育差，阴囊空虚，扪不到睾丸。

三、护理措施

（一）术前注意事项

1.术前了解患儿是否感冒、发热等不适，如有不适治愈后才能手术，这样保证手术中麻醉安全。

2.术前一天，患儿需洗澡备皮，清除手术区域的皮肤污垢，减少术后切口感染。

3.术前做好各项检查，常规心电图、胸片、血常规等。

4.术前通知患儿及家属禁食，禁食6小时。

（二）术后注意事项

1.术后密切观察患儿生命体征，如未完全清醒，应去枕平卧头偏向一侧，防止误吸。

2.术后应平卧，患侧下肢外展位，避免增加腹压，影响手术部位的愈合若取半卧位，膝下应垫一软枕，以松弛腹肌，减轻腹部张力，卧床时勿屈髋关节，以免睾丸牵引松弛致睾丸退缩。

3.术后6小时后，可以饮水，如无其他不适，可进食少量流质饮食，逐渐进食半流质，

直至普食。

4.保持会阴部伤口敷料清洁干燥，被污染时及时通知医护人员更换，防止切口感染，注意清洁卫生。

5.保持大便通畅，必要时可给予开塞露通便，避免连续哭闹。

6.保持心情愉悦，合理休息。

四、出院指导

1.合理安排休息，保持伤口清洁，术后 3 个月内避免剧烈活动。

2.注意保暖，防止感冒咳嗽及牵拉伤口，以免愈合裂开，术后卧床休息一周，避免过度活动。

3.出院前在医护人员指导下学会正确观察阴囊和睾丸发育情况，发现阴囊红肿加剧、阴囊内包块持续增大等不适，应及时回医院就诊。

4.定期随访、B 超检查，以了解术后睾丸血运、生长情况及手术效果。

第十一节　尿道下裂

一、定义病因

尿道下裂指尿道的开口位于龟头后或阴茎腹面的任一部位，是最常见的阴茎畸形，发生率约为 8.2∶1000。按尿道开口的位置可分为龟头型、阴茎型、阴囊型、会阴型四种。

近年来有关尿道下裂的病因学研究概括起来有内分泌因素、环境因素、染色体异常、基因突变等几个方面。

二、临床表现

尿道口狭窄，阴茎下弯，不能站立排尿及阴茎痛性勃起等症状，必须手术治疗。

三、护理措施

1.术前注意事项

做好心理护理。由于患儿阴茎发育畸形，家长/患儿可有自卑感，故应保护患儿的隐私和自尊，多与患儿交流沟通，了解患儿的需要，提供帮助减轻或消除其思想上因为生理畸形所产生的压力以及对手术的恐惧感。

会阴部皮肤准备。会阴部皮肤（包括阴茎，阴囊会阴及大腿内侧和下腹部），尤其要注意包皮内、冠状沟及阴囊皱裂出污垢，术前先用肥皂水擦洗，然后用清水擦干净，忌用力擦洗。

肠道准备。术前晚及术日晨开塞露通便各一次。

2.术后注意事项

观察阴茎头部血液循环情况。

观察阴茎伤口渗血情况，有无渗血不止或尿液从导尿管外 渗出。

做好疼痛护理，膀胱痉挛痛时可给予足底按摩、热敷；较大患儿在夜间易出现因阴经勃起而致疼痛，可遵医嘱给予口服乙烯雌酚。

术后 6 小时内注意观察并记录尿量、尿色，如果出血严重应及时汇报医生；注意膀胱充盈程度。

妥善固定引流管，导尿管固定在下肢上，保持导管通畅及减轻伤口处不适，防止患儿抓伤口或拔导尿管，一直到拔管为止。如有引流不畅，则有可能因为位置不佳，导管扭曲折叠，血块或尿液结晶所引起的阻塞，可协助患儿更换体位或遵医嘱用 1∶5000 呋喃西林溶液冲洗，并可嘱患儿多饮水。

保持伤口辅料清洁、干燥，有污染或渗湿或导尿管滑脱时及时通知医生给予更换。

保持排便通畅，多饮水和进食富含纤维素的食物，避免增加腹压，必要时可用开塞露通便或口服轻泻药导泻。如患儿过度使用腹压排尿，易使尿液从导尿管外溢出而影响伤口愈合。

拆除阴囊包裹辅料后注意保持伤口清洁、干燥，如有渗出及时擦除，以防干痂形成。

采取"两片法"的患儿，加强臀部护理预防红臀发生，保持皮肤干燥，及时更换污染尿布。教会家长更换尿片的方法，告知家长勤换尿布，使用高质量、高透气消毒过的尿布。

"两片法"适合婴幼儿手术病人，采用两块消毒达标、吸水性强的尿布，一块大一块小，小尿布在胸前开一小口，然后将导尿管从开口穿过并包好尿布，再将大块尿布包裹在其上。

四、出院指导

保持大便通畅：多饮水，多食富含纤维素的食物，鼓励患儿适当下床活动，以促进肠蠕动。

带导尿管出院者，保持引流管通畅，多饮水以冲洗尿路。术后14天门诊拔除导尿管，尿道若有狭窄者，教会家长进行尿道扩张。

尿道狭窄进行扩张者，每周复诊；无尿道狭窄者，术后 2 周、半年复诊，出院后如有不适及排尿异常等情况应及时就诊。

教会家长如何观察排尿情况。

第十二节　包茎

一、定义

包皮口狭小，使包皮不能翻转显露阴茎头。分为先天性及后天性两种。

二、临床表现

包皮口狭小者有排尿困难，尿线细，排尿时包皮膨起。长期排尿困难可引起脱肛等并发症，甚至膀胱输尿管反流和肾输尿管积水。尿潴留于包皮囊内经常刺激包皮及阴茎头，促使其产生分泌物及表皮脱落，形成过多的表皮垢。严重者可引起包皮和阴茎头溃疡或结石形成。积聚的包皮垢呈乳白色豆腐渣样，从细小的包皮口排除。

先天性包茎又称为生理性包茎，几乎见于每一个正常新生儿及婴幼儿。

后天性包茎又称为病理性包茎，多继发于阴茎头包皮炎及包皮和阴茎头损伤。

三、护理措施

（一）术前注意事项

1.术前要选择穿宽松衣裤。

2.嘱患者消除紧张情绪。

3.注意清洁生殖器，并备皮，减少切口感染。

4.术前禁食六小时。

（二）术后注意事项

1.术后平卧6小时，6小时后如无不适可进流质饮食，逐渐进食半流质，直到普通饮食。尽量吃清淡食物，忌食辛辣等刺激性的食物。

2.卧床休息3～4天，避免长时间站立、久坐。

3.术后遵医嘱应用抗生素，适当应用止痛药物。

4.术后伤口保持清洁干燥，鼓励病人多饮水，小便时小心不要弄湿纱布及时更换防止感染。

5.穿宽松衣裤，在阴茎上罩一次性纸杯，以减少阴茎头的摩擦。

四、出院指导

1.规律的生活作息，合理饮食，保持大便通畅。

2.保持伤口处清洁干燥，术后病人包皮局部可有不适感，禁止抓搔，大小便后均要擦干净，防止局部污染，穿透气宽松裤子。

3.使用套扎环术后一般6~7天便可拆线,时间过久会开始有手术部位发白感染迹象。

4.定期复查,如有异常及时就诊。

第十三节　肛周脓肿

一、定义

肛管直肠周围软组织内或肛周围间隙内发生急性化脓性感染并形成的脓肿。

二、临床表现

1.局部表现　局部隆起,有红、肿、热、痛的典型症状,与正常组织界限清楚,压之剧痛,可有波动感。

2.全身表现　大而深的脓肿,由于局部炎症反应和毒素吸收,可有明显的全身症状,如发热、头痛、白细胞计数增加等。

三、护理措施

1.密切观察病人的局部和全身症状,如有体温过高,及时给予对应的处理。

2.增加营养:增加机体抵抗力。

3.感染初期时,可局部使用物理透热法,热敷法和硫酸镁湿敷法,使脓肿消退。感染较重时,可根据化验结果合理应用抗生素。

4.脓肿切开引流者,要保持创面干燥,清洁,大小便后给予稀碘伏及时消毒更换敷料,减少感染发生。

四、出院指导

1.合理安排休息,保持伤口清洁。

2.注意保暖。

3.定期随访。

第十四节　发育性髋关节发育不良

一、定义

维持髋关节稳定性的解剖学因素是髋臼直径、深度和股骨头比例,髋臼深度与圆韧带长度的比例,以及髋关节周围的肌肉、韧带和关节囊是否正常。本病常合并关节韧带松弛症、先天性马蹄内翻足、先天性斜颈及其他系统的畸形。另外本病的发生还与母亲分娩时胎儿的胎位、分娩方式、分娩次数等有关。流行病学研究结果显示，内分泌因素、分娩、生活习惯和环境等对发育性髋关节发育不良的发生均有直接影响。

二、临床表现

新生儿：腹股沟皱纹不对称，臀部皮纹不相同；股动脉搏动减弱；股骨头不能摸到；阿里斯正（＋）；川德伦堡试验（＋）等。

三、护理措施

（一）术前注意事项

1.心理护理：由于患儿年龄较小，且手术后石膏固定时间较长，家长的心情都非常焦虑、恐惧。因此在患儿入院时，应耐心、详细的介绍疾病的情况，本次手术的目的、手术后可能出现的情况以及如何护理，以取得患儿家长的配合，并减轻家长的焦虑情绪。

2.手术前准备：完善各项常规检查，术前禁食 8～10h，禁水 4～6h 并做好手术区皮肤准备，并做好手术部位的标记，给予患儿沐浴，剪指（趾）甲，更换清洁衣裤。

3.术前指导患儿及家长做好床上大小便练习，床上翻身练习及深呼吸及有效咳嗽练习，防止术后并发症。

（二）术后注意事项

1.麻醉后护理　禁食、去枕平卧 6h，保持呼吸道通畅，密切观察生命体征的变化。

2.石膏护理

（1）帮助并教会患儿咳嗽排痰和深呼吸，并观察有无呼吸急促、胸闷、发绀等征象。

（2）保持石膏清洁、干燥，注意观察肢端皮肤颜色、温度、肿胀、感觉及运动情况，并定时抬高患肢，预防肿胀，遇有血液循环障碍，立即报告医师，并协助处理。

（3）如患儿主诉石膏内有持久性疼痛，应报告医生，以避免发生石膏内压迫性溃疡等并发症。

（4）石膏内有皮肤瘙痒，一般可用钝器敲击石膏外层，劝阻患儿及家长不可用棒子插入石膏内，并指导患儿勿塞物品入石膏内。

（5）出血的观察：石膏内切口出血时，可渗到石膏表面，出血多时可沿石膏内壁流到石膏外面，污染床单，所以除了观察石膏表面外，还要检查石膏边缘和床单位有无血迹。为了判断石膏表面上的血迹是否在扩大，可沿血迹边缘用笔做记号，并注明时间，如发现血迹边界不断扩大，应报告医师。

3.预防褥疮　应帮助患儿双下肢交替抬高，观察和检查露在石膏外面的皮肤，并保持皮肤清洁、干燥。

4.疼痛的护理　应用镇痛泵的患儿观察镇痛泵的效果，并给予患儿疼痛评分，如疼痛不能有效控制，及时通知麻醉师并采取给患儿讲故事、看电视等一切有效措施分散患儿注意力，鼓励患儿，有助于减轻疼痛；并观察患儿有无呼吸抑制、恶心、呕吐、腹胀、便秘、皮肤瘙痒等并发症，如有及时与麻醉师联系。

5.饮食的护理　鼓励例患儿多饮水、进食各类富含蛋白质的食物、水果和蔬菜。

6.排便的护理　观察记录大便的情况，注意次数和是否干结，必要时给予应用开塞露，有利于排便。

7.功能锻炼　石膏固定期间做肌肉的收缩和放松，以足趾的屈伸活动为主，每天300次以上，以防止肌肉的废用性萎缩。做深呼吸及有效咳痰练习，防止肺部并发症。

四、出院指导

1.增进营养，多食富含蛋白质的食物，如：鱼类、鸡蛋、豆制品等及适当增加钙质。

2.保持大便通畅，多饮水，多食蔬菜水果，如：青菜、芹菜、香蕉等，若便秘可用开塞露等缓泻剂。

3.保持伤口敷料清洁干燥。

4.石膏固定期间，保持石膏的清洁、干燥，注意观察足趾的颜色和温度，若有异常及时与医生联系。注意观察石膏边缘皮肤是否完整，若有轻微破损，可给予红汞涂擦，若皮肤破损严重，及时就诊。石膏固定期间做肌肉的收缩和放松，以足趾的屈伸活动为主，每天300次以上，保持石膏固定以外肢体的正常活动，并注意抬高肢体，直至拆除石膏，以防止关节僵硬、肌肉萎缩。若石膏内皮肤痒，可用钝器敲击石膏外层，不可用棒子插入石膏内。如石膏内有持久性疼痛，应及时与医生联系。

5.手术后两周内双下肢交替抬高，两周后可每天俯卧1小时（注意勿使足趾受压），预防褥疮的发生。如较小的患者可将其平抱，切忌竖起或过度倾斜。

6.髋关节脱位石膏拆除后卧床4~6周，并做双下肢外展皮肤牵引，皮肤牵引期间做髋关节屈伸、内收、外旋活动，之后逐步下床功能锻炼：站立→扶行，下蹲→行走。具体内容复诊时会告知。

7.髋关节脱位手术后半年再入院做拔钉术（入围双髋关节脱位，可同时行对侧髋关节脱位的手术）。

8.术后2月门诊随访。

第十五节　先天性马蹄内翻足

一、定义病因

先天性马蹄内翻足是一种常见的儿童骨科先天畸形。其发病率为1/1000，男性发病较多，单侧稍多于双侧。畸形明显，一出生就能发现，因此疏忽的病例较少见，多能及早治疗，效果也较好，但畸形也易复发，应定期随访至骨骼成熟，约在患儿14岁后。病因尚不清楚。先天性马蹄内翻足无特殊药物治疗。

二、临床表现

出生后出现单足或双足马蹄内翻畸形，即足尖、足跟小，跟骨内翻，前足内收，即各足趾向内偏斜，此外胫骨均合并内旋。从临床治疗效果观察，一般分为僵硬型与松软型两类。

三、护理措施

（一）术前注意事项

1.心理护理　由于患儿年龄小，家长的心情都非常焦虑、恐惧。因此要和家属沟通，告知手术目的、手术的简单过程等，取得家长的配合，并减轻家长的焦虑情绪，以争取满意的效果。

2.皮肤准备　检查手术部位皮肤是否有破溃，做好手术区皮肤准备及手术部位的标记。术野皮肤要清洁，同时给患儿洗澡，剪指（趾）甲，更换清洁衣裤。

3.手术前准备　完善各项常规检查，术前禁食8～10小时，禁水4～6小时，婴儿可于术前4小时喂一顿奶。

（二）术后注意事项

1.麻醉后护理　术后4～6小时去枕平卧，头偏向一侧，以防治呕吐物误入气管，严密观察生命体征的变化。

2.伤口观察　密切观察石膏表面及石膏边缘无血迹，若有血迹应用笔沿着血迹边界做记号，并告知医师。遵医嘱合理使用抗生素防止感染。

3.石膏护理　保持石膏清洁干燥，观察肢端皮肤颜色、温度、肿胀、感觉及运动情况，并定时抬高患肢，预防肿胀，遇有血液循环障碍，立即报告医师，并协助处理。告知家长不可用棒子插入石膏内，勿塞物品入石膏内。

4.皮肤护理　应帮助患儿勤翻身，预防褥疮。每班观察和检查露在石膏外面的皮肤，并保持皮肤清洁干燥。观察二便情况，注意保持会阴清洁，防止泌尿系感染，嘱多饮水。

5.饮食护理　指导家长给予患儿合理的添加辅食及添加原则。

6.疼痛护理　疼痛一般术后4小时出现，24小时内最剧烈。因此要做好家长的工作，消除恐惧心理。同时分散患儿注意力，采取舒适的体位，根据患儿疼痛评分结果给予相应的处理（药物及非药物的止痛方法），保证患儿休息和睡眠。

7.功能锻炼　石膏固定期间做肌肉的收缩和放松，以足趾的屈伸活动为主，每天300次以上，以防止肌肉的废用性萎缩。

三、出院指导

1.指导家长出院后继续做好石膏护理，每日做好功能锻炼。

2.合理喂养，注意添加辅食。

3.术后3周门诊复诊，如有不适，及时就医。

4. 术后石膏固定3周，去掉石膏后，白天穿矫形鞋，夜间用支架支护1~2年，坚持随访看儿童骨科医生直至术后约2年，这是防止畸形复发的重要保证。

第二十五章　先天性心脏病患儿健康教育

第一节　法洛四联症

一、定义

是一种常见的先心畸形，基本病理为 VSD、肺 A 狭窄、主 A 骑跨和右心室肥厚。

二、临床表现

1.症状　青紫发绀、呼吸困难和乏力、蹲踞（特征性）。

2.体征　生长发育迟缓、杵状指、胸骨左缘 2~4 肋间闻及收缩期杂音。

三、护理措施

（一）术前注意事项

1.吸氧及建立合理的生活制度　入院后每日吸氧 2 次，每次 30min。安排好患儿作息时间，保证睡眠和休息。保持环境安静，集中治疗和护理，尽量避免哭闹及情绪激动，必要时可卧床休息。

2.合理喂养　对喂养困难的患儿要耐心喂养，少量多餐，勿进食过饱，避免呛咳。心功能不全者应给予低盐或无盐饮食。

3.预防感染　注意保护性隔离，以免交叉感染。入院后可给予雾化吸入。

4.注意观察病情，防止并发症发生

（1）注意观察患儿有无心率增快、呼吸困难、吐泡沫样痰、水肿、肝大等心衰表现，如有，应立即置患儿半卧位，给予吸氧，并及时告知医师。

（2）法四患儿血液黏稠度高，尤其是在出汗、发热、吐泻时，应供给充足的液体，必要时输液。

（3）法四患儿应避免剧烈活动、哭闹和便秘等，预防缺氧发作。

（二）术后注意事项

1.每 2~4 小时协助患儿翻身拍背 1 次，必要时行吸痰。

2.雾化吸入每 2~4 小时 1 次，每次 30min，促进痰液排出。保持室内适宜的温湿度及病人足够的液体摄入量，预防脱水致痰液粘稠。

3.注意观察病人呼吸频率、节律、深度、咳嗽、痰色（血痰、粉红色泡沫样痰）、口唇颜色、肺部体征及血气分析情况，综合判断有无缺氧及其程度，及时处理肺部并发症。

4.严密监测病人意识、心率、有创动脉血压、中心静脉压、呼吸、末梢循环情况，如有异常，及时报告医师处理。

5.根据中心静脉压、血压、尿量及时调整补液速度及种类，保持静脉补液及用药通畅，记录每小时及 24 小时出入量。

6.严密监测体温变化，与下列因素有关：

（1）体外循环，深低温麻醉；

（2）大量快速输血、输液；

（3）体温升高时及时报告医生做相关处理。

7.饮食以普食、半流质、高蛋白、低盐高纤维素饮食为主，少量多餐，勿暴饮暴食，避免呛咳和呼吸困难。

8.保持床单位清洁、干燥、柔软、平坦，被褥松软，保持皮肤清洁干燥，并及时更换床单，协助患儿经常翻身，促进局部血液循环，防止局部受压过久而产生压疮。

9.注意手术切口的干燥，无接触水，应注意不要让患儿抠伤口，延缓伤口愈合或感染，如发现切口有红肿或有流水，应及时告知医生做相关处理。

10.术后患儿睡姿要注意，前胸正中切口为防止形成"鸡胸"，睡时尽量仰卧，少侧卧。

四、出院指导

1.保持舒适安静的环境，避免亲戚朋友过早探视；注意室内的温度及湿度，经常性通风换气及时增减衣服，避免感冒发生。

2.继续注意合理饮食，避免暴饮暴食。

3.详细告知患儿复查时间及复查中注意事项。

第二节 肺动脉狭窄

一、定义

肺动脉瓣狭窄即肺动脉口的狭窄，是一种由于肺动脉瓣病变导致的右心室到肺动脉血流受阻的情况。

二、临床表现

1.症状 轻度肺动脉狭窄临床上可无症状，较重患儿右室压力可达 75～100mmHg，活动后心悸、气短、有时可出现晕厥。症状加重者还会有发绀、咯血、稍大患儿可诉胸痛等症状。

2.体征　胸骨左缘第 2、3 肋间可闻及收缩期杂音，心前区无明显隆起，心前区有抬举性搏动，杂音最响部位有震颤。

三、护理措施

（一）术前注意事项

1.评估患儿健康状况：生命体征、心肺功能、身高、体重等，协助做好术前检查。

2.鼓励患儿或患儿家属做好心理准备，消除恐惧。

3.饮食指导：注意合理饮食，少量多餐，低盐、低脂饮食。

4.根据心功能分级，避免剧烈活动或哭闹，及时予以吸氧。

5.完善术前各项检查：肝肾功、凝血分析、血常规等。

6.术前口服强心、利尿等药物。

7.术前 1 日做好皮肤及肠道准备。

8.术日监护室准备：检查连接好呼吸机管道，协助医生调整好呼吸机参数，调试好监护仪、负压吸引器、静脉微量泵等，及各种管道及药物的准备。

（二）术后注意

1.心血管系统监护　密切观察血压及心率；注意患儿皮肤颜色及皮温。

2.呼吸系统监护　呼吸机辅助呼吸过程中，注意呼吸参数变化，气管插管深度及其护理，观察自主呼吸情况，包括呼吸频率、呼吸幅度，做好翻身拍背雾化排痰。

3.中枢神经系统的监护　密切观察患儿意识、瞳孔大小、对光反射、四肢活动情况。

4.肾功能监护　测量每小时尿量及尿的颜色。

5.体温监测　体温较低时，应注意保暖，以减少热能继续丢失，体温增高可使心率增快、增加心肌耗氧量，及时采用物理及药物降温。

6.术后出血的监测　观察引流管每小时出血量、出血总量、出血形式、颜色等，及时挤压引流管，保持引流管通畅。

7.术后防止感染　注意无菌操作及操作规程。

8.保持排便通畅　必要时应用缓泻剂。

四、出院指导

1.保持舒适安静的环境，避免亲戚朋友过早探视；注意室内的温度及湿度，经常性通风换气及时增减衣服，避免感冒发生。

2.继续注意合理饮食，避免暴饮暴食。

3.详细告知患儿复查时间及复查中注意事项。

第三节　完全型大动脉转位

一、定义

指主动脉和肺动脉对调位置，而左右心房心室的位置以及心房与心室的关系都不变。

二、临床表现

1.室间隔完整的完全性大动脉转位　最主要的表现为出生后几小时内被发现全身发绀，哭闹或寒冷时发绀加重，吮奶等活动时可有呼吸困难。

2.伴有大型室缺的完全性大动脉转位　出生后几天内在平静状态下无明显发绀，哭闹时有发绀，吮奶时有呼吸困难，易患肺炎及充血性心力衰竭。

3.伴有大型室缺及右室流出道狭窄者　出生后有轻度发绀，随年龄增长发绀逐步加重。

三、护理措施

（一）术前注意事项

新生儿一经确诊后，应禁止吸氧，应用前列地尔静脉滴注，若见效果，可维持24小时或数日维持动脉导管开放，血氧饱和度升高，紫绀减轻，另外控制心力衰竭，纠正缺氧，酸中毒，为进一步治疗创造条件。

（二）术后注意事项

1.呼吸机持续辅助呼吸，每2~4小时协助患儿翻身拍背1次，必要时行鼻导管或支气管内吸痰。

2.充分湿化气道，妥善固定气管插管，雾化吸入每2~4小时1次，每次30min，促进痰液排出。保持室内适宜的温湿度及病人足够的液体摄入量，预防脱水致痰液粘稠。如发生肺动脉高压危象，应减少吸痰的时间及次数。

3.加强血流动力学监测，预防低心排综合征，可预防性的给予多巴胺。硝甘持续泵入，若心率慢可给予异丙肾。

4.尿量是反映心排出量的敏感指标之一。因患儿年龄小体重低 能力差，对出入量敏感须严格控制。记录每小时及24小时出入量，保持入量小于出量。

5.严密监测体温变化，对于中心性发热的患儿采取中心降温，四肢保暖的措施用热水袋进行四肢保暖。头部降温尤为重要，可提高脑细胞对缺氧的耐受性。

6.对上机患儿要经常变换体位防止压疮，卧床久的婴幼儿应尽量头枕泡沫敷料，呼吸机管道尽量架起并定时观察易压疮处。保持床单位清洁、干燥、柔软、平坦，被褥松软，保持皮肤清洁干燥，并及时更换床单。

7.注意手术切口的干燥，无接触水，如发现切口有红肿或有流水，应及时告知医生做相关处理。

8.术后患儿睡姿要注意，前胸正中切口为防止形成"鸡胸"，睡时尽量仰卧，少侧卧。

四、出院指导

1.保持舒适安静的环境，避免亲戚朋友过早探视；注意室内的温度及湿度，经常性通风换气及时增减衣服，避免感冒发生。

2.继续注意合理饮食，避免暴饮暴食。

3.详细告知患儿复查时间及复查中注意事项。

第四节　室间隔缺损

一、定义

指室间隔在胚胎时期发育不全，形成异常交通在心室水平左向右分流。

二、临床表现

1.生长迟缓。

2.活动后疲劳气促。

3.反复呼吸系统的感染。

4.重度肺动脉高压时出现双向分流或右向左分流时出现紫绀。

5.听诊胸骨左缘 3、4 肋间收缩期杂音。

三、护理措施

（一）术前注意事项

1.吸氧及建立合理的生活制度：入院后每日吸氧 2 次，每次 30min。肺动脉高压者持续低流量吸氧。安排好患儿作息时间，保证睡眠和休息。保持环境安静，集中治疗和护理，尽量避免哭闹及情绪激动，必要时可卧床休息。

2.合理喂养：对喂养困难的患儿要耐心喂养，少量多餐，勿进食过饱，避免呛咳。心功能不全者应给予低盐或无盐饮食。

3.预防感染：注意保护性隔离，以免交叉感染。入院后可给予雾化吸入。

4.注意观察病情，防止并发症发生。

5.术前一天通知备皮禁食：告知患儿沐浴，对于纯母乳喂养患儿禁食禁饮 4 小时，对于其他患儿禁食禁饮 6 小时，术前一天进清淡易消化食物。

（二）术后注意事项

1.每 2~4 小时协助患儿翻身拍背 1 次，必要时给予吸痰。

2.雾化吸入每 2~4 小时 1 次，促进痰液排出。保持室内适宜的温湿度及病人足够的液体摄入量，预防脱水致痰液粘稠。

3.注意观察病人呼吸频率、节律、深度、咳嗽、痰色、口唇颜色、肺部体征及血气分析情况，综合判断有无缺氧及其程度，及时处理肺部并发症。

4.严密监测病人意识、心率、有创动脉血压、中心静脉压、呼吸、末梢循环情况，如有异常，及时报告医师处理。

5.根据中心静脉压、血压、尿量及时调整补液速度及种类，保持静脉补液及用药通畅。记录每小时及 24 小时出入量。

6.严密监测体温变化，与下列因素有关：

（1）体外循环，深低温麻醉；

（2）大量快速输血、输液；

（3）体温升高时及时报告医生做相关处理。

7.饮食以普食、半流质、高蛋白低盐高纤维素饮食为主，少量多餐，勿暴饮暴食，避免呛咳和呼吸困难。

8.保持床单位清洁、干燥、柔软、平坦，被褥松软，保持皮肤清洁干燥，并及时更换床单，协助患儿经常翻身，促进局部血液循环，防止局部受压过久而产生压疮。

9.注意手术切口的干燥，无接触水，应注意不要让患儿抠伤口，延缓伤口愈合或感染，如发现切口有红肿或有流水，应及时告知医生做相关处理。

10.术后患儿睡姿要注意，前胸正中切口为防止形成"鸡胸"，睡时尽量仰卧，少侧卧。

11.保持心包纵膈引流通畅，勤挤压，防止心包填塞，观察引流的颜色、性质、质量如有问题及时汇报给医生。

12.对于封堵术后患儿禁止用力拍背，禁止患儿剧烈活动防止封堵器脱落。3 个月后即可活动不受限。

四、出院指导

1.保持舒适安静的环境，避免亲戚朋友过早探视；注意室内的温度及湿度，经常性通风换气及时增减衣服，避免感冒发生；

2.继续注意合理饮食，避免暴饮暴食；

3.详细告知患儿复查时间及复查中注意事项。

第五节　完全型肺静脉异位引流

一、定义

是指全部肺静脉血液均进入右心房的一种疾病。

二、临床表现

1.症状　发绀、活动后心悸、气短、易患呼吸道感染。

2.体征　胸骨左缘第 2、3 肋间可闻及 Ⅱ 级收缩期柔和杂音，心前区隆起，胸骨左缘搏动增强，可有不同程度的发绀和（或）杵状指（趾）。

3.根据肺静脉回流有无梗阻

（1）有梗阻：出生后呼吸急促，全身紫绀，肺部感染，右心衰出现早，心脏收缩期杂音轻，p2 亢进，胸片心影大，肺纹理粗，心电图电轴右偏，右心室肥大。

（2）无梗阻无肺动脉高压：临床症状与房缺相似活动后气急、乏力、易肺部感染，紫绀轻，心脏收缩期杂音柔和 p2 分裂，胸片心脏扩大，肺充血，典型的心上型胸片，心影表现为雪人征或 8 字型，心电图电轴右偏，右室肥大。

（3）无梗阻有肺动脉高压：紫绀轻随年龄增大出现右心衰，心脏收缩期杂音明显 p2 亢进分裂肝大水肿，胸片心脏明显增大肺动脉段突出肺充血，心电图电轴右偏右室肥大。

4.分类　按病理生理分类：①部分型肺静脉异位引流。②完全型肺静脉异位引流。

5.按肺静脉连接部位不同分型　①心上型 55%；②心内型 30%；③心下型 12%；④混合型 3%。

三、护理措施

（一）术前注意事项

1.评估患儿健康状况：生命体征、心肺功能、身高、体重等，协助做好术前检查。

2.鼓励患儿或患儿家属做好心理准备，消除恐惧。

3.饮食指导：注意合理饮食，少量多餐，低盐、低脂饮食。

4.根据心功能分级，避免剧烈活动或哭闹，及时予以吸氧。

5.完善术前各项检查：肝肾功、凝血分析、血常规等。

6.术前口服强心、利尿等药物。

7.术前 1 日做好皮肤及肠道准备。

8.术日监护室准备：检查连接好呼吸机管道，协助医生调整好呼吸机参数，调试好监护仪、负压吸引器、静脉微量泵等，及各种管道及药物的准备。

（二）术后注意事项

1.心血管系统监护　密切观察血压及心率；注意患儿皮肤颜色及皮温。

2.呼吸系统监护　呼吸机辅助呼吸过程中，注意呼吸参数变化，气管插管深度及其护理，观察自主呼吸情况，包括呼吸频率、呼吸幅度，做好翻身拍背雾化排痰。

3.中枢神经系统的监护　密切观察患儿意识、瞳孔大小、对光反射、四肢活动情况。

4.肾功能监护　测量每小时尿量及尿的颜色。

5.体温监测　体温较低时，应注意保暖，以减少热能继续丢失，体温增高可使心率增快、增加心肌耗氧量，及时采用物理及药物降温。

6.术后出血的监测　观察引流管每小时出血量、出血总量、出血形式、颜色等，及时挤压引流管，保持引流管通畅。

7.术后防止感染　注意无菌操作及规程。

8.保持排便通畅　必要时应用缓泻剂。

四、出院指导

1.保持舒适安静的环境，避免亲戚朋友过早探视；注意室内的温度及湿度，经常性通风换气及时增减衣服，避免感冒发生。

2.继续注意合理饮食，避免暴饮暴食。

3.详细告知患儿复查时间及复查中注意事项。

第六节　完全性心内膜垫缺损

一、定义

由于心内膜垫组织融合过程中，发育障碍所形成的一组畸形。

二、临床表现

部分型，临床表现较轻，可出现疲劳，生长发育差和反复呼吸道感染，如果二尖瓣反流较轻，则临床上可无症状或仅存在左向右分流的表现。过渡型表现大多与部分型相仿。完全型症状较重，且症状出现早，大多在婴儿期就出现严重充血性心力衰竭，肺动脉高压，呼吸困难，严重生长发育迟缓和营养不良。

三、护理措施

（一）术前注意事项

1.手术前，防止患儿发热感冒，以免影响手术，不要有太多亲戚探视，保持室内空气新鲜。

2.注意安全，防止坠床，烫伤等意外发生，而影响手术，并做好患儿的心理护理，消除其对手术的恐惧感，保证术前晚充足的睡眠。

3.手术前合理安排饮食，避免暴饮、暴食引起的消化不良性腹泻。

4.入院后第2天要抽血，主要化验血常规、肝肾功能、凝血时间、艾滋梅毒等，了解各项指标是否在正常范围。

5.术前一天做好患儿皮肤准备（沐浴）尤其是手术中可能静脉穿刺的部位，手术切口的部位。

6.防止手术中呕吐引起误吸甚至窒息，术前要禁食禁水 6-8 小时。

（二）术后注意事项

1.术后要预防感染。

2.三至六个月内限制剧烈活动和体力劳动。

3.饮食以普食、半流质、高蛋白、低盐高纤维饮食为主，少量多餐，勿暴饮暴食。

4.遵医嘱按时服药，不可随意停药，增减药物用量。

5.一般术后 3～6 个月可以去上学，术后遵医嘱去医院复查。

四、出院指导

1.保持舒适安静的环境，避免亲戚朋友过早探视；注意室内的温度及湿度，经常性通风换气及时增减衣服，避免感冒发生。

2.继续注意合理饮食，避免暴饮暴食。

3.详细告知患儿复查时间及复查中注意事项。

第七节　房间隔缺损

一、定义

是常见的心脏畸形之一，是在胚胎发育中原始心房间隔在发生吸收和融合的过程中出现异常，使左右心房在出生后仍遗留交通。

二、临床表现

1.生长迟缓。

2.活动后心悸气促。

3.反复肺炎。

4.活动后晕厥、咯血、发绀。

三、护理措施

（一）术前注意事项

1.吸氧及建立合理的生活制度：入院后每日吸氧 2 次，每次 30min；肺动脉高压者持续低流量吸氧；安排好患儿作息时间，保证睡眠和休息；保持环境安静，集中治疗和护理，尽量避免哭闹及情绪激动；必要时可卧床休息。

2.合理喂养：对喂养困难的患儿要耐心喂养，少量多餐，勿进食过饱，避免呛咳；心功能不全者应给予低盐或无盐饮食。

3.预防感染：注意保护性隔离，以免交叉感染。入院后可给予雾化吸入。

4.注意观察病情，防止并发症发生。

5.术前一天通知备皮禁食，告知患儿沐浴，对于纯母乳喂养患儿禁食禁饮 4 小时，对于其他患儿禁食禁饮 6 小时，术前一天进清淡易消化食物。

（二）术后注意事项

1.每 2~4 小时协助患儿翻身拍背 1 次，必要时行鼻导管或支气管内吸痰。

2.雾化吸入每 2~4 小时 1 次，促进痰液排出。保持室内适宜的温湿度及病人足够的液体摄入量，预防脱水致痰液粘稠。

3.注意观察病人呼吸频率、节律、深度、咳嗽、痰色、口唇颜色、肺部体征及血气分析情况，综合判断有无缺氧及其程度，及时处理肺部并发症。

4.严密监测病人意识、心率、有创动脉血压、中心静脉压、呼吸、末梢循环情况，如有异常，及时报告医师处理。

5.根据中心静脉压、血压、尿量及时调整补液速度及种类，保持静脉补液及用药通畅。记录每小时及 24 小时出入量。

6.严密监测体温变化，与下列因素有关：（1）体外循环，深低温麻醉；（2）大量快速输血、输液；（3）体温升高时及时报告医生做相关处理。

7.饮食以普食、半流质、高蛋白、低盐高纤维素饮食为主，少量多餐，勿暴饮暴食，避免呛咳和呼吸困难。

8.保持床单位清洁、干燥、柔软、平坦，被褥松软，保持皮肤清洁干燥，并及时更换床单，协助患儿经常翻身，促进局部血液循环，防止局部受压过久而产生压疮。

9.注意手术切口的干燥，勿接触水，应注意不要让患儿抠伤口，延缓伤口愈合或感染，如发现切口有红肿或有流水，应及时告知医生做相关处理。

10.术后患儿睡姿要注意，前胸正中切口为防止形成"鸡胸"，睡时尽量仰卧，少侧卧。

11.保持心包纵膈引流通畅，勤挤压，防止心包填塞，观察引流的颜色、性质、量如有问题及时汇报给医生。

12.对于封堵术后患儿禁止用力拍背，禁止患儿剧烈活动防止封堵器脱落。3 个月后即可活动不受限。

四、出院指导

1.保持舒适安静的环境，避免亲戚朋友过早探视；注意室内的温度及湿度，经常性通风换气及时增减衣服，避免感冒发生；

2.继续注意合理饮食，避免暴饮暴食；

3.详细告知患儿复查时间及复查中注意事项。

第八节　右室双出口

一、定义

主动脉和肺动脉均起源于右心室，或一根大动脉和另一根大动脉的大部分起源于右心室，室间隔缺损是左心室的唯一出口。

二、临床表现

取决于主动脉和肺动脉开口与室间隔缺损之间的关系，注意有无肺动脉狭窄。有漏斗部及肺动脉狭窄者，类似法洛四联症，可有缺氧性昏厥，蹲踞及杵状指、趾，无肺动脉狭窄者肺血增多，易发生肺动脉高压，类似巨大室间隔缺损

三、护理措施

（一）术前注意事项

1.手术前防止患儿发热、感冒，以免影响手术，限制探视，保持室内空气新鲜。

2.注意安全，防止坠床、烫伤等意外的发生而影响手术，并做好患儿的心理护理，消除其对手术的恐惧感，保证术前晚充足睡眠。

3.手术前合理安排饮食，避免暴饮、暴食引起的消化不良性腹泻。

4.入院后第2天抽血，主要化验血常规、肝肾功能、凝血时间、艾滋梅毒等，了解各项指标是否在正常范围。

5.术前一天做好患儿皮肤准备（沐浴）尤其是手术中可能静脉穿刺的部位，手术切口的部位。

6.防止手术中呕吐、引起误吸甚至窒息，术前要禁食禁水六至八个小时。

（二）术后注意事项

1.术后要预防感染。

2.三至六个月内限制剧烈活动和体力劳动。

3.饮食以普食、半流质、高蛋白、低盐高纤维饮食为主，少量多餐，勿暴饮暴食。

4.遵医嘱按时服药，不可随意停药，增减药物用量。

5.一般术后 3~6 个月可以去上学，术后遵医嘱去医院复查。

6.建议每年进行 1 次心电图，X 线胸片和超声心动图检查。

四、出院指导

1.保持舒适安静的环境，避免亲戚朋友过早探视；注意室内的温度及湿度，经常性通风换气及时增减衣服，避免感冒发生。

2.继续注意合理饮食，避免暴饮暴食。

3.详细告知患儿复查时间及复查中注意事项。

第二十六章　耳鼻喉科疾病健康教育

第一节　阻塞性睡眠呼吸暂停低通气综合征

一、定义

为一种睡眠障碍性疾病，是指睡眠时上气道反复发生塌陷阻塞导致口鼻无有效气流通过，但胸腹呼吸运动存在呼吸暂停和通气不足。伴有高调鼾声，白天注意力不集中，嗜睡。

二、临床表现

1.白天晨起头痛、倦怠、过度嗜睡（与人交谈时不自觉地入睡）、记忆力减退、注意力不集中、工作效率低、性格乖戾、行为怪异等。

2.夜间症状有不能安静入睡、躁动多梦、张口呼吸。呼吸暂停、打呼噜、梦游、遗尿阳痿等。

三、护理措施

（一）术前注意事项

1.最好住单人间，以免打鼾影响别人休息。建议患者制定减肥计划和减肥饮食。适当增加体力活动和减少摄入量，这样可以减轻症状，增加手术的安全性。

2.调整睡眠姿势，建议患者取侧卧位或半坐卧位，常可减轻睡眠呼吸暂停和鼾声。

3.做手术前期注意避免着凉、感冒，如果出现来月经、发烧、咽痛、咳嗽等情况，请及时向医院人员反映。

4.如果您有任何药物过敏或其他过敏史，请一定尽早向医生讲明。

5.手术前一天通知手术前6小时禁食、禁水。

6.手术室接送车来接您前，测血压、检查腕带及全身皮肤情况并保存好其他贵重物品等，切勿留在床头柜或病床上。

（二）术后注意事项

1.手术完毕回病房后，禁食、禁水6小时，去枕平卧头偏向一侧6小时，以预防麻醉恢复期头痛及误吸。专人守护。床边备吸引器，嘱患者及家长及时将咽部分泌物或血液吐至口边吸出以免误吸。

2.手术后 6 小时患者予以温凉流质或半流质饮食；口唇干燥可用湿毛巾沾湿口唇。

3.密切观察术后出血情况，并采取适当的止血措施。

4.预防感染：术后次日开始给予含漱口剂漱口，遵医嘱应用抗生素。

5.手术后请患者尽早逐渐增加活动量，有利于促进肠道功能恢复。

四、出院指导

1.注意卫生，预防感染。

2.近期 2 个星期不能吃过热、过辣、过硬的食物。

3.预防感冒。

4.注意观察夜间睡眠时的鼾声、呼吸和缺氧情况,保持良好的睡姿,尽量采取侧卧位,戒除烟酒。

第二节　扁桃体周围脓肿

一、定义

是发生在扁桃体周围间隙内的化脓性炎症，起初为蜂窝织炎，慢慢地可形成脓肿，以青壮年多见，夏、秋季高发。

二、临床表现

急性发热、寒战，一侧咽部疼痛，吞咽时加重，并向患侧耳部或牙齿放射。全身乏力、肌肉酸痛、缺乏食欲、便秘等，精神状态差，表情痛苦，头偏向患侧稍向前倾且伴有张口困难、流口水，言语似口含物。同侧下颌角淋巴结肿大伴有压痛。

三、护理措施

（一）术前注意事项

1.密切观察患者的呼吸情况备好各种抢救用品。

2.注意患者体温的变化、局部红肿及疼痛程度。

3.根据医嘱全身给予足量的抗生素及激素药物，并观察用药后的疗效和不良反应。

4.鼓励患者摄入高营养的软食或冷流质饮食,忌辛辣,食物温度以温凉为宜,多饮水。

5.术前向患者说明切开排脓的目的和方法，安慰患者，减轻其紧张心理以配合手术。备好手术器械、吸引器和气管插管等设备。

6.注意口腔卫生，给予含漱剂漱口。

（二）术后注意事项

1.术后注意观察患者的呼吸情况、体温变化，以及有无出血征象，颈侧切开排脓患者尤需注意切口渗血、渗液的情况。

2.取低头侧卧位，以利引流，防止误吸。

3.关心患者饮食，按不同情况给予流质或半流质饮食。

四、出院指导

1.术后2周内要注意饮食，避免摄入硬的、粗糙食物，应给予营养丰富的清淡软食，忌食辛辣食物，食物温度以温凉为宜，多饮水。

2.进食前后漱口，保持口腔清洁。

3.注意休息和适当的锻炼，劳逸结合，提高机体抵抗力。

4.避免感冒咳嗽等：若出现体温升高、咽部疼痛、口中有血性分泌物吐出应及时就诊。

第三节　鼻窦炎

一、定义

鼻窦炎是鼻窦黏膜的炎症性疾病，为鼻科常见疾病，多与鼻炎同时存在。累及的鼻窦包括上颌窦、筛窦、额窦和蝶窦，炎症可发生于一侧或双侧鼻窦，也可发生于一窦或多个鼻窦。按照鼻窦炎发生的范围分为单鼻窦炎、多鼻窦炎、全鼻窦炎，按照疾病迁延时间分为急性鼻窦炎和慢性鼻窦炎。

二、临床表现

1.鼻塞　多因鼻黏膜充血肿胀和分泌物增多所致，鼻塞常可致暂时性嗅觉障碍。多为患侧持续性鼻塞，少数为双侧性鼻塞。

2.脓涕　鼻涕多为脓性或黏脓性鼻涕，脓涕中可带有少许血液。偶伴有恶臭。脓涕后流至咽部和喉部，刺激局部黏膜引起发痒，恶心，咳嗽和咳痰。

3.头痛　脓性分泌物，细菌毒素和黏膜肿胀刺激，或压迫神经末梢从而导致头痛。

4.全身症状　由于脓涕流入咽部和长期用口呼吸，患者常伴有慢性咽炎症状，如痰多、异物感或咽喉疼痛等呼吸道症状。影响咽鼓管时可有耳鸣、耳聋等症状。

三、护理措施

（一）疼痛护理

1.评估患者疼痛的部位，性质，程度，持续时间，发作规律，伴随症状等。

2.首先与患者及家属建立信任关系，认同患者对疼痛的陈述，以倾听，陪伴，触摸等方法提供情感上的支持，并告诉患者疼痛时必然的，会逐步缓解。

3.指导患者及家属有关减轻疼痛的方法，如按摩。冰袋冷敷。通过自我控制法，如松弛疗法，自我暗示法，呼吸控制法，音乐疗法，注意力分散法，引导想象法等减轻疼痛。

4.鼓励患者进食温凉的流质，半流质饮食。

5.遵医嘱给予患者止痛药口服，观察并记录用药后效果。

6.告知患者鼻腔填塞的时间及目的，告知鼻腔填塞的重要性，嘱患者不要自行抽出填塞物。

（二）焦虑护理

热情接待和安慰患者及家属，在实施治疗措施前应向患者交代注意事项，目的，意义，告诉其与疾病有关的相关知识，以缓解其焦虑紧张的情绪。

（三）　睡眠形态改变护理

1.做好环境介绍，减少患者对新环境的陌生感。

2.关心患者，做好患者的精神安慰和心理疏导。

3.双侧鼻腔填塞者，嘱患者多饮水，口唇涂石蜡油或敷湿纱布，做好口腔护理。

4.安排有利休息的环境，给予患者合适体位，适当抬高床头，减轻疼痛，有利于睡眠。

5.指导患者运用有效的促进睡眠的方法，如听轻柔的音乐帮助睡眠。

（四）感染的观察及预防

1.评估患者的生命体征，观察有无剧烈头痛，恶心，呕吐，有无眶内并发症，脑脊液耳漏等，以监测有无感染的迹象。

2.严格执行无菌操作技术，保持室内空气清新，定时通风两次。

3.遵医嘱给予抗生素，注意观察药物疗效和不良反应。

4.指导患者正确进行鼻腔冲洗。

四、出院指导

1.锻炼身体，增强体质。

2.早晨用冷水洗脸，以增强鼻腔黏膜的适应能力及抗病能力。

3.注意改善生活及工作环境，减少环境污染。

4.防止急性鼻炎的发作，注意气候变化，及时增减衣服。

5.防止鼻旁窦炎的形成，采取正确的擤鼻方法，以免引起急、慢性鼻窦炎。

6.禁止用手挖鼻，以免引起鼻疖等炎症。

第四节　过敏性鼻炎

一、定义

过敏性鼻炎即变应性鼻炎，是机体接触变应原后，主要由 IgE 介导的鼻黏膜变态反应性炎症，以发作性喷嚏、流涕和鼻塞为主要症状。发病率持续增加，按其症状发生天数及病程可分为间隙性和持续性两种类型。

二、临床表现

1.过敏性鼻炎是儿童常见的一种疾病，症状有与感冒又点类似，但又不完全相同，主要表现为经常觉得鼻子痒，有异物感，出现鼻塞，流鼻涕，打喷嚏的现象，一般在天气突然改变、早上起床时候比较敏感，春天植物开花，空气中飘有较多的花粉时，过敏性鼻炎患者就会越发严重，但一般持续的时间是十五分钟左右，间接性出现。

2.除了过敏性人群，四季常发此病以外，一般是秋冬季节比较常发，因为秋冬季节雨水较少，天气干燥，为了保暖窗户处于紧闭状态，导致空气不流通，长期处在比较浑浊的空气中，过敏性鼻炎比较容易发作。小孩子的发育机制还不是很成熟，抵抗能较弱，在患上感冒时没有及时彻底的治疗也会诱发过敏性鼻炎。

3.患上过敏性鼻炎，对生活其实也不会会造成太大的影响。但是如果越发严重则会影响到学习生活。因为小孩子不太懂表达自己的不舒服，经常就是捣弄鼻子，做鬼脸等方式表现自己的异常，有时候过敏性鼻炎还会影响到小孩子的睡眠，因为鼻子经常充血及堵塞，会危及小孩子的睡眠质量，从而影响小孩子的生长发育，影响白天的学习能力，因此发现这种状况就应该上医院寻求治疗方法。

三、护理措施

1.讲述该疾病的普遍性，减轻患者焦虑。

2.嘱患者坚持正确用药，介绍所用药物的名称及作用。

3.指导患者掌握正确的滴鼻方法和使用鼻喷雾剂的方法。

4.明确过敏原者可采用特异性免疫治疗。

四、出院指导

1.尽量避免接触明确的过敏原和过敏环境。

2.加强体能锻炼，增强体质。

3.注意鼻腔清洁，经常清洗鼻腔。

4.养成良好的生活及卫生习惯，注意保暖，预防上呼吸道感染。

5.保持室内清洁无尘以减少过敏原，可用吸尘器或湿抹布经常打扫房间。

第五节　气管、支气管异物

一、定义

气管、支气管异物是最常见的危重急诊之一，临床所指气管、支气管异物大多属于外源性异物，异物在进入气管、支气管后，引起局部病理变化，与异物性质、大小、形状、停留时间与有无感染等因素有密切关系，异物存留于支气管内，因阻塞程度不同，可导致阻塞性肺气肿、气胸与纵隔气肿、肺不张、支气管肺炎或肺脓肿等病理改变。

二、临床表现

1.异物进入期　异物经过声门进入气管时，均有憋气和剧烈咳嗽，有时异物可被侥幸咳出。若异物嵌顿于声门，可发生极度呼吸困难，甚至窒息死亡。异物若进入支气管内，除有轻微咳嗽或憋气外，无其他的临床症状。

2.安静期　异物进入气管或支气管后，可停留于大小相应的气管或支气管内，此时无症状或只有轻微症状。

3.刺激或炎症期　异物局部刺激和继发性炎症，或阻塞支气管，可出现咳嗽，肺不张，或肺气肿症状。

4.并发症期　轻者有支气管炎和肺炎，重者可有肺脓肿和脓胸等。临床表现有发热、咳嗽、咳脓性痰、呼吸困难、胸痛、咯血及体质消瘦等。并发症期时间可长达数年或数十年，时间长短视异物大小、有无刺激性及患者体质与年龄等而定。

三、护理措施

（一）术前注意事项

1.嘱患者立即禁饮、禁食。

2.保持患儿安静，尽量卧床休息，减少活动，尤其儿童避免哭闹，拍背，摇晃等。

3.心理护理：正确评估患儿及家属恐惧焦虑程度，给予适当的安慰，使其配合，保持情绪稳定。

4.严密观察患儿病情变化，了解异物的种类、大小、形状及存留时间；观察呼吸、口唇、面色、血氧饱和度情况，有无呛咳、喉鸣、气短、咳血、高热、脱水等症状。如突然出现呼吸困难或呼吸困难加重，立即给予吸氧并报告医生，备好急救物品。

5.完善术前相关检查。

（二）术后注意事项

1.手术完毕回病房后，禁食 6 小时，去枕平卧头偏向一侧 6 小时，以预防麻醉恢复期头痛及误吸。专人守护。

2.婴幼儿应避免哭闹，保持呼吸道通畅，防止并发症发生。

3.手术后可能出现恶心、呕吐等情况，这主要与麻醉药物引起的胃肠道反应有关，我们会对症给予处理。

4.了解术中有无异物或异物是否完全取出，术中有无组织损伤，麻醉是否顺利，严密观察呼吸情况，有无咳痰及痰液性质、量，适时吸氧，监测血氧饱和度、心率、体温变化。

5.手术后请您注意保暖，遵医嘱使用抗生素控制感染，预防感冒和上呼吸道感染。

6.饮食护理：手术顺利，无并发症的患者。全麻术后 4～6 小时可给予流质或半流质温冷饮食，观察进食时有无呛咳、呕吐等症状，如发生呛咳应暂停进食，观察 30 分钟后再次进食。

四、出院指导

1.适当休息，勿过度活动，注意保暖，避免感冒。

2.摄入清淡饮食，婴幼儿勿进食瓜子、花生、豆类、果冻及带有骨刺的食物等。

3.防护知识指导

（1）纠正幼儿口中含物的不良习惯，对小儿口内所含的异物不能强行挖出，应诱导自行吐出。

（2）避免小儿在嬉笑、哭闹、追逐等情况下进食，避免强迫喂药。

（3）避免婴幼儿进食瓜子、花生、豆类、果冻等食物。

4.出院后若患儿出现反复发热，咳嗽不缓解，或加重.喘鸣等应及时就诊。

第六节　突发性耳聋

一、定义

是指由于外耳或中耳发生病变，使外界传入内耳的声能减弱，导致发生不同程度的听力减退。通常气导听力损失<60dB。

二、临床表现

听力下降，伴耳闷，耳塞感。

三、护理措施

1.心理护理　耐心与患者交流，了解文化程度及对疾病的认知水平，告知其治疗的方法和注意要点，使其增强信心，积极配合治疗和护理。

2.用药指导　遵医嘱应用抗生素、激素或抗组胺等药物，观察药物疗效和用药物反应。

3.手术治疗　患者术后要按医嘱使用抗生素，预防感染；注意观察敷料渗血情况；护士特别要注意术后与患者的沟通方式，如提高声音、减慢语速，必要时用手写或简单手语来表达。

4.治疗无效者　帮助患者选配助听器。

四、出院指导

1.根据病情指导患者或家属掌握相关的自我保健知识和技能，以免引起耳病的各种因素，如学会正确的抠鼻方法，不用火柴，发卡等硬物挖耳，不滥用耳毒性药物，噪声环境下注意保护耳。

2.伤口未愈者不可洗头，防止耳内进水，6个月内禁止游泳。

3.积极治疗各种耳部疾病，如发生鼓膜穿孔或急性中耳炎应及时就诊，防止形成慢性中耳炎，损害听力。

4.对配戴助听器的患者，指导其正确的使用和保养方法。

第七节　小儿急性喉炎

一、定义

小儿急性喉炎是指以声门区为主的喉黏膜急性炎症，多在冬春季发病，婴幼儿尤为多见。因小儿喉腔小，喉内黏膜松弛，肿胀时易致声门阻塞，小儿咳嗽反射差，气管及喉部分泌物不易排出，容易引起严重喉梗阻。如不采取及时、有效治疗，病情可进行性加重，危及患儿健康甚至生命。

二、临床表现

小儿急性喉炎多起病急，病情进展快，主要为声嘶、喉鸣、犬吠样咳嗽，吸气性呼吸困难等。早期以喉痉挛为主，声嘶多不严重，表现为阵发性犬吠样咳嗽或呼吸困难，严重者面色发绀、烦躁不安、鼻翼煽动，出冷汗，脉搏加快等症状。白天症状较轻，夜间加重。部分患儿伴有全身症状，如发热，全身不适，精神差等。

三、护理措施

1.病情观察 密切观察患儿的面色、唇色、意识状态、呼吸频率与节律,必要时遵医嘱给予心电监护行呼吸、氧饱和度及心率监测。床旁备氧气、吸痰器,必要时备气管插管物品、气管切开包。当患儿出现呼吸困难加重,应报告医生。若出现面色苍白、嘴唇发绀、三凹征等喉梗阻症状,应配合医生迅速实施气管切开及其他解除喉梗阻的紧急措施。

2.用药护理 遵医嘱及时使用抗生素和糖皮质激素,必要时给予物理降温或遵医嘱给予退热药,用药后观察患儿呼吸、咳嗽、体温等变化情况,评估患儿出汗、进食和睡眠情况,多喂水,防止脱水。

3.支持性护理 体贴关心患儿,护理时动作轻柔,态度和蔼,以消除其恐惧心理。与家属配合尽量减少患儿哭闹,以免加重缺氧。

四、出院指导

1.告知家属此病的危险性,患儿出现犬吠样咳嗽、呼吸困难时,及时就医,以免延误病情。

2.小儿感冒后不随意喂服镇咳、镇静药物,避免引起排痰困难,加重呼吸道阻塞。

3.告知家属患儿的易感因素,预防措施,如增强小儿抵抗力,冬季应保持居室通风,避免去人多拥挤的地方。

4.有过敏体质的患儿应避免过敏源;有慢性扁桃体炎、鼻炎等慢性上呼吸道炎症的患儿应积极治疗原发病,减少急性发作。

第八节 小儿腺样体肥大

一、定义

腺样体又称咽扁桃体,腺样体增生肥大且引起相应症状者称腺样体肥大。腺样体自幼年起逐渐增大,但到10岁后开始萎缩,故腺样体肥大为儿童期疾病,3-10岁儿童多见。

二、临床表现

1.局部症状

(1)耳部症状:肥大的腺样体或咽鼓管口增生的淋巴组织可堵塞咽鼓管咽口,引起该侧的分泌性中耳炎,出现传导性耳聋及耳鸣症状,甚至引起化脓性中耳炎。耳部症状有时可为腺样体肥大的首发症状。

(2)鼻部症状:肥大的腺样体及黏脓性分泌物可堵塞后鼻孔,或聚于鼻腔内,不易出,故常合并鼻炎及鼻窦炎而出现鼻塞、流涕等症状,并可有张口呼吸,讲话有闭塞性鼻音及睡眠打鼾等症状。长期用力经鼻呼吸可致鼻翼萎缩，前鼻孔狭窄。

（3）咽喉部及下呼吸道症状：分泌物向下流并刺激呼吸道黏膜，可出现阵咳，易并发支气管炎，可有低热，下颌角淋巴结可肿大。

（4）长期张口呼吸，影响面骨发育，上颌骨边长，颚骨高拱，牙列不齐，上切牙突出，唇厚，缺乏表情，出现所谓"腺样体面容"

2.全身症状 鼻咽部分泌物被患儿咽入胃中，常致胃肠活动障碍，引起儿童厌食，呕吐，消化不良，久而久之导致营养不良。因呼吸不畅，肺扩张不足，可造成胸廓畸形。其余主要为慢性中毒及发射性神经症状，表现为反应迟钝，注意力不集中，夜惊，磨牙，遗尿等症状。

三、护理措施

（一）术前注意事项

1.全麻者按全麻术前护理常规。

2.指导患者掌握抑制咳嗽，打喷嚏的3种方法：手指按压人中，舌尖顶住上颚，深呼吸，以防止术后剧烈咳嗽或打喷嚏引起伤口出血等。

3.安慰患者，为患者创造舒适的休息环境。耐心解释手术的目的及预后，减轻患者焦虑，但对术前已出现"腺样体面容"及胸廓畸形者应说明手术不能改善此类症状，以防患者多手术过高的预期。

（二）术后注意事项

1.全麻者按全麻术后护理常规操作。

2.嘱患者吐出口中分泌物，密切观察有无口鼻腔内活动性出血，若有应立即通知医生协助止血。

3.全麻术后6小时，局麻术后2小时可进温凉半流质饮食，若同时切除扁桃体的患者视情况予以冷流质饮食，鼓励患者进食以保证营养供给。

4.术后当天起给予呋麻滴鼻液或地麻滴鼻液滴鼻1次,第2天起每天3次,持续七天。

四、出院指导

1.腺样体切除术后患者应锻炼身体,增强体质,注意保暖,预防感冒咳嗽,定期随访。

2.若同时行扁桃体切除术患者出院后摄入软食2周,勿进食刺激性强或粗糙坚硬的食物,以免引起伤口出血。

第二十七章　眼科疾病健康教育

第一节　老年性白内障

一、定义

是由于晶状体浑浊，透明性改变，从而造成视力障碍的眼病。

二、临床表现

主要表现为单侧或双侧渐进性，无痛性的视力下降，早期患者常出现眼前固定不动的黑点，可出现单眼复视或多视，近视度数增加等表现，注视灯光可有虹视现象，还可出现畏光和眩光感。

三、护理措施

（一）术前注意事项

1.心理护理　向患者讲解疾病的发生原因，手术治疗的目的，意义，方法及术后疗效，同时可将做过手术的成功病例与其交流，以增强患者重见光明，战胜疾病的信心，以积极的心态配合完成手术。

2.术前准备　评估患者身体状况，完善各项检查，术前3天指导患者练习眼球上下左右转动，给予抗生素眼液滴眼，每天3至6次，术前1小时滴眼散瞳，使瞳孔在手术过程中始终保持散大状态，便于手术操作。

（二）术后注意事项

1.注意卧床休息，嘱患者放松头部，减少头部活动，勿用手抓眼。

2.在饮食方面，以清淡为主，多吃含粗纤维的营养食物，禁忌坚硬食物和吸烟饮酒，以防止过度咀嚼和刺激动眼部伤口，特别是对糖尿病患者应控制患者的饮食情况并注意保持大便通畅。

3.注意并发症，密切观察病情变化，指导患者注意眼部卫生，正确应用滴眼液。

四、出院指导

1.不要做重体力劳动，不要做大幅度弯腰低头动作。

2.不要用手或手帕用力揉眼，不要吃粗糙坚硬食物，保持大便通畅。

3.保持心情愉快，保证充足睡眠，适当锻炼。

4.定期门诊随访复查。

第二节　小儿斜视

一、定义

斜视是儿童眼病中的多发病和常见病，指两眼不能同时注视目标。

二、临床表现

注视正前方时，一只眼偏向内、外、上、下侧，可为间歇性或恒定性，可伴有歪头视物或将面部转向一侧。

三、护理措施

（一）术前注意事项

先天性内斜视，外斜视，上下斜视大多数需要手术治疗。斜视治疗的年龄越小，治疗效果越好。斜视手术不仅为了矫正眼位，改善外观。更重要的是建立双眼视功能。手术时机以6-7岁前为最佳。

（二）术后注意事项

1.体位：对于全麻尚未完全清醒的患者，返回病房后应去枕平卧进行监护严密观察。

2.术后饮食：全麻患儿返回病房后6小时可试饮水，如无呕吐可继续，6小时后方可进食，流质或半流质食物，多次少量，一日后转为普食。局麻患者返回病房后即可进食水，食物应以清淡为主。

3.发热：术后部分患儿会出现体温升高，口唇干燥，脸色潮红等症状，可能与术前进食水和麻醉药物有关，可采用适量增加饮水缓解。

4.斜视手术由于牵拉肌肉，部分患者出现眼部或胃肠反应而出现恶心、呕吐，如症状明显可遵医嘱延缓进食，必要时给予止吐药。

四、出院指导

1.注意卫生，预防感染。

2.洗头、洗脸、洗澡时不要把脏水溅到眼睛里。

3.手术后出现的眼红、肿胀、异物感等是手术后的正常反应，会逐渐消失，但具体时间会因人而异，希望您不必紧张。

4.部分患者术后早期眼位不稳定可能存在视物重影，属正常情况，一定时间内会渐渐消失；个别病人可能出现例外，但只要您学会从心理上忽略模糊的影响，也会慢慢适应。当然适应的时间存在个体差异。极个别长期不能适应者可行手术调整。

5.部分患者术后需要配戴眼镜或对原有的眼镜进行调整，医生会在您复诊时给予提醒，因此您要遵医嘱及时复诊。

第三节　睑板腺囊肿

一、定义

是因睑板腺分泌物潴留引起的特发性无菌性慢性肉芽肿性炎症。

二、临床表现

多见于青少年或中年人，可能与该年龄阶段睑板腺分泌功能旺盛有关。也可见于小儿。多发生于上眼睑，病程进展缓慢，一般无明显症状和无疼痛。有时仅有沉重感，可因有肿块压迫引起暂时性散光，或肿块压迫眼球而引起异物感。

三、护理措施

（一）术前注意事项

1.指导患者热敷，特别注意温度，以防烫伤。

2.按医嘱进行眼部用药护理，术眼部滴抗生素眼药水每天3次，以达到局部炎症和防止术后感染的目的。

3.按外眼手术常规准备：滴抗生素眼药水每天3次，以达到局部炎症和防止术后感染的目的。

4.如果继发感染时，切忌挤压和用针挑破。

（二）术后注意事项

1.手术完毕回病房后，禁食6小时，平卧6小时。去枕平卧头偏向一侧6小时，以预防麻醉恢复期头痛及误吸。

2.手术后用手掌按压眼部10~15分钟，观察局部有无出血，肿胀等，注意侧卧时头偏向健侧，可预防对术侧挤压。

3.手术后可能出现恶心、呕吐等情况，这主要与麻醉药物引起的胃肠道反应有关，我们会对症给予处理。

4.患眼术后涂抗生素眼膏，并用眼垫遮盖，同时注意保持眼周清洁，可用干净纸巾擦拭眼周流出的泪水或分泌物。

5.手术后请您注意保暖，预防感冒和上呼吸道感染。

四、出院指导

1.注意用眼卫生，切勿用手揉眼睛，预防感染。

2.多食蔬菜，水果，多饮白开水，少食辛辣刺激性食物。

3.一月后回院复查，后 3~6 月随诊。

第四节　泪囊炎

一、定义

慢性泪囊炎是泪囊黏膜的慢性炎症，是常见的眼病，中老年女性占 70%~80%，尤其是绝经期妇女，多为单侧发病。急性泪囊黏膜的急性卡他性或化脓性炎症。

二、临床表现

1.急性泪囊炎　患眼充血，流泪，有脓性分泌物；泪囊区皮肤红肿，触之坚实，剧痛，炎症可扩散到眼睑，鼻根及面颊部，甚至引起眶蜂窝织炎，常伴有耳前淋巴结肿大。严重时可伴畏寒，发热等全身症状。数日后红肿局限，并有脓点，脓肿穿破皮肤，脓液排除，炎症症状减轻。

2慢性泪囊炎　以泪溢为主要症状，检查发现结膜充血，内眦部位的皮肤浸渍，糜烂，粗糙肥厚及湿疹。泪囊区囊样隆起，用手指压迫或泪道冲洗，有大量黏液脓性分泌物自泪小点反流。由于分泌大量潴留，泪囊扩张，可形成泪囊黏液脓肿。

三、护理措施

1.去除诱因　及早治疗沙眼和鼻炎、鼻中隔偏曲等疾病，预防慢性泪囊炎的发生。因慢性泪囊炎可使结膜囊处于带菌状态，若眼外伤或眼部手术，极易引起化脓性感染，导致角膜炎，角膜溃疡和眼内炎。

2.药物护理　指导正确滴眼药，每日 4~6 次，每次滴抗生素眼药前，先用手指按压泪囊区或行泪道冲洗，以排空泪囊内的分泌物，利于药物吸收。按医嘱应用有效抗生素，注意观察药物的不良反应。

3.冲洗泪道　慢性泪囊炎患者，选用生理盐水加抗生素行泪道冲洗每周 1~2 次，急性期切忌做泪道探通术或泪道冲洗，以免导致感染扩散，引起眶蜂窝织炎。

4.手术护理　泪囊摘除术者，应向患者及家属说明，手术可以消除病灶，但仍可能有泪溢症状存在；做好泪囊鼻腔吻合和鼻内镜下鼻腔泪囊造口术的护理；术后观察引流情况及敷料是否清洁干燥，如有污染应及时更换。

5.*疼痛护理*　给予解释及安慰；分散注意力；指导患者正确热敷和超短波物理治疗，每日 3 次，每次 15 分钟，但需注意防止烫伤。

四、出院指导

1.给予清淡易消化的饮食，多食蔬菜、水果，禁烟酒、浓茶、咖啡、辛辣刺激性食物，不暴饮暴食。

2.术后 2 周内不要让脏水或肥皂水进入手术眼,注意用眼卫生保持心情舒畅,情绪稳定。

3.出院一周后返院复查。

第二十八章 口腔科疾病健康教育

舌系带过短

一、定义

是指孩子出生后舌系带没有退缩到舌根下,导致舌头不能伸出口外,舌尖不能上翘。

二、临床表现

1.舌头不能正常自由地前伸,舌头伸出口腔的部分不及正常儿童的长,而且舌前伸时舌尖因被舌筋牵拉而出现凹陷,舌尖呈 W 形(正常人舌头伸出时舌尖呈 V 字形),还可能影响哺乳或与下前牙摩擦,发生溃疡。

2.孩子张口时舌尖不能上翘,不能舔到上齿龈或伸过上唇,年龄稍大后则影响正常发音。对咀嚼功能影响也非常大,舌系带过短的人由于舌头活动空间小咀嚼难度,吃饭时会咀嚼得很慢,吞食比较多。

三、护理措施

(一)术前注意事项

1.术前常规检查血常规、凝血系列,如患儿有感冒咳嗽等应暂缓手术。

2.手术当天早餐进食少量流质,如牛奶 100ml 左右,这样可以避免因患儿哭闹造成呕吐引起误吸。术前 6 小时禁食、禁水。

3.如患儿存在药物过敏,其他疾病,尤其是先天性心脏疾病。应主动告知医生。

(二)术后注意事项

1.术后 6 小时禁食、禁水。注意饮食:这是舌系带手术后注意事项之一,以营养丰富的流食为主;在舌系带手术后的前三四天的食物,要吃温和的食物。同时,也不要吃辛辣刺激类的东西,避免感染和发炎。

2.注意口腔卫生:在舌系带手术后,一定要注意口腔卫生,饭后一定要勤漱口,防止细菌感染。

3.一周内吃饭后,最好是用贝尔液或生理盐水漱口,这可有效的防止细菌对伤口感染。

四、出院指导

1.注意口腔卫生，预防感染。

2.近期 2 个星期不能吃过热、过辣、过硬的食物。

3.预防感冒。

4.痊愈后要多练习卷舌音。术后一定要及时的练习和矫正不良发音习惯。

第二十九章　入手术室患者健康教育

第一节　产科术前术中术后健康教育

一、剖宫产术前健康教育

1.饮食　术前一晚22:00以后禁食禁水，急诊手术立刻禁食禁水。

2.皮肤准备及尿管准备　术前保持皮肤的清洁。手术的当天由护士为您刮去腹部和会阴部的毛发，并行导尿术。

3.自身准备　去手术室前请不要穿内衣内裤，换上干净的病号服，衣服反穿，可以穿一双袜子，必须去掉发卡、金属饰品、活动假牙、假发、隐形眼镜等，去手术室时请携带包被、尿布、润肤油，成人看护垫。

二、剖宫产术中健康教育

1.手术当天手术室专职人员会将患者转运至术前等候区，手术室护士在此迎接病人，进行必要的信息核对。

2.巡回护士跟您核对完相关信息后将患者接入指定手术间，做相关术前准备，首先协助病人自对接车过床至手术床上，（手术床较窄，请注意安全）进行静脉穿刺，静脉穿刺是为了术中建立静脉通路给您补充由于您禁食引起的缺失的体液，给您输注的是普通液体，麻醉医生可通过此留置针注射麻醉药物。

3.手术医生、麻醉医生、巡回护士进行三方核查，核对您的相关信息。核对无误后，开始麻醉。无禁忌症剖宫产病人，一般实施椎管内麻醉。

4.开始手术，术中医务人员会随时监护、关注您的病情变化。术中有任何情况，医务人员会随时与家属沟通。

5.手术结束，患者进入苏醒间苏醒，待完全苏醒后离开手术室，送回监护室或病房。

注：剖宫产病人胎儿娩出后，同时让产妇辨认男孩女孩，我们会给婴儿戴双腕带，即手腕和脚腕，同时在包被上，我们会挂上爱心指示卡，标识产妇的姓名，胎儿的各种信息等.

三、剖宫产术后健康教育

1.饮食　禁食禁水6小时,6小时后可以饮水,术后第一天吃流食,如米汤、鸡蛋汤,术后第二天半流食,如:烂面条、粥等术后第三天如果排气后可以恢复正常饮食。未排气前不要吃一些易产气的食物,如牛奶、豆汁等,产后还可以喝一些皮泡的水,以促进肠蠕动,早排气。但要避免辛辣刺激、生冷饮食,注意补充优质蛋白质、各种维生素和微量元素。

2.卧位　术后平卧6小时,若觉得恶心呕吐,将头转向一侧,6小时后协助产妇翻身,可垫枕头,或将床头摇高。

3.活动　产妇要多翻身,及早下床活动以促进肠蠕动,早排气。第一次下地时需要有人搀扶,以防头晕,有不适及时通知医护人员。

4.导尿管　术后一般保留尿管1~2天翻身时注意不要压住导管,导管拔出后多饮水,4小时内尽早解尿。

5.卫生　勤换卫生巾和成人看护垫,防止会阴感染。

6.母乳喂养　学习如何做好母乳喂养,配合护士的指导,早期让宝宝吸吮妈妈的乳头。

四、产科家属须知

当产妇进入手术室后,请家属到手术室同层病人家属等候区等候休息,新生儿出生后我们将及时联系您到手术室门口迎接宝宝。一位家属跟随助产人员办理新生儿相关事宜。此时产妇还在手术室内进行刀口的缝合,大约1~2小时手术方可结束,所以仍需有家属在等候区继续等候,手术结束后我们将通知您同产妇一同返回病房。

第二节　手术室宣教手册

我们的医院核心价值观:生命天使,母泰子安

我们的护理核心价值观:仁心、专业、乐观、协作

我们的护理理念:护以欣然、理之安然

我们的目标:为患者提供舒适安全的手术环境和优质的护理服务,帮助患者平稳顺利的渡过围术期。

亲爱的患者朋友,当您知道自己即将接受手术治疗时,或许您会感到紧张,焦虑,希望接下来我们的介绍能够减轻您的不安,放松您的情绪……

一、手术室概况

我院为三级甲等妇幼保健院,手术室现有手术间10间,高效安全的手术室空气净化系统,保证了手术室的无菌环境。手术间和麻醉复苏室内设备齐全,更有一支团结协作、

技术精湛、医德高尚的医疗护理队伍，为手术和危重病人的抢救提供了安全的诊疗环境，同时给予了无微不至的关心和爱护，用我们的爱心、耐心换您的安心、舒心。

二、手术前准备

您在手术前一日需要做的准备：

1.术前备皮：手术前遵照医嘱和手术需要，病房护士会给您做好皮肤准备。

2.防止术后误吸：术前禁食 8 小时、禁饮（水、牛奶、各类饮料等）6 小时，保持充足睡眠以良好的状态迎接手术、

3.保持自己的卫生：女病人应当将长发盘起，不要化妆，以免影响我们术中对您病情的观察。术前请排尽大小便（留置导尿的患者除外），为保证手术室环境清洁，减少感染的发生。进入手术室之前为了保证手术室清洁的环境，最低限度的减少污染，请您穿好病员服并尽量不要把自己的衣物带入手术室。请佩戴好填写正确信息的腕带便于核对。

4.术前勿携带物品：手术前请勿携带任何物品进入手术室，为了手术安全，请将假牙，假发，发夹，隐形眼镜，耳环，戒指，手表等物品取下。

5.家属准备：手术当天家属请在病人家属等候区耐心等候，术中若有什么需要，我们会通过呼叫器通知到您的亲人，手术结束我们会把您安全送回病房。

6.婴儿、幼儿、儿童及未成年患者，术前、术后访视须有家属陪伴，作为择期手术患者，母乳喂养的患儿禁食 4 小时，其他患儿术前禁食 6 小时，术前禁饮 2 小时。进入手术室之前为了保证手术室清洁的环境，最低限度的减少污染，请家属、护士帮助患者更换好病员服并尽量不要把自己的衣物带入手术室。请护士帮助患儿佩戴好填写正确信息的腕带便于核对，家属不要随意将腕带剪断，这样将会造成我们在核对病人时无法正确核对。

7.老年患者：当我们的宣教人员向病人宣教时，请家属守候在其身边，老年病人由于生理的改变，社会角色的改变，疾病的影响，导致出现社会适应能力下降、记忆力减退、听力下降、性格改变、躯体活动障碍、思维过程改变、语言沟通障碍，所以要求家属在此时需要认真听取我们的宣教内容，为老年病人做好术前相应的准备。保证病人的安全。

特别提醒：术前一日我们的巡回护士和麻醉医生会到病房访视您，告知您手术应当注意的事项，请您不要走远。

手术当日清晨或下午：我们会用平车将您接入手术室，（要特别提醒病人，推车和手术床比较窄，为了您的安全请不要随意挪动），请当班护士准备好病历、影像资料及术中带药等。若病人当日出现发热，血压升高、女性若月经来潮或有其他不可预知的情况，请如实告知，必要时暂停手术。若有接台手术病人，请患者耐心在病房等待通知。

进入手术室后：为了确保手术安全，（再次提醒病人手术床比较窄，躺好后请不要随意挪动）手术医生、麻醉医生、以及手术室护士会与您进行多次核对，请您耐心配合。

核对无误后，护士会根据手术需要为您建立静脉通路，以保证术中机体需要量，也会根据手术部位的需要退去衣物并进行肢体约束，并保证适当遮盖，请您不要担心。如感到任何不适，请及时告知我们，我们会尽量帮您解决。

手术开始前： 麻醉医生会为您连接监护仪器，我们通过这些仪器设备来观察您的血压、呼吸、心率和氧饱和度等生命体征，这是为了保证您手术的顺利进行，这些仪器会发出不同的声音，您不用害怕，这些都是正常的声音。

准备就绪，麻醉开始。

全身麻醉： 仰卧位，经静脉用药后，从鼻腔或口腔插入气管导管，辅助您的呼吸。在您苏醒时会感觉头部和咽喉部有不适感，这是正常现象，请您忍耐。在您完全清醒，恢复自主呼吸时，麻醉医生会将管子拔出，此时口中若有痰，请您尽可能的咳出，不要吞下。

椎管内麻醉： 侧卧位，头尽量向胸部屈曲，两手抱膝，大腿贴近腹壁，使腰背部向后弓成弧形（龙虾样），有利于麻醉医生的操作

颈丛、臂丛神经阻滞麻醉： 去枕仰卧，头偏向对侧，注入麻药的过程穿刺部位有肿痛的感觉，穿刺过程中如有异样感，请您如实告知麻醉医生。

手术开始　祝您手术成功

手术结束后：

全麻手术病人

1.若为气管插管病人，当麻醉师叫醒您时，您的咽喉部可能会有不适，请您配合我们麻醉师的要求，不要乱动，不要紧张，当您恢复自主呼吸后，麻醉师会将您口中的气管导管拔出，我们会将您送入麻醉复苏室，待您完全清醒，生命体征正常后我们会将您送回病房。

2.回到病房常规去枕平卧6至8小时，防止误吸。

3.全麻清醒后6小时内禁止饮食，喝水。病情允许可进少量流食。特殊情况请遵照医嘱行事。

4.术后请注意病人的保暖，病人知觉未完全恢复，请避免使用热水袋，小心烫伤。

椎管内麻醉的患者：

1.术后卧位　要求去枕平卧8小时

2.禁食　椎管内麻醉下，感觉和运动神经阻滞，致胃肠蠕动功能下降甚至麻痹，术后需要等待肠通气后方可进食。

3.保暖　回到病房注意病人的保暖，下肢知觉尚未恢复，尽量避免使用热水袋，若因病情需要使用热水袋时，温度要控制在40~45℃，温度不可过高，否则可引起烫伤。

4.按摩　在病人不能自行活动的时候，请家属经常给病人按摩腿部。手术后病人，自己不能活动时，腿部血液循环流速减慢，故容易形成下肢血栓。

5.下半身不能动　由于椎管麻醉平面以下麻醉，会使您下半身感觉和运动麻痹，您不要担心，术后 3～6 小时药物代谢后可恢复正常

6.尿潴留　支配排尿反射的神经对局麻药很敏感，所以术后虽然皮肤已经恢复知觉，但尿潴留仍可存在，通常术后 6 小时可恢复。

注：剖宫产病人胎儿娩出后，同时让产妇辨认男孩女孩，我们会给婴儿戴双腕带，即手腕和脚腕，同时在包被上，我们会挂上爱心指示卡，标识产妇的姓名，胎儿的各种信息等，可以使我们的工作能够做的更加细致。

手术流程：

以下为手术基本流程，请您了解：

1.手术医生提前提交手术申请。

2.手术室工作人员根据情况进行手术安排。

3.病房遵循医嘱指导患者进行相应准备，如：术前谈话、沐浴、更换衣服、肠道准备、备皮等。

4.手术当天手术室专职人员会将患者转运至术前等候区，手术室护士在此迎接病人，进行必要的信息核对。

5.巡回护士跟您核对完相关信息后将患者接入指定手术间，做相关术前准备，首先协助病人自对接车过床至手术床上，（手术床较窄，请注意安全）进行静脉穿刺，静脉穿刺是为了术中建立静脉通路给您补充由于您禁食引起的缺失的体液，给您输注的是普通液体，麻醉医生通过此留置针注射麻醉药物。

6.手术医生、麻醉医生、巡回护士进行三方核查，核对您的相关信息。核对无误后，开始麻醉。麻醉医生推注麻醉药。

7.开始手术，术中医务人员会随时监护、关注您的病情变化。

8.手术结束，患者进入苏醒间苏醒，待完全苏醒后离开手术室，送回监护室或病房。

患者术前常规应做哪些准备

做好手术前的一切准备，达到最佳的自身状态也是手术成功与否的一重要环节。所以应该认真配合医务人员，一丝不苟得做好：

手术之前：

1.接受必要的体格检查及化验检查。

2.如有必要，训练在床上使用便器解大小便。

3.沐浴，尤其要洗净手术部位，以便医护人员作皮肤准备，但要注意不要擦破切口周围皮肤。

4.防止感冒、呼吸道感染、肠炎等，避开月经期。

5.在心理上做好手术的准备，保持心境平静，如有问题，请咨询医生或护士。

6.由直系亲属出面接受医生的手术前谈话和签字。

7.禁食禁饮的时间具体参照各相关科室的术前指导及手术安排的时间，一般情况下除局麻手术外，成人要求术前 6～8 小时以上禁食，术前 2～4 小时禁水、禁饮，以防止术中呕吐引起窒息或吸入性肺炎。

为保障病人安全，降低风险。除急诊外的择期手术禁食禁水时间：规范统一病人禁食禁水时间，按此表执行。

年龄	清液（水、水果汁）	母乳	牛奶、配方奶、流质、固体食物
<6 月	2h	4h	4h
6～36 月	3h	6h	6h
>36 月	3h		8h

8.术前戒烟禁酒，保证充足睡眠。手术前夜若不能安睡，可由值班医师酌情给予安眠药物，但不要擅自服安眠药。

9.手术日尽量排空大、小便。

手术当天，请务必做好以下准备

1.排空小便，刷牙、洗脸。

2.穿好手术衣、裤、并且要脱去内衣，内裤、鞋子，卸下金银首饰，交于家人妥善保管。

3.如果您有假牙，请务必取下。

4.去除眼镜，包括隐形眼镜。

5.不可化妆，去除指甲油、发夹、发带等。

6.带齐您的所有检查结果，包括 X 光片、CT、核磁等。

手术患者家属须知

手术过程中患者家属需在手术室 3 楼手术患者家属等候区等候.所有关于患者手术的情况我们将第一时间通过呼叫通知您，请不要在手术室门口聚集，以免影响手术病人进出或忙碌时对接车无意中碰到您。

手术室病人家属等候区位于同层手术室门口向右，第二个门即可。（门口标识牌病人家属等候区）

术中谈话：

有些手术过程中手术医生或麻醉医生可能会找患者家属在手术室术前谈话间谈话，（我们会通过呼叫系统在病人家属等候区呼叫您），谈话间位于三楼手术室门口向右第一个门（门口标牌谈话间）

产科家属须知

当产妇进入手术室后，请家属到手术室同层病人家属等候区等候休息，新生儿出生后我们将及时联系您到手术室门口迎接宝宝。一位家属跟随助产人员办理新生儿相关事宜。此时产妇还在手术室内进行刀口的缝合，大约 1～2 小时手术方可结束，所以仍需有家属在等候区继续等候，手术结束后我们将通知您同产妇一同返回病房。

心外科家属须知

当患者进入手术室后，请家属到手术室同层病人家属等候区等候休息。手术即将结束时我们会通过呼叫系统呼叫到您，手术结束，病人会经手术室和心外科绿色通道直接转运至心外科监护室内继续治疗，请家属回病房等候。

手术室术前术后访视

术前访视定在手术前一天进行，手术室护士到达病区，查阅病历，查看配血情况、了解过敏史、手术史，掌握患者一般情况，以便制定相应的护理措施。核对访视单的内容与病历是否相符，查看了解病人病情，检查化验单结果是否正常、齐全。

术前

1.术前一日，携访视手册来到病房，首先查看病历，根据病历提供的资料认真填写访视单，了解您的一般情况后来到病房，首先会进行自我介绍，您好，我是手术室护士，我来通知您明天手术，您不要太紧张。

2.手术的时候，您是不会感觉到痛的，本次手术您选择的是（如：全身麻醉，给药后您就会睡着，一觉睡醒时，手术就结束了，全麻插管的病人，拔管前神志尚未完全恢复，讲话不便。当听到麻醉医生询问你的名字时，要及时回答，以便麻醉医生掌握你的清醒程度）。（如选择的是腰麻，麻醉医生会告诉您，您的麻醉是在后背的脊椎上穿刺，只要您好好配合麻醉医生，麻醉完以后您的下半身就没有感觉了，不会让您疼，而且您的神志在整个过程当中都是清醒的，您会了解整个手术过程，）我们的护士会一直陪在您的身边，术中有任何不适，您都可以随时告知护士，护士会尽力帮您解决，所以您不用紧张。

3.手术前手术医生、麻醉医生、巡回护士会反复核对您的有关信息，向您介绍手术室的环境，手术室温度一般控制在 22～24℃，所以整个过程您不会感觉到冷。术中所需要的仪器、设备发出的声音请不要紧张，护士会协助您摆放合适的体位。我们的手术床比较窄，所以在手术床上平躺后不要乱动，以免发生坠床。

4.手术前一日晚，8 点以前进食容易消化的食物，如小米粥，12 点以后不能再进食和喝水。手术当日，起床后，摘下身上所有物品（假牙、首饰、腰带、金属物品、贵重物品），女性患者应将胸罩摘下，不能化妆、涂指甲油。若条件允许，患者可洗澡剃须。

5.术前访视时，我们会先核对您的床号、姓名、性别、年龄、以及您的手术名称，手术位置，医生做过标识的部位，请不要自己随意擦掉，我们需要对你的手术名称和手术部位进行核对。我们的护士会详细询问您的过敏史，以前用过何种药物，之前身体如何，可有无其他的疾病如高血压，高血糖，高血脂，以及脏器的器质性病变，了解您是否有吸烟、喝酒史。还会向您了解您以前是否曾经做过手术，做过何种手术。请不要对我们隐瞒病情。

我们会根据您的回答如实填写您的术前访视单，确认无误填写完毕后需要您和我们护士的签字。

术后

手术后 1~2 天进行术后访视，我们会及时了解您的恢复情况，查看引流管，尿管，各种管道是否完好，以及您对于手术室工作的满意程度，填写您对我们以后工作的建议。

手术常见体位

1.标准手术体位　是由手术医生、麻醉医生、手术护士共同确认和执行，根据生理学和解剖学知识，选择正确的体位设备和用品，充分暴露手术野，确保患者安全舒适。

　2.常见体位

（1）仰卧位

1）适用于头颈部、颜面部、胸腹部、四肢手术。

2）配图：

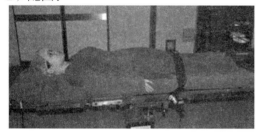

（2）侧卧位

1）适用于颞部、肺、食管、侧胸壁、髋关节等部位的手术。

2）配图：

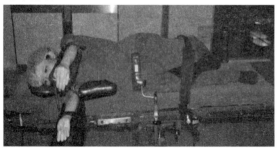

（3）俯卧位

1）适用于头颈部、背部、脊柱后路、盆腔后路、四肢背侧等部位的手术。

2）配图：

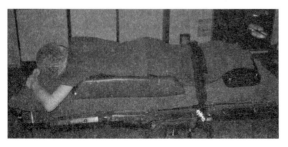

（4）截石位

1）适用于会阴部及腹会阴联合手术。

2）配图：

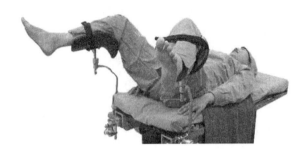

第三节　麻醉相关知识

一、全身麻醉

全身麻醉简称全麻。是指麻醉药经呼吸道吸入、静脉或肌肉注射进入体内，产生中枢神经系统的暂时抑制，临床表现为神志消失、全身痛觉消失、遗忘、反射抑制和骨骼肌肉松弛。对中枢神经系统抑制程度与血液内药物浓度有关，并且可以控制和调节。这种抑制是完全可逆的，当药物被代谢或从体内排出后，患者的神志及各种反射逐渐恢复。

麻醉方法：

临床上常用的全身麻醉方法有吸入麻醉、静脉麻醉和复合麻醉。全身麻醉的实施主要可分为麻醉前处理、麻醉诱导、麻醉维持和麻醉恢复等几个步骤：

1.吸入麻醉　吸入麻醉是指挥发性麻醉药或麻醉气体由麻醉机经呼吸系统吸收入血，抑制中枢神经系统而产生的全身麻醉的方法。在麻醉史上吸入麻醉师应用最早的麻醉方法，吸入麻醉已经发展成为实施全身麻醉的主要方法。吸入麻醉药在体内代谢、分解少，大部分以原形从肺排出体外，因此吸入麻醉具有较高的可控性、安全性及有效性。

2.静脉麻醉　静脉全身麻醉是指将一种或几种药物经静脉注入，通过血液循环作用于中枢神经系统而产生全身麻醉的方法。20世纪80年代以来，随着临床药理学研究方法的不断改进，新的强效、短效静脉麻醉药的开发以及计算机画的静脉自动给药系统的问世，使静脉麻醉得到极大的改善和发展。

3.复合麻醉　目前临床麻醉中基本都是同时或先后使用几种不同的麻醉药物或技术来获得全身麻醉状态。达到镇痛、遗忘、肌松、自主反射抑制并维持生命体征稳定的麻醉方法。

全麻对身体的影响

这是一个患者和家属最关心也是最担心的问题，其实对于麻醉本身来说，麻醉对人体的伤害微乎其微的。

在美国和西欧，甚至成人和孩子的补牙，很多都采用镇静或者全麻的方法来进行，主要是为了保护孩子和患者的心理，因为恐惧会影响孩子的心理发育。对于现在的医疗水平来说，麻醉可以说是很安全的，它的风险比起意外伤害对孩子的伤害来说要小得很多。现代的全身麻醉药物和全身麻醉技术使用于人体已经有 150 年的历史了，全身麻醉以及药物本身对人体的极其微小的影响，国内外已经达成共识，国外实施全身麻醉的患者占绝大多数。但是麻醉也存在一定的风险，可能会出现一些严重的并发症，但是很少会出现危及患者生命或是影响智力的严重并发症。

全身麻醉的并发症

手术过程中，麻醉医师需要利用各种药物维持一定的麻醉状态，还要在整个手术过程中保障患者安全，提供安全无痛的手术条件。但患者个体、手术和其他情况千差万别，仍然有可能出现一些意料之外的情况，而其中有部分情况很可能危及患者生命安全。

常见并发症：咽痛、声音嘶哑、牙齿及口腔内黏膜组织损伤、喉部组织损伤、气管黏膜损伤、胃内容物反流误吸、呼吸道感染或原有感染加重、缺氧窒息、药物过敏和（或）不良反应、全麻后苏醒延迟、高热等，极个别患者可能会出现心血管意外、心跳骤停甚至死亡等。

全麻后苏醒

什么是全麻后苏醒？

全麻的患者手术结束后，从停止给予麻醉药后至患者意识恢复的过程，此时患者有疼痛感觉，由于意识朦胧而有挣扎、躁动、呻吟等。对于气管插管全麻的患者此时嘴里有一根气管插管，会刺激患者咽喉造成不适，此时应听从麻醉医生的指导，待患者完全恢复自主呼吸时给予拔出。

患者多久可以苏醒？

根据患者本身的情况以及麻醉医生的用药情况来决定苏醒时间。身体一般情况良好的年轻的患者，在手术结束之后半小时内就可以醒过来，一些肥胖的患者苏醒时间相对较迟。

一些身体状况较差、老年患者、大手术患者苏醒时间可能相对较长。因为一些残余药物的影响，患者在苏醒后还会有嗜睡的情况，这都是正常的。

全麻手术病人：

1.若为气管插管病人，当麻醉师叫醒您时，您的咽喉部可能会有不适，请您配合我们麻醉师的要求，不要乱动，不要紧张，当您恢复自主呼吸后，麻醉师会将您口中的气管导管拔出，我们会将您送入麻醉复苏室，待您完全清醒，生命体征正常后我们会将您送回病房。

2.回到病房常规去枕平卧 6 至 8 小时，防止误吸。

3.全麻清醒后 6 小时内禁止饮食，喝水。病情允许可进少量流食。特殊情况请遵照医嘱行事。

4.术后请注意病人的保暖，病人知觉未完全恢复，请避免使用热水袋，小心烫伤。

二、椎管内麻醉——腰麻、硬膜外麻醉

（一）概念

将麻醉药物注入椎管的蛛网膜下腔或硬膜外腔，脊神经根受到阻滞使该神经根支配的相应区域产生麻醉作用，统称椎管内麻醉。根据注入位置不同，可分为蛛网膜下腔麻醉（又称脊麻或腰麻）、硬膜外阻滞、腰硬联合麻醉、骶管阻滞麻醉。多适用各种腹部、腰部、盆腔和下肢的手术。

（二）配合

此麻醉方式需要患者侧卧，弓起腰部，使身体呈虾米状，双膝向脐部靠拢，下颌抵向胸部方向，尽量使腰部突出，使椎间隙尽量拉大，便于麻醉医生穿刺。在医生穿刺的过程中，切勿活动身体，以免造成意外损伤。

（三）注意事项

1.术后卧位　要求去枕平卧 8 小时

2.禁食　椎管内麻醉下，感觉和运动神经阻滞，致胃肠蠕动功能下降甚至麻痹，术后需要等待肠通气后方可进食。

3.保暖　回到病房注意病人的保暖，下肢知觉尚未恢复，尽量避免使用热水袋，若因病情需要使用热水袋时，温度要控制在 40～45℃，温度不可过高，否则可引起烫伤。

4.按摩　在病人不能自行活动的时候，请家属经常给病人按摩腿部。手术后病人，自己不能活动时，腿部血液循环流速减慢，故容易形成下肢血栓。

5.下半身不能动　由于椎管麻醉平面以下麻醉，会使您下半身感觉和运动麻痹，您不要担心，术后 3～6 小时药物代谢后可恢复正常。

6.尿潴留　支配排尿反射的神经对局麻药很敏感，所以术后虽然皮肤已经恢复知觉，但尿潴留仍可存在，通常术后 6 小时可恢复。

三、臂丛神经阻滞麻醉

（一）臂丛神经阻滞的适应症有哪些？

上肢手术，肌间沟也用于肩部手术，腋径路仅用于前臂和手的手术。

（二）臂丛的三种途径

1.肌间沟法（也就是颈部）

2.锁骨上法

3.腋路法

（三）臂丛神经阻滞的并发症

1.局麻药毒性反应。

2.肌间沟和锁骨上可出现膈神经麻痹、喉返神经麻痹，星状神经节阻滞造成的霍纳氏综合征（瞳孔缩小、眼睑下垂、鼻黏膜充血、面部潮红）。

3.肌间沟可出现高位硬膜外或全脊髓麻醉。

4.锁骨上可出现气胸。

四、术后镇痛泵

近年来麻醉科使用的术后镇痛泵是一种镇痛工具，它使镇痛药物在血浆中能保持一个及时的稳定的浓度，并且可让患者自行按压给药以迅速加强效果，治疗更加个体化。

简介：

长期以来人们认为术后疼痛是自然现象，是不可避免的，对手术后的疼痛只是默默忍受，其实，疼痛是可以控制的，可以通过药物或者工具来减轻或者达到无痛的。疼痛这个不良刺激，可以引起机体一系列的病理生理变化，例如对机体自主神经系统的影响：使心率加快，呼吸急促，血压上升；精神方面的改变导致烦躁不安、忧郁，继之影响到消化系统功能，体力的恢复；内分泌、激素的影响，直接和间接使各种身体功能发生改变。镇痛泵就是控制疼痛的一种工具。

作用：

1.减轻患者痛苦是最主要的目的。

2.可行走的硬膜外镇痛不影响患者自由活动，增加患者的舒适度。

3.完善的术后镇痛能使患者早期活动，减少下肢血栓形成及肺栓塞的发生，促进胃肠功能的早期恢复。

4.减少术后患者体内的儿茶酚胺和其他应急性素的释放，有利于降低心率，防止术后高血压，减少心肌做功和氧耗量，对心功能障碍患者特别有利。

适用范围：

1.手术范围广、时间长的患者，如各科的癌根治术、头颈胸腹的联合手术。

2.开胸、开腹且切口较长的手术患者。这类患者常需停留的胸腔引流管、胃管，也增加他们的疼痛。如果因为疼痛而不愿翻身、咳嗽，容易增加肺部感染的发生率。

3.泌尿科前列腺电切术的患者。使用术后镇痛泵还有利于缓解前列腺痉挛，减少出血。

4.骨科大手术患者

5.部分腹腔镜手术患者

6.有高血压或冠心病病史的手术患者

7.敏感的女性患者，老年患者和小儿对疼痛的反应较迟顿，而年轻女性往往相反。

并发症：

术后镇痛的并发症因所用药物不同而有区别，主要以下几点：

1.镇痛不全　首先检查镇痛泵的连接是否正确，硬膜外泵有无不进药，静脉泵的通路有无堵塞；患者有无按压加药器，按压的力度够不够；同时检查进药情况。

2.恶心呕吐　术后的恶心呕吐原因很多，可因麻醉本身、手术、术后用药、镇痛用药、患者体质及病友的影响而发生。如果镇痛药物选择了阿片类药，比不用的恶心呕吐发生率高。

3.嗜睡　如果术后镇痛选择了麻醉性镇痛镇静药，则患者会轻度的嗜睡，老年及体弱病人嗜睡的程度可能要重要一些。只要不至于影响神志及呼吸，可不必处理，但应多加观察。

4.尿潴留　局麻药、阿片类药都有可能引起尿潴留，一旦发生，首先鼓励患者按平常习惯姿势试行排尿，不成功的视其疼痛程度可考虑关闭镇痛泵或插尿管。

5.皮肤瘙痒　为阿片类药物的副作用，程度轻者不可处理，重者可试用抗过敏药。效果不佳只能关闭镇痛泵。

6.下肢麻木　偶见于硬膜外镇痛的病人，不伴肢体乏力。在排除了术中局麻药的残留作用或神经损伤的可能后，可以不处理。待镇痛药物用完后，症状自行消失。

第四节　腹腔镜手术术前、术中、术后

您好！在您即将进入手术室之际，我们手术室全体人员向您及家属表示亲切问候，我们将努力为您提供一个安全、舒适的环境，并在整个手术过程中陪伴着您，为您提供优质服务。为了确保您进入手术室过程顺利，现将进入手术室之前的注意事项及术中有关情况告知如下，希望得到您的合作。

一、术前准备

（一）手术室工作人员将来接您进入手术室，在此之前请您做好如下准备，在病房耐心等待：

1.为了保证手术室的清洁环境，降低手术感染率，请您换上病员服，不要将自己的衣裤（包括内衣裤）带进手术室。

2.为了您术中的用电安全，手表、戒指、项链等金属物品切勿佩戴在身；也请不要将手机、现金等贵重物品带进手术室，以免遗失；为了您的麻醉安全，请您将假牙（活动型）、眼镜（包括框架和隐形）取下。不可化妆，去除指甲油、发夹、发带等

3.请您提前排便，并根据手术情况配合病房护士留置导尿管。

4.您需要携带的物品有：影像资料、术中用药。

5.术前戒烟禁酒，保证充足睡眠。手术前夜若不能安睡，可由值班医师酌情给予安眠药物，但不要擅自服安眠药。

6.心理护理：在心理上做好手术的准备，保持心境平静，如有问题，请咨询医生或护士。

（二）请您严格遵照麻醉医生的要求，做好术前的禁食禁饮；若您是高血压或糖尿病患者，术晨请按医嘱服药。

（三）为了在术中能准确观察您的生命体征，请您在手术当日不要化妆。女性患者若处于月经期请及时告知医生，因为月经期将增加身体出血的倾向，且此时机体的抵抗力降低，若您正是此状况，请及时告知医生。

（四）在手术后的麻醉复苏期，因为气管导管、尿管及麻醉药物的影响，您会有不同程度的不适，请您不要紧张烦躁，放松情绪，配合麻醉医生和护士，不适很快会过去。

（五）在得到病员配合的同时，我们需要得到家属的配合，如术中有特殊情况，我们会及时与您联系，请相信我们会将您的亲人平安地送回病房。

温馨提示：

1. 腔镜手术由三个或四个小孔完成手术，创伤小、恢复快。

2. 腔镜术后有部分病人有轻微的肩部和膈下疼痛感，这是由于术中运用二氧化碳人工气腹引起的，一般术后两到三天便可缓解。

3. 术前请您洗澡时认真清洗肚脐，必要时用棉签清洗。

4. 请您将病员服前后反穿，术前方便脱去病员服，手术结束后，我们会为您穿好病员服。

二、术中

1.当您做好上述准备后，是在手术之日会有专人接您进入手术。

2.我们会有序地为您进行常规手术准备，由此带来的不便请告诉我们。

（1）肢体约束：为了防止您坠床，我们会进行适当的肢体约束，请配合。

（2）麻醉：医生会有序的进行麻醉前的准备。

（3）胸部粘贴电极片。

（4）手臂上安装测血压袖带，安装好后每会监测您的血压，您会感觉手臂胀痛，几十秒就会停止。

（5）手指上佩戴血氧饱和仪探头

（6）护士：会为您进行静脉穿刺，准备相关的仪器设备。协助医生为您摆放适合手术操作的体位。

三、手术后

1.手术结束后，我们会有专人护送您到亲人身边

2.您带入手术室的物品将随您一道返回病房（病历、摄片、衣服等）

3.回病房后注意休息，如有不适或异常情况，请及时告诉病房的医生或护士。

4.手术毕回病房后，去枕平卧6小时，以预防麻醉恢复期头痛及误吸。

5.手术后都会出现不同程度的疼痛，我们会根据不同情况给予处理，请您尽量避免张口呻吟，以免加重腹胀，增加不适感。

6.手术后可能出现恶心、呕吐等情况，这主要与麻醉药物引起的胃肠道反应有关，可对症给予止吐药。

7.手术后次日起，有引流管的患者，宜采用半卧位，以利于引流请注意避免引流管扭曲或脱落，下地活动时不要让引流袋高于引流管出口，有尿管病人活动时尿袋低于耻骨联合。

8.手术后请您尽早逐渐增加活动量，有利于促进肠道功能恢复，减少宫腔粘连和静脉血栓的发生。

9.手术后暂禁饮食，肛门排气后进食流质一半流质一普食，特殊情况，医生会有专门交代。腹腔镜手术肠蠕动恢复较快。

10.手术后请您避免食用甜食、牛奶、豆类等，以免引起腹胀。

11.拔除尿管后，请您多饮水，以便尽早排尿，恢复膀胱正常功能。

四、出院指导

1.注意卫生，预防感染。

2.切口结痂后可淋浴。

3.一月后回院复查，3~6月随诊。

第五节　开腹手术

一、手术前

1.宜进易消化饮食，手术前一天进行肠道准备（口服润肠剂或用肥皂水灌肠等）手术前12小时不要再进食，手术前8小时不要再饮水。

2.护士在手术前给您备皮、阴道准备，术前手术部位清洁或洗澡，注意保暖，避免着凉。

3.如果您有任何药物过敏或其他过敏史，请一定尽早向医生讲明。

4.如果出现来月经、发烧、咽痛、咳嗽等情况，请及时向医护人员反映。

5.住院期间不要化妆，以免影响您病情的正确观察，手术前请剪好指甲，以免麻醉恢复时划伤自己。

6.手术室接送车来接您前，请将假牙、首饰、钱财及其他贵重物品等交于家属保存，切勿留在床头柜或病床上。

二、术中

1.手术当天手术室专职人员会将患者转运至术前等候区，手术室护士在此迎接病人，进行必要的信息核对。

2.巡回护士跟您核对完相关信息后将患者接入指定手术间，做相关术前准备，首先协助病人自对接车过床至手术床上，（手术床较窄，请注意安全）进行静脉穿刺，静脉穿刺是为了术中建立静脉通路给您补充由于您禁食引起的缺失的体液，给您输注的是普通液体，麻醉医生可通过此留置针注射麻醉药物。

3.手术医生、麻醉医生、巡回护士进行三方核查，核对您的相关信息。核对无误后，开始麻醉。

4.我们会有序地为您进行常规手术准备，由此带来的不便请告诉我们。

（1）肢体约束：为了防止您坠床，我们会进行适当的肢体约束，请配合。

（2）麻醉：医生会有序的进行麻醉前的准备。

（3）胸部粘贴电极片

（4）手臂上安装测血压袖带，安装好后每会监测您的血压，您会感觉手臂胀痛，几十秒就会停止。

（5）手指上佩戴血氧饱和仪探头

（6）护士：会为您进行静脉穿刺，准备相关的仪器设备。协助医生为您摆放适合手术操作的体位。

5.开始手术，术中医务人员会随时监护、关注您的病情变化。术中有任何情况，医务人员会随时与家属沟通。

6.手术结束，患者进入苏醒间苏醒，待完全苏醒后离开手术室，送回监护室或病房。

三、手术后

1.手术毕回病房后，去枕平卧6小时，以预防麻醉恢复期头痛及误吸。

2.手术后伤口需压沙袋6小时，以利于伤口止血。

3.手术后都会出现不同程度的疼痛，我们会根据不同情况给予处理，请您尽量避免张口呻吟，以免加重腹胀，增加不适感。

4.手术后可能出现恶心、呕吐等情况，这主要与麻醉药物引起的胃肠道反应有关，可对症给予止吐药。

5.手术后次日起，有引流管的患者，宜采用半卧位，以利于引流请注意避免引流管扭曲或脱落，下地活动时不要让引流袋高于引流管出口，有尿管病人活动时尿袋低于耻骨联合。

6.手术后请您尽早逐渐增加活动量，有利于促进肠道功能恢复，减少宫腔粘连和静脉血栓的发生。

7.手术后暂禁饮食，肛门排气后进食流质—半流质—普食，特殊情况，医生会有专门交代。开腹手术带镇痛泵者胃肠功能恢复较慢，肛门排气稍晚，可推迟进食时间。

8.手术后请您避免食用甜食、牛奶、豆类等，以免引起腹胀。

9.拔除尿管后，请您多饮水，以便尽早排尿，恢复膀胱正常功能。

四、出院指导

1.注意卫生，预防感染。

2.切口结痂后可淋浴。

3.一月后回院复查，3～6月随诊。

第六节　小儿手术注意事项

一、小儿患者术前常出现的心理问题

1.精神高度紧张，难以适应陌生环境　每个儿童都是在父母及亲人的呵护中长大，特别是患病后，更是得到他们无微不至的关怀及照顾，当他们离开父母来到手术室后，陌生的环境、陌生的面孔，使他们产生了恐惧感，有的大声哭闹，不愿配合医务人员进行各种术前准备，还有的向医务人员提出希望自己手术时有父母在身边陪护等。

2.害怕疼痛　患儿听说要做手术，便担心手术会给他们带来疼痛，表现为烦躁不安、惊慌、哭闹等，稍大的患儿会询问手术过程中是否疼痛。

3.针对患儿心理可采取的应对措施

（1）请患儿父母手术前向患儿讲述手术的目的，让孩子了解手术的必要性和重要性。

（2）护士用轻松的口吻对手术室环境做出形象的描述，使孩子心情放松，如"手术间会有一个漂亮的照相机，给你照一张美丽的照片，乖乖躺下睡一觉，睡醒就会看到爸爸妈妈了""你的表现太棒了，我们会告诉你的老师你勇敢的表现，老师会更喜欢你"。

（3）描述手术过程就是打一针，睡一觉这么简单，只要乖乖配合打针，术中就不会疼痛，为了您的孩子能够情绪稳定的接受手术，请父母避免在孩子面前哭泣、焦躁、哄骗等，以免造成孩子更大的情绪波动导致不配合或害怕。

（4）请您和孩子相信，宝贝们在我们身边就像在您怀里一样安全。

二、婴幼儿全身麻醉，爸爸妈妈们需要注意什么

为了麻醉、手术过程的更加安全，将人为的可控制的风险降到最低，家长们一点要严格遵守麻醉医生的嘱托做好术前准备：

1.呼吸道　一定要详细的给麻醉医生讲孩子最近有没有呼吸道感染情况，比如流鼻子、咳嗽、有痰等，虽然已经和手术医师约好手术了，但是这些感冒症状是麻醉的大忌，会使麻醉风险成倍的升高，所以麻醉医生会更加谨慎，并且做好相应的应对措施，能够延期的会尽量延期。

2.饮食　一定在医生通知手术后，麻醉医生会进行术前访视，一定要听麻醉医生的，在术前 6～8 小时内不能吃饭吃各种零食，4～6 小时也不能喝水，小点的孩子也许会哭闹，大点的孩子也许会在哭闹后还想尽办法偷吃偷喝，家长们需要想尽一切办法转移孩子注意力，防止孩子东西进口。因为如果孩子吃东西喝水了，麻醉过程中出现呕吐，呛着呼吸道的可能性会更大，麻醉风险也会人为的升高。

3.心理　住院后孩子周围都是陌生人，加上生病本身带来的疼痛不适，家长们也是焦虑重重，再加上不让吃东西不让喝水，孩子又渴又饿的，孩子心灵是敏感的，他会感觉到，这时就需要家长朋友们好好安抚孩子，给他讲讲道理讲讲原因，告诉他不要怕，有爸爸妈妈在这陪着你，等做完手术就不疼了。

4.焦虑　首先家长们要相信医生相信麻醉医生，家长们心情放松才能更好的带给孩子安全感。

5.疑问　小儿麻醉药物是安全的，不会让孩子变傻、变笨，我们医院的麻醉医生会严格按照孩子的体重、体质、手术时间长短，配备最合适的麻醉药物，麻醉医生在术中会严密观察孩子的生命体征随时处置。麻醉医生不仅会做好麻醉，让孩子没有疼痛，还会为手术保驾护航，请家长们放心。

6.风险　任何事都会有意外，麻醉也不例外，这就需要家长朋友们谨慎正确对待了，每年世界各国进行的全麻手术的大部分都顺利完成，发生麻醉意外的比率大约在1/300000。这个比例是比较低的，比如每年因为注射青霉素而死亡的比率是 1/80000。所以家长们不要被"麻醉知情同意书"所吓倒，以致不敢给孩子麻醉，全麻的风险并不比其他麻醉风险高多少。

7.术后　"为什么孩子还不醒？""为什么孩子老是哭闹？""为什么孩子翻来覆去睡不踏实？"等等，家长们不要担心，这只是麻醉药物的药效还没有完全散去，药物代谢需要时间，孩子哭闹可能是因为饿了、渴了、害怕等等，等到孩子醒明白了，这一切现象也就都没有了。

8.吃喝　孩子经过麻醉、手术，很久没有吃东西喝水了，什么时候可以吃喝是家长们所关心的，一般只要是孩子醒明白了，不再迷糊，就可以喝点水，吃点米汤之类的流质

饮食了，需要等肠功能恢复的就需要咨询外科医生。

总之，要相信医生、相信护士、相信医院、也要相信自己的选择以及宝宝的适应能力，还有抵抗力！愿天下的宝宝们都健康快乐成长。

第七节　无痛分娩

一、无痛分娩相关知识

（一）剖宫产其实对宝宝也不好！

1.分娩胎儿的胸廓能受到节律性的收缩，迅速产生肺泡表面活性物质，出生后肺泡弹力足，易扩张，很快建立自主呼吸

2.受到阴道的挤压，呼吸道里的粘液和水分都被挤压出来，出生后患"新生儿吸入性肺炎"、"新生儿湿肺"的相对减少

3.阴道分娩的胎儿，由于大脑受到阴道挤压而对智力发育有好处

（二）剖宫产其实对妈妈不好！

1.产妇接受产时的疼痛——但是，术后切口和子宫收缩仍然会疼的。

2.剖宫产后导致盆腔的一些脏器粘连，以后手术难度增加。

（三）分娩疼痛的来源

1.产程：平滑肌收缩，宫颈扩张。

2.产程：胎先露压迫盆底组织，肛提肌收缩，会阴及阴道扩张。

3.程度：15%轻度，35%中度，50%剧烈（其中20%痛不欲生）。

二、无痛分娩知识

（一）无痛分娩原理

椎管内阻滞（腰麻或硬膜外镇痛）目前使用较为普遍，安全性高，镇痛效果最确切的分娩镇痛法。

（二）无痛分娩的好处

1.降低产妇应激反应。

2.让准妈妈们不再经历疼痛的折磨，减少分娩时的恐惧和产后的疲倦。

3.在时间最长的第一产程得到休息，当宫口开全时，因积攒了体力而有足够力气完成分娩。

4.减少不必要的耗氧量，防止母婴代谢性酸中毒的发生。

5.避免子宫胎盘血流减少，改善胎儿氧合状态。

（三）无痛分娩安全吗?

1.会伤及脊神经吗？　由有经验的麻醉医生操作，与剖宫产麻醉的穿刺方法完全相同，

严格选择分娩镇痛适应症，故神经性损伤的发生率极低。

2.会影响产后排尿吗？　药物浓度减少后，影响很小（0.3%）产后易发生尿潴留，不单是麻醉的问题。产程中鼓励多排尿，避免胎头压迫膀胱而引起膀胱水肿，分娩后，鼓励产妇早下地，早排尿其他症状如低血压、恶心、皮肤瘙痒等，发生率不高，对症处理后可缓解。

3.会导致产后腰疼吗？　产后不同程度腰疼发生率在40%左右，是分娩自身因素引起的，与无痛分娩没有关系，对症治疗及休息是可缓解的。

（四）无痛分娩会影响活动吗？

1.只是镇痛，不是麻醉。

2.剖宫产麻醉过程中，双下肢无法抬起，无痛分娩只阻滞疼痛感觉，对运动行为（如下地行走、宫缩、屏气用力及排泄等）无阻滞作用。99.1%产妇均可下床行走。

（五）无痛分娩会减慢产程？

1.近年改为极低浓度的麻醉药物，产程因麻醉因素而延长的几率已大幅度降低。

2.低位产钳率：7%左右。

3.剖宫产率：10%左右。

4.侧切率：30%左右。

（六）无痛分娩对宝宝有影响吗？

1.以维护母亲与胎儿的安全为最高原则，使用的药物浓度及剂量远远低于剖宫产麻醉。

2.药直接注入椎管内，而不是通过静脉，药量到母体循环后，通过胎盘的药物微乎其微，故对胎儿无不良影响。

（七）无痛分娩对哺乳有影响吗？

1.由于用药剂量很少，通过胎盘很少，药物很快会代谢掉，对哺乳没有任何影响。

2.剖宫产麻醉药量要大几倍，同样对婴儿的哺乳也没有影响。

（八）什么时候才可以打"无痛"

当产程确定开始时，子宫规律收缩，宫口开至一指以上，感觉到一定的疼痛是，即可向助产士提出无痛分娩的要求。

（九）打了无痛后还能剖吗？

1.降低剖宫产率，但不可能完全避免剖宫产。

2.胎儿窘迫、羊水浑浊、产前异常出血等异常情况，都需要紧急剖宫产。

3.缩短了麻醉时间，有利于母婴的抢救。

4.手术完毕还可以进行术后镇痛。

（十）什么人不能做无痛分娩

1.椎管内麻醉禁忌症　①凝血异常；②脊椎畸形；③穿刺部位皮肤感染；④麻药过敏。

2.自然分娩的禁忌症　①骨盆异常；②头盆不称；③严重胎位异常；④胎儿宫内窘迫。

第三十章　儿保科健康教育

第一节　小儿尿布疹

一、成因

因尿液及排泄物刺激皮肤引起的。

二、症状

起初为红斑，接着便出现细小凸起的红疹。多出现于穿着的尿布的范围，例如：会阴 外阴 臀部 下腹部以及大腿上部等

三、预防及护理

勤换尿片，保持婴儿臀部清洁及干爽。换尿片时，先用温水清洗臀部，需要使用肥皂水及沐浴液洗净粘着臀部的排泄物，尽量避免使用湿巾，以减少对皮肤的刺激。让婴儿臀部暴露于空气中，待皮肤干燥后再带尿片。家长可替婴儿涂上一层宝宝润肤膏隔离排泄物接触皮肤。切勿使用爽身粉，因爽身粉与尿液或汗液混合后会阻塞毛孔，令尿布疹恶化。若情况未有改善或严重，便应请教医生。

第二节　婴幼儿湿疹

一、成因

主要原因尚未完全知道。与遗传、过敏等有关。家族成员大多患有鼻炎或哮喘等过敏性疾病，对某些物品有过敏反应。

二、症状

皮肤变红及变得干燥。有时会形成一些细小的水泡，水泡穿破后会结成痂。十分痒，经过瘙痒后的皮肤会变得厚硬和粗糙。多出现婴儿面颊、手肘、膝盖和身躯等部位。常见于二至三个月大的婴儿，但少部分会持续至成年。

治疗除了皮肤护理外，医生也会按个别情况处方适当的药物治疗。

三、预防及护理

1.注意皮肤护理，保持皮肤的清洁和滋润；

2.衣物方面：选择棉质衣物，避免让羊毛、丝质等面料直接接触婴儿皮肤。清洗衣物时，选择性质温和的洗衣剂，要彻底清洗。

3.家具方面：用吸尘器或湿布抹尘，减少尘粒飞扬。避免用地摊，避免饲养有毛的宠物。

4.饮食方面：部分研究显示，母乳喂养对预防湿疹有一定的帮助。5.婴儿湿疹是否与食物有关请向医生请教。

第三节　如何给宝宝添加辅食

添加辅食的原则是：每次添加一种新食物，由少到多、由稀到稠循序渐进；逐渐增加辅食种类，由泥糊状食物逐渐过渡到固体食物。

添加辅食顺序为：4~6个月龄首先添加可补充铁营养、易于消化又不易过敏的谷类食物，其次添加水果泥、根茎类或瓜豆类的蔬菜泥等。7月龄后可添加动物性食物，其中含铁丰富的食物，如动物血、动物肝脏，建议每周吃1~2次。

第四节　爬行促进宝宝发育

爬行的意义

爬行是一种极好的全身运动，能使全身的各个部位都参与活动，得到锻炼。由于姿势的经常变换，可促进宝宝眼、手、脚协调运动，从而促进小脑平衡功能和大脑发育。

从宝宝心理发展来说，爬行对宝宝的运动知觉、深度知觉、方位知觉的形成都有积极作用。爬行是宝宝向世界更主动的探索，宝宝可以克服距离的障碍，去接近他感兴趣的人和事物，活动范围随着扩大，为宝宝扩大和深化对周围世界的认识及开发智力创造了条件。

因此，7个月左右当宝宝俯卧时，家长可以拿玩具放在他面前，吸引他向前爬过去抓取。当他身体跃跃欲试时，大人可用手掌顶住宝宝脚掌，帮助他用脚蹬着向前爬。

第五节　宝宝不良进食习惯

宝宝的不良进食习惯包括进食时看电视、玩玩具、讲故事、大人追逐进食、进食时间过长，超过半小时、饭菜经常含在嘴里不下咽等。

针对"不良习惯"的解决方法：

1.鼓励儿童自己进食，允许与年龄相称的进食狼藉；

2.规定进食时间；

3.家长树立良好榜样，进食时不做其他事情；

4.增加活动量，若宝宝原来有一定的活动量，可以适当增加强度，是使产生饥饿感；

5.要时与医生讨论儿童的不良进食习惯，寻求解决方案；

6.不良进食习惯只要有所改善，立即给予鼓励与表扬；

7.定期测量体重和身高，对生长迟缓者建议做膳食调查、营养素检测和应用生长曲线图。

第六节　动作协调障碍

动作协调障碍是以运动技能障碍为主要特征，存在视知觉、本体感觉和运动觉等多种运动环节的缺陷，同时存在精细运动、球类运动和平衡力等多种运动技能的缺陷。

这类儿童通常有以下表现

1.行为笨拙、邋遢；

2.精细运动和粗大动作控制困难；

3.身体意识和姿势稳定性差；

4.读写困难和执笔怪异；

5.同时伴有注意力缺陷等认知功能损害和焦虑、由于、社会适应能力不良等情绪障碍问题，将直接影响到认知水平、学业成绩和社会适应能力。

6.动作协调障碍并不会随着年龄增长而消失，也不是能用说教批评解决的。但经过专业训练，儿童在体能活动、学习能力和日常生活上会有明显改进。家长若发现孩子的自理能力和运动能力比同龄儿童发展较慢，应及时就诊，尽早让儿童接受专业训练。

第七节　教孩子学说话

1.先学习听，再学习说　每次跟孩子说话，都要让孩子注意你，可以喊他的名字或轻轻拍拍他，等他看着你的时候再跟他说话。

2.说话夸张又清晰　跟孩子说话，声音要柔和，语调要夸张，让孩子觉得说话时间有趣的事；同时语速要慢、表达要清晰，尽量让孩子明白你在说什么。

3.尽量用简单的语言　孩子语言理解能力有限，所以对他说话时要简洁明了，同时可以加些手势帮孩子理解。

4.营造轻松自然的氛围　让孩子在轻松环境下学说话，强迫他只会弄巧成拙。

5.借着孩子兴趣爱好　例如孩子喜欢玩积木，便利用他玩积木的机会跟他说话："宝宝玩积木，搭高高，能干！"

6.多跟孩子描述看到的事物或正在进行的活动　例如新鲜事物的用途和名称，鼓励孩子模仿出来，但不要强迫。

7.鼓励孩子自己说　多给孩子表达的机会，耐心聆听或猜想他要表达的意思。不要帮孩子说他说了一半的话。

8.对孩子说的话或发出的声音要及时给予回应　多聆听孩子，及时回应或表扬他的发声和说话。

9.积极态度和表扬　采取积极而正面的态度，不要因为孩子说的不好而取笑他、责怪他。

10.提供他启发性的学习环境　安排适当的社交活动，多接触其他小朋友。

第八节　如何帮助孩子建立正确的行为习惯

一、基本原则

要孩子表现好，听从指令，重要的基础是良好的亲子关系。平时要多跟孩子交流，享受一起活动的快乐，并用身体语言表达你对他的关注，良好的亲子关系，是对你信任，愿意跟你合作的基础。

帮助孩子学习理想行为，基本原则是以身作则符合和实际的期望。大多数孩子都会从模仿中学习，因此对孩子来说，身教比言教更为重要；家长应该经常检讨自己是否说一套、做一套。根据孩子的能力和发展特点，对他做出实际的期望，期望过高孩子会感到沮丧，同样，要求自己做一个完美的父母，也会带来失望和挫败感。

二、策略运用

1.制定基本行为规则　根据孩子的能力，跟他一起制定基本的行为规则，规则数目不要太多，两三条就够了。

2.用清晰、正面的指示　对孩子做出指示时，首先要让孩子注意到你。根据孩子的理解程度，给出正面的、指导性的指示。清晰扼要地让他明白指示的内容，并给孩子一些时时间做出反应，别急着发出一连串指令。

3.欣赏并表扬您的孩子　表扬可以增加孩子出现适当行为的机会，减少不适当的行为。

4.奖赏　要达到鼓励的效果，选择奖赏必须是孩子喜欢的物品或活动，最好是一些家庭活动，既避免孩子偏重物质奖励，也可以增加亲子互动的机会。

5.贴画表　如果想增加孩子一些良好行为出现的机会，可以用贴画表作为奖励的方法。

使用这一方法要小心监察才有效，以下是一些要点：

（1）根据孩子发育水平，制定一个清楚、明确、正面及可执行的目标。

（2）最初的目标要容易达到，让孩子有兴趣跟着做，然后再逐步提高目标。

（3）给予贴画奖励及换取奖赏的频率要灵活调整，原则是保持孩子的兴趣，开始是频繁，然后逐步变稀。让孩子不长期依赖于物质奖励。

（4）无论奖赏的频度如何，也不要拿走贴画。要经常修改计划，一定要让孩子容易达到目标。

三、贯彻执行

要让孩子贯彻一致地达到目标，成人首先要贯彻执行建立理想行为的计划。家庭中每个照管者都要了解这项计划，采取一致的方法。

第九节　辅食添加的指导

一、其他食物的引入

宝宝在 4～6 月龄时可以开始添加辅食了，但并不是说 1 到 4 个月就得要开始添加的。一些基本的知识需要了解

二、开始添加辅食的时间

要根据宝宝自身发育的情况来定，具体可参照以下几点：

1.喂奶时间逐渐定时，每次奶量达到一定。（120～150 毫升）

2.唾液分泌逐渐增多，开始流口水了。

3.对吃感兴趣，看到旁人吃表现出想吃的欲望。

三、添加辅食的原则和注意点

1.从一种至多种　以往未进食过的食物每次添加一种，待宝宝适应 5～7 天后再开始添加另一种新食物。

2.有少量到多量　添加的新食物从每天一、两勺开始，逐渐增加每天的进食量，婴儿的食物以奶为主，添加辅食的量以不影响奶为主，添加辅食的量以不影响奶量为限。

3.从稀逐渐到稠　添加的新食物可从糊状、泥状的半固体开始，逐渐向颗粒状、块状过渡。

4.添加食物的顺序　从强化铁的米粉开始，6 月龄内只需添加谷类、蔬菜与水果。7 月龄开始尝试蛋黄、鱼、肉、肝等动物性食品。

5.逐渐适应　许多宝宝需要经过 10~15 次的反复尝试才能接受新的食物，家长应有足够耐心让宝宝尝试，不要轻易认为宝宝不喜欢而放弃或强迫。

6.注意观察　添加新的食物后，如若宝宝出现呕吐、腹泻等不良反应，应暂缓添加，待症状消失后再从少量开始尝试。

7.食物的制作辅食　至少要有一半以上是家庭制作的，现做现吃，根据宝的月龄改变食物的硬度、长短、粗细和冷热。10~12 个月后可加少量油盐。盐的浓度以感觉到有咸味就可。

8.培养宝宝吃的能力　这是添加辅食的重要作用. 运用不同质地的食物，运用不同的餐具，逐步培养宝宝吞咽、咀嚼的能力，培养对吃的兴趣建立良好的饮食习惯。

第十节　帮助宝宝睡个好觉

一、舒适的环境

室内温度适中，空气流通，适量的衣服和被子。

二、帮助宝宝区分白天和黑夜

1.房间内的光线要有明确的区别　白天光线要充足，睡前把室内光线调暗，让孩子知道睡觉时间到了。有些孩子半夜醒来，会因为害怕黑暗的环境而哭起来，可以开个小灯陪着他。

2.白天与夜晚的活动应有所区别　白天宝宝清醒时，尽量多跟他玩和说话，一来可以增加亲子感情，二来可以减少宝宝因无聊而在白天睡多了。等宝宝累了，如眼皮下垂、用头或脸在你身上蹭或打哈欠时，要让他休息。避免白天小睡时间超过 4 小时。傍晚之后的活动不要剧烈，避免宝宝过度兴奋。

三、建立睡前常规

1.大约在宝宝两到三个月大时，尝试帮助他建立良好的睡眠常规，让他习惯每天完成一些固定的活动后，便到睡觉的时间，然后自己入睡。

2.家长可根据孩子的特性或生活习惯来建立合适的睡前常规,最重要的是孩子必须吃饱、换上干净的尿布及有入睡的准备。

四、让全宝宝自己入睡

尽可能在宝宝开始有睡意或有睡意之前把他放在婴儿床上，说再见后离开，让他自己逐渐进入梦乡。

五、寻找和解决孩子睡不好的原因

不良的睡眠习惯: 不良的睡眠习惯是影响宝宝正常入睡的常见原因, 如必须要吃奶、吸吮、抱在怀中轻轻摇、轻轻拍或走来走去哄他才肯入睡。

第十一节　预防佝偻病宜尽早开始

一、多晒太阳

宝宝满月后, 要经常到户外晒太阳, 开始每日 5～10 分钟, 以后逐渐增加到 2～3 小时, 尽量暴露宝宝身体部位如头面部、手足。冬天可在避风的阳光下晒太阳; 夏天可在阴凉处玩耍。户外活动可提高婴儿抗寒能力, 少患感冒, 更重要的是婴儿皮肤日光照射后, 紫外线作用在皮肤下面的 7-脱氢胆固醇, 使其转变成维生素 D_3 从而达到预防佝偻病的目的。

二、补充维生素 D

宝宝出生后 14 天开始常规服用维生素 D, 每日 400 国际单位至 2 岁。早产儿, 低出生体重儿、双胎儿出生后即应补充维生素 D 800～1000 国际单位, 3 个月后改为 400 国际单位。

第十二节　怎样吃出聪明健康宝宝

1.保证能经常吃到鱼, 鸡蛋, 虾皮, 紫菜, 海带, 瘦肉;

2.每周吃 1～2 次动物肝脏, 如鸡肝, 鸭肝, 猪肝;

3.每天保证 3～4 种蔬菜, 2～3 种水果;

4.每周 2～3 次豆类或豆制品;

5.每周保证菌类食物 1～2 次, 如蘑菇, 金针菇, 木耳;

6.每天保证一定量的奶制品, 如配方奶, 牛奶, 酸奶, 奶酪等。

第十三节　宝宝发音不清是怎么回事?

对大多数孩子来讲, 口齿不清是语言发育过程中的正常现象。把公说成东, 刀说成高, 裤子说成兔子, 发生这类错误在 2, 3 岁孩子中是普遍现象。人在学语言的过程中, 最早学会发纯音和舌根音, 而舌尖前音及舌尖后音的发音能力发育的最晚。如 zh, ch, sh, r 要到孩子 4.5 岁时才能完全发育成熟, 孩子学语言, 是随着发音器官不断完善, 加上反复模仿学习，逐渐准确流利的，因此，宝宝说话发音不清，是学习语言过程中的自然现象，但是也有一些原因会导致宝宝说话发音不清：

1.先天性生理缺陷，如唇裂和腭裂，牙齿缺失或畸形。

2.后天疾病造成语言中枢受损。

3.听力受损，听不准语音而无法正确模仿。

4.口吃的孩子发音也会不清楚。

5.语言环境影响，如出生后在多种语言环境中生长的孩子。

6.如宝宝是上述原因导致的发音不准，请立刻带宝宝去医院检查，矫治。

第三十一章　康复科疾病健康教育

第一节　脑性瘫痪

一、定义

脑性瘫痪是自受孕开始至婴儿期非进行性脑损伤和发育缺陷所导致的综合征，主要表现为运动障碍及姿势异常。

二、分型

1.痉挛型

2.手足徐动型

3.强直型

4.共济失调型

5.震颤型

6.肌张力低下型

7.混合型

8.不可分类型

三、治疗原则

以康复医疗为主，早期进行功能训练，尤其超早期治疗，可获得较大效果。此外可采用手术解除肌紧张，减轻肢体畸形。有癫痫发作者按发作类型给予抗癫痫药物治疗。

四、护理措施

1.日常生活护理　指导父母和家庭其他成员正确护理患儿。日常生活活动是人们维持生活的活动，如进食、更衣、洗漱、入厕等。脑瘫患儿往往存在多方面能力缺陷。要注意培养患儿独立更衣能力。根据患儿年龄进行卫生梳洗训练，养成定时大小便习惯。

2.饮食护理　需供给高热量、高蛋白及富有维生素、易消化的食物。对独立进食困难患儿应进行饮食训练。如患儿进食的热量无法保证，可进行鼻饲。

3.皮肤护理　病情严重和不能保持坐位的患儿往往长时间卧床,侧卧位适合各种脑瘫患儿，经常帮助患儿翻身，白天尽量减少卧床时间，及时清理大小便，保持皮肤清洁，防止褥疮发生或继发其他感染。

4.功能训练　脑瘫患儿病损是静止的，但所造成的神经功能缺陷并非永远固定不变。如不早期进行恰当治疗，异常姿势和运动模式会固定下来，同时还会造成肌腱挛缩，进而加重智力障碍。对瘫痪的肢体应保持功能位，并进行被动或主动运动，促进肌肉、关节和改善肌张力。对伴有语言障碍的患儿，应按正常小儿语言发育的规律进行训练，鼓励患儿发声、矫正发声异常，以增强患儿对社会生活的适应能力。

第二节　孤独症

一、定义

儿童孤独症是广泛发育障碍的一种亚型，以男性多见。起病于婴儿期，主要表现为不同程度的言语发育障碍、人际交往障碍、兴趣狭窄和行为方式刻板。

二、病因

1.近50多年来在病因学研究上已明确家庭社会经济地位、父母文化程度和儿童养育问题与孤独症得病无关。

2.母孕期感染及围产期窒息、缺氧、颅脑外伤等与孤独症的关系，多数学者持否定态度，也有部分学者认为在某些情况下遗传等起辅助或联合作用。

3.可能与遗传、大脑神经递质的代谢及自身免疫等因素有关。

三、临床表现

1.社会交往障碍　这是孤独症的核心症状：

（1）缺乏目光交流：很少和其他人进行眼神接触，有的用眼的余光看东西。

（2）依恋行为发展不佳：和父母易于分离，一度认为孤独症儿童不能指出父母与其他成年人的区别。但研究表明，大部分孤独症儿童对照顾者的反应比对不熟悉的人显得较为强烈，会表现出比正常儿童低但数量相当的母亲安全一连。

（3）交友困难：不与小朋友交往，对其他孩子或成人无兴趣，即使参加小伙伴的活动，常充当被动角色，缺乏主动兴趣；不像其他孩子样进行假装游戏或仅有很少量表现；有的追踪报道他们青春期后仍缺乏社交技能，不能建立恋爱关系或结婚。

2.言语障碍

（1）语言很少，甚至完全不会使用语言进行正常的人际交流。

（2）不会主动与人交谈，也不向他人提出问题。

（3）所讲的内容多与当时的环境、与别人正谈论的主题不相关，也不在意他人是否在听自己讲话。

（4）语言单调平淡，缺乏抑扬顿挫和感情，说话时很少注视对方的目光。

（5）模仿语言和刻板重复语

（6）非语言交流障碍

3.兴趣范围狭窄和刻板的行为模式

（1）对环境倾向于要求固定不变或不正常反应

（2）不寻常的兴趣和非同一般的游戏方式

（3）刻板、重复的行为和特殊的动作姿势

（4）对物体的非主要特性的兴趣，以及特殊的接触方式

4.智能及感知觉障碍　感知觉异常。对痛觉和很强烈的声音刺激感受迟钝，但对某些特定的声音很敏感；不喜欢用手脚接触沙子、泥土和水，喜触摸或揉搓毛毯类物品。

5.非特异症状

（1）可有恐惧、紧张情绪，甚至惊恐发作。

（2）多数合并注意缺陷和多动。20%有抽动症状。

（3）语言能力较好，智商较高的年长儿常伴有强迫症状。

（4）可有自伤、冲动、攻击、破坏、自慰及拔毛发行为。

（5）其他：偏食、拒食、异食、睡眠障碍、癫痫。

四、病程及预后

1.起病　30~36个月。起病后出现发育退行现象。

2.症状　随年龄增长逐渐改善（理解语言、会话能力、对视、多动、睡眠障碍、二便控制、进食、集体活动、自我控制）。但表达能力、交往能力、自伤/破坏行为、刻板动作、恐怖情绪难以减轻。

3.预后　约2/3有明显社会适应不良。

五、训练目的

提高患儿各方面技能，促进其环境适应能力。过上相对正常的生活。重点：挖掘发展潜能。

1.学龄前　自理与沟通能力

2.学龄期　生活常规和独立学习，自理能力与特殊才能的培养。

3.青春期　培养卫生习惯，提高自理能力，进行职业前培训。

第三节　智力障碍

一、定义

是指智慧明显低于一般水平，一般患者个体内的遗传（基因）系统都存在异常。在成长期间（即十八岁前）在适应行为方面有缺陷。

二、心理特点

1.感知觉迟钝、缓慢

2.注意力不集中

3.机械记忆力尚可

4.语言能力薄弱

5.抽象思维能力极差

6.比较容易兴奋

7.意志力差

8.情绪变化快

9.独立生活能力差

10.有一定好奇心

11.刻板的行为和语言

12.喜欢音乐

三、护理方式

1.进行早期教育与智力训练，包括家长的教育与专业人员的针对性训练。

2.帮助患儿加强身体和运动的训练，锻炼患儿协调手脑的能力和平衡能力。

3.对智障患儿的早期治疗上，首先是在医生指导下，使用促进大脑和神经系统发展的药物，其次是要加强营养，促进大脑的发展。

四、治疗原则

1.感知能力训练

2.运动能力训练

3.语言与交往能力训练

4.认知能力训练

5.生活自理能力训练

6.社会适应能力训练

7.通过游戏进行训练和学习

第四节　癫痫

一、定义

癫痫是由于脑的神经元大量的瘤样异常放电所引起的一组症候群。表现为发作性抽搐或伴有相应的运动感觉和内脏症状，发作时突发意识丧失、全身痉挛性抽搐，多持续数分钟等。

二、临床表现

儿童癫痫早期症状、儿童癫痫大发作又称全身强直阵挛发作、儿童癫痫局限性发作又称为简单部分运动性发作、肌阵挛发作、儿童失神癫痫、高热惊厥。

三、护理措施

1.病人在住院期间，应留一名家属陪护，病人床旁放置床档。

2.病人癫痫发作时，立即使病人平卧，牙齿之间放置牙垫防止舌咬伤。保持病人呼吸通畅，解开领口及腰带，将头偏向一侧，及时清理呼吸道分泌物。

3.病人癫痫发作时，由于肢体以及躯干的剧烈抽动易导致骨折的发生，严禁压迫病人，保护病人安全。

4.病人癫痫发作时要立即通知医生，及时给予吸氧抗癫痫药物。

5.认真观察并记录病人癫痫发作的过程及表现（意识、持续时间、开始部位、顺序、瞳孔变化、呼吸状态、大小便情况等）。

6.遵医嘱按时给予抗癫痫药物，发口服药时看病人腹下后方可离去。

7.癫痫发作持续至少30分钟或间歇发作持续30分钟以上，意识丧失者，按危重病人护理常规。

8.遵医嘱定时留取血标本，检查血药浓度。

9.向家属讲解限制病人的活动范围的重要性，禁止病人独自外出。

10.向病人宣教要严格遵医嘱服药的重要性，不可漏服、减量、停服或改药。

11.加强心理护理、普及癫痫疾病知识，使病人保持轻松愉快的心情，学会在生活中自我保护。

12.遵医嘱定时监测意识、瞳孔、生命体征变化，并及时记录。

13.按一级护理常规做好基础护理。

14.术后拒食或缄默症的病人，给予鼻饲饮食，保证营养及入量。

15.精神运动性癫痫的病人，适当约束，防止自伤或他伤。

16.同神经外科手术前后一般护理常规。

四、心理护理

癫痫病是一种慢性疾病，躯体的痛苦、家庭的歧视、社会的偏见，严重影响患儿的身心健康，癫痫患儿常感到紧张、焦虑、恐惧、情绪不稳等，时刻担心再次发病，家庭成员应经常给予关心、帮助、爱护，针对思想顾虑及时给予疏导，使其有一个良好的生活环境、愉快的心情、良好的情绪。

五、疾病预防

1.优生优育，禁止近亲结婚。孕期头三个月，一定要远离辐射，避免病毒和细菌感染。规律孕检，分娩时避免胎儿缺氧、窒息、产伤等。

2.小儿发热时应及时就诊，避免孩子发生高热惊厥，损伤脑组织。还应看护好幼儿，避免发生头外伤。

3.应注意保证健康的生活方式，以减少患脑炎、脑膜炎、脑血管病等疾病发生。

第五节　缺血缺氧性脑病

一、定义

是由于各种围生期因素引起的脑缺氧或缺血而形成的常见的脑损伤，主要表现为意识状态及肌张力变化。根据病情变化可分为轻、中、重度。轻、中度表现为兴奋或迟钝，肌张力正常或减低。重度可有昏迷、肌张力松软、惊厥频繁等。

二、原因

母亲因素、胎盘异常、胎儿因素、脐带血液阻断、分娩过程因素

三、临床分度

1.轻度　主要表现激惹兴奋，以24小时内最明显，持续2～3天即消失，肢体肌张力正常或略增强，自主活动增多，原始反射正常或稍活跃；无惊厥，无囟门张力增加。

2.中度　以抑制症状为主，表现嗜睡或迟钝，哭声弱；肢体肌张力降低，尤以上肢明显，自发动作少；原始反射减弱，拥抱反射动作常不完整，吃奶少；部分患儿有颅内压增高和惊厥。

3.重度　以昏迷为主,肢体肌张力消失,呈松软状态,无自发动作,原始反射也消失。多数患儿有颅压增高和惊厥,有时惊厥频繁发作。

四、护理措施

1.一般护理　适宜的环境、维持体温、保持呼吸道通畅、皮肤护理、合理喂养、预防交叉感染、病情观察。

2.特殊护理　惊厥护理。

（1）侧卧位,及时清理呼吸道,保持呼吸道通畅。

（2）吸氧,减少缺氧对脑部的损害。

（3）备好抢救物品,迅速建立静脉通道。

（4）保持病室安静。

五、健康教育

1.告知家属合理氧疗的重要性,积极配合医护人员给予氧疗,纠正新生儿缺氧。

2.指导家长观察患儿病情变化。

3.指导家长为患儿保暖,防止热量散失,恢复体温对降低新生儿耗氧量,改善周围循环起非常重要作用。

第六节　脑瘫儿童的日常生活能力训练

一、头部控制训练

抬头和头部控制是正常儿童运动发育过程中最先表现出来的技能。只有在头部控制良好的基础上,才能诱发出其他运动。

（一）仰卧位训练方法

患儿仰卧,双下肢屈曲,头、躯干摆正。训练员双手握住患儿肘部,将其上肢伸直,手指稍向下压,将患儿慢慢拉起至坐位,可促使患儿头部向前保持抬高。

（二）俯卧位训练方法

1.患儿俯卧,用前臂和肘部支撑身体。训练员在其头部前方,通过色彩鲜艳且能发出声音的玩具吸引患儿主动抬头或用手指叩击患儿颈后,刺激患儿抬头。同时对其说:抬头 抬头

2.对因背部肌肉力量较弱而主动抬头有困难的患儿,可以以头高足底的形式俯卧在楔形垫或枕头上,使患儿双腿伸直,双手前伸。将玩具放在患儿头部前方或上方,鼓励其抬头看玩具,并伸手抓玩具。

3.坐位训练方法：将患儿双腿分开，坐在训练员屈曲的大腿上，以面对面的游戏来诱发训练患儿抬头，以增强肩部的控制能力和背部肌肉的力量，同时纠正不对称的姿势。

二、翻身训练

在患儿获得较好的头部控制能力之后应立即开始的训练。翻身训练可以扩大患儿的活动范围，为爬行做好准备。

（一）由下肢带动翻身训练

1.患儿仰卧，训练员位于患儿双脚下方，用双手分别握住患儿的两踝，使其一侧下肢伸直，而将另一侧下肢屈曲，并将屈曲的下肢压向伸直的下肢，辅助其以双下肢带动骨盆与躯干旋转到对侧，同时说：翻身。

2.患儿俯卧，双上肢伸向头的前方。训练员位于患儿双脚下方，用双手分别握住患儿的两踝，辅助其用双下肢带动身体转为仰卧位，并同时说：翻身。

（二）由上肢带动翻身训练

患儿自然仰卧，训练员位于患儿头顶上方，双手分别握住患儿的同侧手腕和同侧肩，使被握住手腕的上肢伸展后，向身体对侧做内收，内旋运动，辅助身体转为侧卧位或俯卧位，充分利用一侧上肢的运动过程，促使患儿头和身体及下肢自然翻转。

（三）主动诱发翻身训练

患儿仰卧，训练员用色彩鲜艳，带声响的或发光的玩具在前面吸引患儿的注意，然后将玩具移向患儿的一侧，鼓励其转头，向侧方伸手抓取玩具，再将玩具逐渐抬高，吸引其转身至侧卧直至仰卧。反之可以诱发患儿自俯卧至仰卧的翻身。

三、脑瘫患儿的正确抱法

应用正确方法抱脑瘫患儿，不仅省力而且可以纠正患儿的一些不正常的姿势，也刺激了患儿对头颈部的控制能力。对于不同类型的脑瘫，应该采取不同的抱法：

（一）痉挛型脑瘫

让孩子坐或卧于床上，两腿分开。先把孩子蜷起来，或屈髋屈膝状态，然后把他抱起来，与母亲面对面的放立于母亲胸腹前。孩子的双腿分放于母亲身体两侧，栓手抱住母亲颈或肩，头可以枕在母亲肩上，也可以与母亲面对面。此抱法的关键在于孩子双腿分开，髋膝关节屈曲。这样可以纠正痉挛型脑瘫患儿的双下肢硬直伸展，交叉尖足等异常姿势。

（二）手足徐动型脑瘫

让孩子俯卧于床上，母亲左手伸在孩子的腹下将其从床上抱起，同时右手从孩子的腘窝处把孩子的双腿屈向其腹部，使孩子成屈髋屈膝状态，然后将其抱向母亲胸前，使孩子的头、背靠在母亲胸前，双手放在身体前方中线处。母亲利用下颏，上臂或肩部来

控制孩子的头部。使头部处于中间位置，并略向前倾。此抱法的关键在于孩子的双手，双腿尽量并拢，屈髋屈膝。双腿尽量压向腹部，头颈，躯干略前倾。这样可以控制手足徐动患儿的角弓反张，非对称姿势，并促进头颈的稳定性。

四、爬行训练

爬行是儿童早期移动的方式也是日后行走的基础动作之一。通过爬行课提高四肢与躯干的控制协调能力。

（一）辅助髋部爬行训练

1. 患儿用手和双膝支撑身体。训练员抬起患儿的髋部，并在其前方用玩具引诱，帮助其练习爬行。

2. 在手膝位姿势控制较好的情况下，令患儿抬起一侧上肢变为三肢支撑，上下肢交替训练。然后进行同时抬起一侧上肢和另一侧下肢的两点支撑，并交替训练。

（二）辅助膝部爬行训练

患儿用手和双膝支撑身体，双上肢伸直训练员用双手压住其膝后部帮助练习爬行。

（三）辅助踝部爬行训练

训练员位于患儿后方，双手握住其脚踝，令患儿先伸出一只手向前方支撑，然后辅助向前移动对侧下肢，左右下肢交替进行训练。

五、站立训练

此训练可延长小儿站立时间，提高站立平衡能力，促进髋关节发育，为行走做好准备。

1. 器具辅助站立训练　用带子将患儿腰部适当固定。用垫子分开患儿的双腿，与肩同宽，双脚平放保持站立位。在患儿胸前放置高度适宜的桌子，使其用双手在桌上玩玩具，训练下肢的负重能力。

2. 站立稳定训练　患儿站立，双手扶在桌子上双脚放平。训练员位于其后方双手扶住患儿骨盆两侧，并可向左右推动，促使其自己保持稳定。

3. 平行杠内站立训练　患儿站在平行杠内，双手分别握住双杠，保持站立。

4. 由坐位站起训练　患儿坐在椅子上，双足着地放平。训练员位于其前方，双手握住患儿的膝关节。让患儿躯干向前倾，逐渐由坐位站起来

六、坐位训练

在获得较好的的头控制能力与躯干和骨盆控制能力的基础上，进行此项训练可提高患儿坐位保持和坐位平衡的能力，使患儿在坐位时能完成进食交流学习等活动。

1. 矫正异常坐姿训练　患儿取坐位，双下肢分开，训练员坐在患儿对面，用双腿轻压

其双膝，使患儿双下肢伸展。同时训练员双手握住患儿的肘关节，促使其抬头，挺直背，保持良好的坐姿。

2.椅坐位训练　患儿坐在高的靠背椅上，双腿用布垫分开，双脚平踩在踏板上。胸前摆放一高度适宜的小桌。桌上放一些玩具，使患儿双手可在桌上自由玩耍。此训练适用于年龄在一岁以内或重度手足徐动的脑瘫儿。

3.骑坐位训练　患儿取坐位。双下肢分开，骑坐在长条凳或训练滚筒上。两脚踩在地面上，放平，伸出双手轻扶凳面挺直背保持坐位，此训练适用于下肢肌肉痉挛内收的脑瘫儿。

4.坐位平衡训练　患儿坐在无靠背的凳子上，双腿稍分开，脚平踩在地面上，坐稳。令患儿上举物体，身体向左右旋转。

七、步行训练

步行对患儿建立自信心及参与各种活动十分重要。此训练可提高患儿在行走中控制躯干及下肢的能力，逐渐扩大其活动范围。增加与外界接触的机会，训练时应及时矫正异常步态并注意安全。

1.平行杠内步行训练

（1）患儿站在平行杠内，双手分别握住双杠训练员位于其身后，用双手扶住患儿一侧膝关节和踝关节。令患儿将另一侧下肢屈膝抬起，然后按照从足跟到脚掌的顺序着地前行

（2）患儿站在平行杠内，双手分别握住双杠。训练员位于其身后，身体紧贴患儿同时用自己的腿推动患儿双腿前行

2.步行器辅助训练　足下垂的患儿应在佩带小腿矫形器后用双手辅助步行器练习行走。训练员在其后保护，以免发生危险。

八、上下台阶训练

此训练可提高患儿行走能力和运动协调能力，对患儿适应家庭学校和社会生活具有重要的实用意义

1.跨步训练　患儿在平行杠内练习跨过高低不同的木块，提高行走能力。

2.辅助上下台阶训练　上台阶时，训练员由后方用双手分别扶住患儿的髋部和肩，帮助其练习。在训练中逐渐减少帮助直至患儿能够独立上台阶，下台阶时训练员再自前方扶住患儿的髋和膝，辅助训练。

3.引导上下台阶训练　训练员在患儿前方用拉环引导其上下台阶。

4.独立上下台阶训练　躯干控制好及上下肢活动自如的患儿，可单手扶阶梯扶手上下台阶，训练员在患儿上台阶时需站在其身后，在患儿下台阶时则站在其前方进行保护。

九、脑瘫病儿进食训练

应鼓励患儿独立进食，这对改善手的灵巧性和上肢的运动能力十分有益。吞咽功能良好的患儿，进食训练最好在坐位进行；手抓握能力差的患儿，可使用辅助器具进食。

1.半卧位进食训练　患儿取半卧位，训练员将其双腿分开，辅助患儿双手持物进食。训练时要注意避免小儿进食时呛咳，确保吞咽安全。

2.坐位进食训练　对于坐位不稳的患儿，可用带子固定身体，使其双足平稳着地。训练员将患儿的一只手掌心朝下平放，固定在桌面上；辅助另一只手抓住饭勺进食。

3.辅助器进食训练　对于抓握有困难的患儿，可将勺把加粗或加上适当的约束带，以便于更好地抓握进食。

4.使用特制水杯饮水训练　可让患儿使用双柄杯子饮水。训练其双手协调完成动作。

十、脑瘫病儿穿脱衣服训练

此训练使患儿可以逐步做到自己穿脱衣服，提高生活自理能力。

1.选择合适的衣服　为便于患儿自己穿脱，应选择袖口、领口宽大的衣服，可用尼龙搭扣代替扣子或拉锁。

2.辅助俯卧位穿衣训练　训练员将痉挛严重的患儿俯卧在自己的双腿上，帮助其先穿上障碍较严重的一侧肢体，然后再穿另一侧肢体。

3.后方辅助穿衣训练　对坐不稳的患儿，训练员应从后方固定其身体和下肢，保持坐位稳定。穿衣时，先穿障碍较重的一侧肢体。脱衣时，先脱障碍较轻的一侧肢体。

4.辅助坐位穿衣训练　患儿坐在凳子上。训练员从患儿的背后辅助身体保持稳定，防止其从凳子上跌滑下来。

5.穿裤子训练　可以使患儿采取从坐位到到仰卧位，或者从侧卧位到仰卧位逐步完成的方法。

十一、平衡和协调运动训练

平衡能力和协调能力是运动稳定的前提。可利用平衡板，球，滚筒等器具进行训练通过训练可促使小儿在运动中及时调整姿势，提高反应能力和头颈躯干的平衡与协调控制能力。

1.治疗球上的训练　患儿坐在治疗球上，训练员用双手扶住患儿的身体轻轻向左右前后滚动治疗球，晃动球体的幅度应以患儿能够保持坐稳为宜，防止其摔倒。

2.平衡板上的训练　患儿双脚分开站在平衡板上，训练员扶住其髋部两侧，帮助患儿身体重心在双脚之间转移。

3.滚筒上的训练　患儿双手前伸，俯卧在滚筒上，训练员缓慢移动滚筒，使患儿随滚筒运动，其双手掌能触及地面垫子时即可。

4.举扔球训练　患儿双脚适当分开站稳，双手将球上举，扔向地面，待球反弹时接住。

第三十二章　生殖医学中心健康教育

第一节　女性不孕症

一、定义

一年内未采取任何避孕措施，性生活正常而没有成功妊娠。分为原发不孕及继发不孕。

二、临床表现

女性不孕症常常有子宫肌瘤、卵巢早衰、卵巢囊肿、宫颈糜烂、输卵管堵塞、内分泌失调、子宫内膜异位症等疾病的一种早期表现形式。

三、女性不孕检查项目

（一）做妇科检查，阴道镜检查。

（二）抗体八项检查。

1.As-Ab 抗精子抗体

2.EM-Ab 抗子宫内膜抗体

3.zp-Ab 抗透明带抗体

4.Ac-Ab 抗心磷酯抗体

5.AHCG-Ab 抗人绒毛膜促性腺激素抗体

6.Eo-Ab 抗卵巢抗体

7.CF-Ab 少眼衣原体抗体

8.uu-Ab 解脲支原体抗体

（三）内分泌六项检查。

①PRL 垂体泌乳素；②FSH 卵泡生成素；③LH 促黄体生成素；④E2 雌二醇；⑤P 孕酮；⑥T 睾酮。

（四）血 C 分析、RH 血型

（五）彩超

（六）TCT

（七）四项优生检查

1.巨细胞病毒 2.弓形虫病毒 3.单纯疱疹病毒 4.风疹病毒。

四、不孕症患者的生活指导

1.患者不要有任何压力。因为很多患者由于压力过重,心情忧郁导致内分泌功能失调,进而影响卵巢排卵。

2.养成良好的生活习惯。接受治疗者尽量不要抽烟喝酒,要加强锻炼,增强营养,多吃一些含低脂肪、高蛋白的食物,比如瘦肉、鱼、鸡蛋、新鲜疏菜水果等,以及掌握必要的性知识,选择适当的排卵期,提高受孕率。

第二节　慢性前列腺炎的健康教育

一、定义

包括慢性细菌性前列腺炎和慢性非细菌性前列腺炎两部分。其中慢性细菌性前列腺炎主要为病原体感染,以逆行感染为主,病原体主要为葡萄球菌属,常用反复的尿路感染发作病史或前列腺按摩液中持续有致病菌存在。非细菌性前列腺炎是多种复杂的原因和诱因引起的炎症、免疫、神经内分泌参与的错综的病理变化。

二、临床表现

主要表现为尿频、尿急、尿不尽、尿滴白、尿痛、下腹坠胀等。

三、护理措施

1.一般治疗　首先需要患者朋友们解除思想上的不安和顾虑,从点滴的生活饮食开始改变,参加适当的体育锻炼,热水坐浴,定期前列腺按摩对本病都有一定的作用。

2.抗生素的治疗　在药物治疗中要选择能够进入前列腺组织内脂溶性又好的药物,针对病原体治疗,主要依据细菌培养和药敏试验选用合理的抗生素。

3.前列腺热疗　近年来研制出了经尿道或经直肠的前列腺微波或射频治疗机,电磁热疗产生致热效应和非致热效应,当机体受到高功率的电磁波,使局部温度逐渐上升,血管扩张引起血流增加,增加细胞的通透性,促进药物的吸收,加快新陈代谢,加速毒素、细菌输离患部等。

四、健康指导

1.树立战胜疾病的信心,慢性前列腺炎并不是不治之症, 只是病程较长容易复发,但只要综合治疗还是可以根治的。

2.注意生活起居，养成良好的生活习惯，防止过分疲劳，预防感冒；禁烟酒，忌辛辣刺激饮食；不骑自行车，不坐潮湿之地；节房事，既不要过分频繁，也不需要禁欲。

3.发展自身兴趣爱好，进行适当体育锻炼以转移，对慢性前列腺炎的心理负担，消除焦虑情绪，防止产生精神症

第三节　卵巢早衰（POF）

一、定义

妇女在 40 岁以前因某种原因发生的伴有卵泡耗竭、卵巢生殖寿命终止的高促性腺激素性闭经，称卵巢早衰（POF）。临床表现为闭经（4 个月以上）、不育、促性腺激素水平升高及低雌激素为特征的一种疾病。

二、临床表现

1.闭经分为原发闭经和继发闭经，继发闭经发生在 40 岁之前。

2.不孕部分患者因不孕就诊而发现卵巢早衰。不孕是卵巢早衰患者就诊和苦恼的主要原因。有原发不孕和继发不孕，所以建议有卵巢早衰家族史者应尽早计划怀孕。

3.低雌激素症状原发闭经者低雌激素症状（潮热和/或性交困难等）少见（22.2%），如果有也大多与既往用过雌激素替代治疗有关，继发闭经者低雌激素症状常见（85.6%）。这与低雌激素症状是由雌激素撤退引起的理论相一致。这些低雌激素症状还包括萎缩性阴道炎和尿频、尿痛等萎缩性尿道炎。

4.伴发的自身免疫性疾病的

三、治疗

1.雌孕激素替代治疗（HRT）　雌孕激素替代治疗对于年轻的 POF 患者来说是非常重要的，即可以缓解低雌激素症状及泌尿生殖道萎缩（为赠卵胚胎移植作准备），又可以预防远期并发症（骨质疏松、老年性痴呆症等）、结肠癌的风险降低 37%。

2.预防骨质疏松　除 HRT 外，每天保证 1200mg 的钙的摄入。进行必要的体育锻炼，如走路、瑜珈或太极等。

3.促排卵治疗　一般用 HRT 或 GnRHa 抑制内源性促性腺激素（主要是 FSH）至较低水平（<20IU/L）后，予足量 hMG/hCG 促排卵同时 B 超监测，要求 hMG 用量大、持续时间长。降调节能使促排卵成功的理论依据是降调节后内源性 FSH 水平降低，颗粒细胞表面 FSH 受体增多，增加了卵巢的敏感性。

4.免疫治疗

四、护理措施

1.健康饮食，多食用水果、蔬菜和谷物等健康食品。

2.关掉电脑，关掉电脑，远离屏幕。

3.充足睡眠，缺乏睡眠会导致创造力减退、精神疲倦低下、暴躁易怒，建议您还是保证充足的睡眠！

4.保持好习惯，健康习惯并非一夜养成，每天一点小变化，持之以恒就会有大收获，如每天锻炼 30 分钟。

5.培养业余爱好,找点与你的工作完全无关的兴趣爱好,会让生活更加充实,如跑步、画画、看小说、写作等。

6.关注身体警告，工作超时超负荷，不仅让人疲惫，还使人变得孤僻、冷淡。

第四节　黄体功能不全

一、定义

指黄体发育不全、过早退化、萎缩不全、分泌孕酮不足，以致子宫内膜分泌反应不良引起的月经失调和生育功能缺陷综合征。

二、临床表现

1.黄体期缩短

2.黄体萎缩不全

3.排卵期出血

三、治疗

1.止血治疗

2.补充孕激素：肌内注射黄体酮　阴道栓剂　口服给药

3.HCG

4.雌激素

5.促排治疗

6.其他 LPD 病因治疗

四、护理措施

1.黄体功能不全患者要注意生殖器官以及外阴的卫生

2.心理护理

3.作息正常，保持良好心态

4.控制性生活次数

5.补充维生素，特别是维生素 B6

6.多饮水，保持大便通畅

7.月经期期间需要多补充含蛋白及铁钾钠钙镁的食物

第五节　促排卵-指导同房的注意事项

一、不排卵-指导同房的适应症

①排卵障碍；②不明原因的不育；③复发性流产；④反复自然周期监测排卵-指导同房失败等。采用促排卵-指导同房，目前该院一个治疗周期的临床妊娠率大约为20%左右。

二、不良反应及副作用的预防及治疗措施

1.卵巢过渡刺激综合征：严重者可有恶心、呕吐、腹水、腹痛、胸水、血液浓缩、少尿，个别极严重者可有血栓形成、肝肾功能损害，甚至危及生命。一旦发生，需使用药物或穿刺引流腹水等治疗。

2.卵巢反应不良：需调整用药剂量，甚至放弃本周期治疗。

3.药物促排卵周期可能同时有多个卵泡发育，如果发育的优势卵泡超过 3 个，建议放弃本周期治疗，已减少多胎妊娠及卵巢过度刺激综合征的发生。同时发育的优势卵泡或排卵数小于 3 个，也不能完全避免多胎妊娠的发生，若出现 3 以上（包括 3 胎）多胎妊娠，必须进行减胎手术。减胎手术有可能发生流产、出血、感染，以及一次手术失败需在次减胎手术。按目前的医疗水平，医生只能选择外观较小及容易操作的胚胎进行减灭，不能保证继续妊娠的胚胎没有异常。

三、注意事项

使用这一技术获得妊娠后，不能保证每一个出生的婴儿都是健康的，但其出生缺陷的发生率同自然受孕没有显著差别。此外，使用这一技术获得妊娠后与自然妊娠一样，都有可能发生相关的妊娠与分娩并发症，如流产；异位妊娠等，有时需要药物或及手术治疗。

四、权利和义务

通过促排卵-指导同房治疗出生的孩子负有伦理、道德和法律上的权利和义务。他们和自然受孕出生的孩子一样享有同等的法律权利和义务，包括后代的继承权、受教育权、赡养父母的义务、父母离异时对孩子监护权等。

第六节　卵巢过度刺激征

一、定义

卵巢过度刺激综合征（OHSS），是一种自限性疾病，是指卵巢在过度的性腺激素刺激下，因卵巢形态改变及产生过多的卵巢激素或激素前体所致的一种综合性疾症，是促排卵过程中常见的并发症。

二、OHSS 的临床表现及分类

1.轻度　体重增加，口渴，腹部不适，超声显示卵巢增大，直径 5～10 厘米，盆腔少量积液。

2.中度　出现恶心，呕吐，腹部膨胀，疼痛及呼吸困难等更有诊断意义的症状，超声显示卵巢直径 10～12 厘米，盆腔积液、胸腔积液等，卵巢直径大于 12 厘米，严重病例出现 ARDS，肝-肾功能衰竭及栓塞现象。

三、护理措施

1.心理护理　认真做好入院的评估，做好心理护理。由于传统思想的影响，她们承受着巨大的家庭和社会压力，及长期求医过程，承受着巨大的经济负担，而疗效进展慢，对出现 OHSS 的心理反应十分的强烈，同时担心治疗会影响胎儿等。护士首先要与病人建立良好的护患关系，在于患者交流的过程中通过自己的语言、表情、态度和行为给予患者精神鼓励，以树立患者克服疾病的信心。耐心地向患者讲解 OHSS 的发病原因及治疗方法。鼓励家属参与照顾患者的生活，使其能以乐观的态度配合治疗和护理。

2.一般护理　注意休息，适当活动，动作幅度不宜过大。禁止突然改变体位，如出现腹痛加剧，则要考虑是否增大的卵巢发生扭转和破裂，应及时处理。重度 OHSS 患者伴有胸闷、气急、呼吸困难，抬高床头 15～30 度，给予持续低流量吸氧，同时 B 超监测卵泡大小。血 E_2 的水平及肝肾功能、电解质的动态变化。

3.饮食护理　患者因恶心、呕吐、食欲不振进食较少，造成入量不足，加上多次放腹水后，蛋白的大量丢失，单靠补充胶体和晶体是不够的，要鼓励病人进食，少量多餐，进食易消化、高蛋白、富含维生素、利尿的食物，如牛奶、豆浆、鱼汤、鸽子汤、豆制品、红小豆汤、西瓜、纯果汁等。保持大便通畅。

4.腹水、胸水的护理　每日晨起空腹测患者胸围、体重、准确记录 24 小时出入量。重度 OHSS 患者胸、腹腔积水严重导致呼吸困难和腹胀，可进行经腹或经阴穿刺抽腹水，直接改善腹胀，胸闷，呼吸困难等不适症状，及/或抽吸卵巢的黄素囊内液，减少雌二醇进入血循环，以免加重 OHSS 的症状。但该方法可直接导致丢失大量富含蛋白的体液，而且穿刺不能解决患者根本的病理过程，体也可继续漏出再次形成腹水。

5.感染的预防　保持病史清洁、安静，空气新鲜。由于低蛋白血症导致全身水肿，患者抵抗力低下，皮肤极易破损、感染。床铺应保持整洁，勤换内衣裤。各项医疗和护理操作应严格遵循无菌原则，提高静脉穿刺成功率，防止液体外漏。会阴部出现水肿时给予百分之 50 的硫酸镁湿敷，以减轻水肿。

6.输液的观察及护理　配合医疗合理安排输液顺序及调整输液速度，包括：扩容、纠酸、调整水电解质紊乱和利尿，应掌握先扩容后利尿的原则。因每日要输入晶体、胶体溶液，要选择直粗的血管，并注意保护。每日补液量为 1500～3000ml。扩容首选人血白蛋白（白蛋白 10～20mg 加入生理盐水 400～500ml 中），有助于保持胶体渗透压和血容量，降低雌激素水平。

7.注意多休息　加强营养，多进食高蛋白、高维生素食物、注意出院后按时随诊，如有腹痛，阴道出血等情况应及时就诊。

第七节　盆腔炎

一、定义

盆腔炎的范围包括盆腔生殖器官（子宫体部、输卵管、卵巢）及盆腔腹膜与子宫周围的结缔组织（又称蜂窝组织）的炎症。

二、临床表现

白带增多、月经增多、下腹部坠痛及腰骶部酸痛，常有劳累、性交后及月经前后加剧。有时可有低热，易感疲乏。

三、护理措施

1.对急性盆腔炎患者,应给以积极、彻底的治疗,以防止炎症变为慢性,后者较顽固,且将影响生育功能。

2.针对病原体进行治疗。盆腔炎多为混合感染,如细菌培养阳性,可根据药敏试验而选用最有效的抗生素治疗。如无培养条件,或无对厌氧菌作培养的条件,则可假定有该菌存在而选用可杀灭该菌的抗生素。近年来甲硝唑已被广泛应用于治疗厌氧菌感染，此药杀菌力强，副作用少，价廉。

3.对有炎性包块的患者，如用抗生素治疗效果不显应即考虑手术治疗。

四、健康指导

1.保持会阴部清洁、干燥，每晚清水清洗外阴，专人专盆。

2.注意房事生活卫生，如有外阴阴道不适，白带异常，及时就诊。

第八节 输卵管不通

一、定义

输卵管不通有三种情况：第一种输卵管通而不畅，第二种输卵管闭塞不通可疏通，第三种两侧输卵管完全不通

二、临床表现

部分患者有下腹隐痛、腰骶部坠胀痛，月经期、同房后或劳累时加重，平日带下增多，月经量较多、经期延长、痛经等。可有盆腔炎及子宫颈炎等病史。

输卵管不通的主要有以下三种情况：

第一种：输卵管通而不畅，这种比较的轻微，只要将输卵管打通就可以怀孕。

第二种：输卵管闭塞不通，损坏程度较轻，大部分输卵管是正常的，这种情形下，经疏通，怀孕的机率较大。

第三种：输卵管完全不通，且病损严重，这种情况下，治愈的机率就不好说了。正常怀孕的话，需要双侧输卵管都通畅了，才能顺利。

三、检查方法

①输卵管通气术；②超声学造影；③腹腔镜检查；④输卵管造影；⑤输卵管通液。

四、护理措施

1.心理护理，减少精神紧张。

2.防止药流、人流和宫腔检查术后感染。

3.指导同房时间。

第九节　子宫输卵管造影

一、定义

子宫输卵管造影是通过导管向子宫腔及输卵管注入造影剂，在 X 线下透视及摄片，根据造影剂在输卵管及盆腔内的显影情况了解输卵管是否通畅、阻塞的部位及子宫腔的形态。

二、子宫输卵管造影禁忌症

1. 内外生殖器急性或亚急性炎症
2. 严重的全身疾病，不能耐受手术者
3. 妊娠期、月经期女性
4. 产后、流产、刮宫术后 6 周内

三、术前准备

1. 造影前完善以下检查：乙肝五项与丙肝、艾滋（HIV）、梅毒（TPAb）、 阴道微生物生态评价、衣原体、血 Rt、凝血四项、血型、心电图、阴道 B 超及妇科检查。以上所有化验的有效期为半年。

2. 子宫输卵管造影检查的最佳时间一般是在月经干净后的 3~7 天（注意干净后禁同房）。

四、术中和术后不良反应及并发症

1. 造影剂过敏：造影剂碘普罗胺极少有过敏反应，无需做过敏试验，但仍有少于百分之一的患者发生皮疹、喷嚏等轻度且短暂的过敏反应，少于千分之一的患者发生严重的过敏性休克危及生命。（对含碘对比剂过敏、有支气管哮喘史及过敏体质者请提前告知医生）。

2. 造影剂的其他不良反应：个别患者发生恶心、呕吐和全身热感等不良反应。

3. 腹痛：多因子宫受牵拉及刺激所致，多数患者可以耐受，少数患者需才用解痉止痛药物。

4. 个别患者对宫颈牵拉及子宫刺激极为敏感，发生心动过缓、血压下降、头晕、 胸闷，甚至发生晕厥和抽搐，一般在操作暂停或结束后很快恢复。

5. 子宫颈损伤、术中输卵管破裂，主要因子宫颈发育不良或异常、输卵管严重病变所致，发生率极低，严重者需行腹腔镜辅助或开腹行修补术或切除术。

6.阴道流血：子宫输卵管造影术中及术后可能发生少量阴道流血，可持续 7 日。若阴道流血时间超过 7 日或流血过多（超过月经量），请及时来诊。

7.感染：术中及术后均有发生盆腹腔、泌尿系统等部位感染的可能，术后给予预防感染的药物及物理治疗。

8.辐射：目前 X 光机放射保护较好，而且在子宫输卵管造影过程中曝光时间较短，X 线暴露照射量在安全范围内。但因存在辐射，故造影检查的当个月经周期内（造影前、后）需采取避孕措施。

9.子宫输卵管造影可以了解子宫腔及输卵管的情况，以协助诊断和治疗，但仍存在一定的局限性，有时需配合其他检查，如宫腔镜或腹腔镜检查等。

五、子宫输卵管造影术后注意事项

1.造影检查当日到门诊就诊，预防性应用抗菌药物。

2.两周内禁性生活及盆浴，并根据医嘱应用消炎药 3~5 天。

3.如出现头晕、恶心、胸闷等症状，阴道流血超过月经量或流血持续时间超过 7 天，无原因的发热、腹痛加剧等情况请及时就诊。

第十节　多囊卵巢综合征

一、定义

多囊卵巢综合征，是一种生殖功能障碍与糖代谢异常并存的内分泌紊乱综合征。以稀发排卵或无排卵、高雄激素血症、高胰岛素血症和胰岛素抵抗为特征，是生育期妇女月经紊乱的最常见的原因。

二、临床表现

1.月经紊乱：闭经或者月经稀发。

2.高雄激素血症：多毛、毛发粗黑、痤疮、脂溢性皮炎、黑棘皮病。

3.肥胖。

三、药物治疗

1.达英-35　月经第 3~5 天开始每晚睡前固定一个时间点服用一片，共 21 天，停药后等月经来潮的第 3~5 天再开始同前服用第二个周期，共服用 2~3 个周期，最后一个周期达英-35 服完后月经来潮的第 2~4 天反诊中心抽血和阴超检查，进行下一步处理。服用达英-35 期间不能自行随意中断，否则会发生阴道不规则出血，打乱月经周期。如有头晕、恶心等副作用不能耐受时要随诊。

2.二甲双胍　与餐同服，每次 1～2 片，吃几顿饭即服几次二甲双胍，直到妊娠后遵医嘱方能停药。极少部分患者服药后可能出现恶心、呕吐、腹泻等药物副反应，如服用一周，机体仍不能适应可酌情减量服用，以能耐受、不影响正常生活和工作为宜。

四、健康指导

1.药物调节　降雄和胰岛素增敏治疗，同时调整月经周期基础治疗是 PCOS 患者获得正常妊娠的必要准备，简言之，就是改善卵子生长发育的基础环境。

2.改善生活方式　通过饮食控制盒有氧运动减轻体重 5～10%（2～3 月内），可有效改善月经周期和排卵，是肥胖及胰岛素抵抗型 PCOS 患者治疗的基础。

3.科学膳食　适当控制饮食摄入量，膳食结构以低脂低糖高纤维饮食为主，蛋白类食物正常摄入，晚餐少吃或不吃主食，多吃蔬菜、水果、蘑菇、海藻类食物。

4.有氧运动　每天坚持运动 40 分钟以上，即出汗后继续坚持运动半小时以上。建议您选择一种简单、易行、经济、有效的运动方式，如跳绳、踢毽子、快走、游泳、跳健美操、打球等。坚持最重要，不建议采用药物及手术方法减肥。

第十一节　人工授精（AI）

一、定义

AI 是指收集男性的精液（包括新鲜精液与冷冻精液），通过非性交方式，即由医生将处理过的男性精子注入女性生殖器官内，如阴道、宫颈、子宫腔等（目前多采用宫腔内人工授精技术）达到受孕目的的一种技术。AI 包括夫精人工受精（AIH）与供精人工授精（AID）。

AIH 的适应症包括：①男性因少精子症、弱精子症、精液液化异常、性功能障碍、生殖器畸形等所致不育；②宫颈因素不育；③生殖道畸形及心理因素导致性交不能等不育；④免疫性不育；⑤原因不明不育。根据我们的情况医生建议我们行 AI。

二、AI 的治疗过程包括术前常规检查及准备

自然周期或药物促排卵周期、B 超结合血/尿检验激素水平监测卵泡发育、适时药物诱发排卵、精液采集与处理、人工授精（目前多采用宫腔内人工授精技术）、药物黄体支持、人工授精后 14 天左右验尿/血 HCG 确定是否妊娠、妊娠者定期随访等。

三、AI 治疗过程中可能出现下列不良反应及副作用

1.卵巢过度刺激综合征（OHSS）：主要是由于促排卵及个体对促排卵反应异常所致，轻者可有少量腹水，感到腹胀、不适，严重者可有恶心、腹痛、腹水、胸水、血液浓缩、少尿，个别极严重者可有血栓形成、肝肾功能损害，甚至危及生命、轻度患者不需治疗，中、重度患者需使用药物或穿刺引流胸腹水等治疗。促排卵过程中估计发生 OHSS 的风险大时，医生可能建议终止该周期治疗或改行取卵后 IVF-ET，以减少严重 OHSS 的发生，但目前仍无有效措施可以完全避免促排卵后 OHSS 的发生。

2.卵巢反应不良：多数是由于患者卵巢功能不良、年龄较大（尤其是≥40 岁），促排卵过程中对药物反应不良，卵泡生长数目及/或速度不理想，需调整用药剂量，甚至放弃本周期治疗。

3.自然周期及药物促排卵周期均有可能由于提前排卵或不排卵而取消本周期 AI，或行 AI 后妊娠率降低。部分不排卵的患者需要接受人工破卵或转为取卵后体外受精-胚胎移植（IVF-ET）、宫腔内配子移植（GIUT）。

4.药物促排卵周期可能同时有多个卵泡发育，如果同时发育的优势卵泡超过 3 个，建议放弃本周期治疗，以减少多胎妊娠及卵巢过度刺激综合征的风险。部分患者可转为取卵后体外受精-胚胎移植（IVF-ET）、宫腔内配子移植（GIUT）。同时发育的优势卵泡或排卵数小于 3 个，也不能完全避免多胎妊娠的发生，若出现 3 胎以上（包括 3 胎）多胎妊娠，必须进行减胎手术，相关情况详见《多胎妊娠减胎知情同意书》。

5.行人工授精当日未得到足够的可用精子。对 AIH 患者通常建议放弃本周期治疗，但对要求继续完成 AIH 周期治疗的患者夫妇可酌情按要求处理。对 AID 患者夫妇按照《供精冷冻精液的使用程序》中的规定处理。

6.人工授精操作过程中有感染的风险，部分患者需抗感染治疗。